U0627271

编著　丁光迪

协编
毛俊同　薛益明
鲍正飞　丁国华

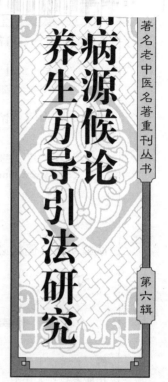

著名老中医名著重刊丛书

第六辑

诸病源候论养生方导引法研究

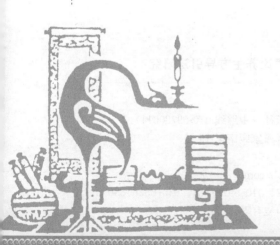

人民卫生出版社

图书在版编目（CIP）数据

诸病源候论养生方导引法研究/丁光迪编著.
—北京：人民卫生出版社，2010.10
ISBN 978-7-117-13162-9

Ⅰ.①诸… Ⅱ.①丁… Ⅲ.①诸病源候总论—
养生（中医）—研究 Ⅳ.①R228②R221

中国版本图书馆 CIP 数据核字（2010）第 131456 号

门户网：www.pmph.com	出版物查询、网上书店
卫人网：www.ipmph.com	护士、医师、药师、中医
	师、卫生资格考试培训

诸病源候论养生方导引法研究

编　　著：丁光迪
出版发行：人民卫生出版社（中继线 010-59780011）
地　　址：北京市朝阳区潘家园南里 19 号
邮　　编：100021
E - mail：pmph @ pmph.com
购书热线：010-59787592　010-59787584　010-65264830
印　　刷：三河市尚艺印装有限公司
经　　销：新华书店
开　　本：850×1168　　1/32　　印张：13
字　　数：327 千字
版　　次：2010 年 10 月第 1 版　　2024 年 12 月第 1 版第 4 次印刷
标准书号：ISBN 978-7-117-13162-9/R·13163
定　　价：28.00 元

打击盗版举报电话：010-59787491　E-mail：WQ @ pmph.com
（凡属印装质量问题请与本社市场营销中心联系退换）

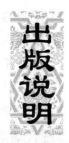

  自 20 世纪 60 年代开始,我社先后组织出版了一批著名老中医经验整理著作,包括医论医话等。半个世纪过去了,这批著作对我国现代中医学术的发展产生了积极的推动作用,整理出版著名老中医经验的重大意义正在日益彰显,这些著名老中医在我国近现代中医发展史上占有重要地位。他们当中的代表如秦伯未、施今墨、蒲辅周等著名医家,既熟通旧学,又勤修新知;既提倡继承传统中医,又不排斥西医诊疗技术的应用,在中医学发展过程中起到了承前启后的作用。这批著作多成于他们的垂暮之年,有的甚至撰写于病榻之前,无论是亲自撰述,还是口传身授,或是其弟子整理,都集中反映了他们毕生所学和临床经验之精华,诸位名老中医不吝秘术,广求传播,所秉承的正是力求为民除瘼的一片赤诚之心。诸位先贤治学严谨,厚积薄发,所述医案,辨证明晰,治必效验,不仅具有很强的临床实用性,其中也不乏具有创造性的建树;医话著作则娓娓道来,深入浅出,是学习中医的难得佳作,为近世不可多得的传世之作。

由于原版书出版的时间已久,已很难见到,部分著作甚至已成为学习中医者的收藏珍品,为促进中医临床和中医学术水平的提高,我社决定将一批名医名著编为《现代著名老中医名著重刊丛书》分辑出版,以飨读者。

第一辑收录 13 种名著:

《中医临证备要》 《施今墨临床经验集》

《蒲辅周医案》 《蒲辅周医疗经验》

《岳美中论医集》 《岳美中医案集》

《郭士魁临床经验选集——杂病证治》

《钱伯煊妇科医案》 《朱小南妇科经验选》

《赵心波儿科临床经验选编》《赵锡武医疗经验》

《朱仁康临床经验集——皮肤外科》

《张赞臣临床经验选编》

第二辑收录 14 种名著:

《中医入门》 《章太炎医论》

《冉雪峰医案》 《菊人医话》

《赵炳南临床经验集》 《刘奉五妇科经验》

《关幼波临床经验选》 《女科证治》

《从病例谈辨证论治》 《读古医书随笔》

《金寿山医论选集》 《刘寿山正骨经验》

《韦文贵眼科临床经验选》

《陆瘦燕针灸论著医案选》

第三辑收录 20 种名著:

《内经类证》 《金子久专辑》

《清代名医医案精华》　　　《陈良夫专辑》

《清代名医医话精华》　　　《杨志一医论医案集》

《中医对几种急性传染病的辨证论治》

《赵绍琴临证400法》　　　《潘澄濂医论集》

《叶熙春专辑》　　　　　　《范文甫专辑》

《临诊一得录》　　　　　　《妇科知要》

《中医儿科临床浅解》　　　《伤寒挈要》

《金匮要略简释》　　　　　《金匮要略浅述》

《温病纵横》　　　　　　　《临证会要》

《针灸临床经验辑要》

第四辑收录6种名著：

《辨证论治研究七讲》

《中医学基本理论通俗讲话》

《黄帝内经素问运气七篇讲解》

《温病条辨讲解》

《医学三字经浅说》　　　　《医学承启集》

第五辑收录19种名著：

《现代医案选》　　　　　　《泊庐医案》

《上海名医医案选粹》　　　《治验回忆录》

《内科纲要》　　　　　　　《六因条辨》

《马培之外科医案》　　　　《中医外科证治经验》

《金厚如儿科临床经验集》　《小儿诊法要义》

《妇科心得》　　　　　　　《妇科经验良方》

《沈绍九医话》　　　　　　《著园医话》

《医学特见记》　　　　　　《验方类编》

《应用验方》　　　　　　　《中国针灸学》

《金针秘传》

第六辑收录 11 种名著：

《温病浅谈》　　　　　　《杂病原旨》

《孟河马培之医案论精要》　《东垣学说论文集》

《中医临床常用对药配伍》　《潜厂医话》

《中医膏方经验选》　　　　《医中百误歌浅说》

《中药炮制品古今演变评述》《赵文魁医案选》

《诸病源候论养生方导引法研究》

这批名著大多于 20 世纪 60 年代前后至 90 年代初在我社出版，自发行以来一直受到读者的广泛欢迎，其中多数品种的发行量达到数十万册，在中医界产生了很大的影响，在提高中医临床水平和促进中医事业发展方面起到了极大的推动作用。

为使读者能够原汁原味地阅读名老中医原著，我们在重刊时采取尽可能保持原书原貌的原则，主要修改了原著中疏漏的少量印制错误，规范了文字用法和体例层次，在版式上则按照现在读者的阅读习惯予以编排。此外，为不影响原书内容的准确性，避免因换算造成的人为错误，对部分以往的药名、病名、医学术语、计量单位、现已淘汰的临床检测项目与方法等，均未改动，保留了原貌。对于犀角、虎骨等现已禁止使用的药品，本次重刊也未予改动，希冀读者在临证时使用相应的代用品。

人民卫生出版社
2010 年 6 月

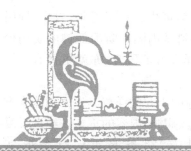
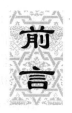

　　《诸病源候论养生方导引法研究》是整理编著《诸病源候论校注》工作的继续，亦是对此书的特色和难点进行的专题研究。《诸病源候论》一书，富有时代气息，在中华民族文化的学术思想史上，从南北朝至隋唐时期，正是儒、释、道三教合流之时（亦称"三教论衡"），它对医学的影响，具体反映于《诸病源候论》和《千金要方》、《千金翼方》诸书，把儒、释、道诸家在医学上的成就，汇总于一编，集合为中华民族医学之大成；尤其《诸病源候论》不载方药，而载养生方导引法，更具特色。近代医家周学海誉之"为灵素后之一书"，而寄希望于"东园、甪里其人"，是卓有见地的。而时至宋代以后，封建正统观念流行，尊儒而远道佛，称张仲景为医圣，于是伤寒之学大盛，重视方药；而对于有特殊见解——"我命在我不在天"的养生导引之学，却研究应用日少，沦入旁门，称为"奇道"。时隔久远，亦就从临床医家中析出，成为另一门径。因此，《病源》这一部分内容，亦即成为难点，历代注释发挥者少，考证研究者更少，至周学海而敬谢不敏，就是由于不学道藏、佛典的缘故。其实是医学卫生的知识面窄了，临床的医疗手段亦少了，很多道家、佛家的医学成就被忽视了，这不能不说是一种学术上的偏见和损失,殊为可惜。直至近年,养生、导引等才被人们所重视,又显出她的科学内涵和防治保健的实用价值。而我们对其内容的校释语译和考证研究,亦就更具有实用价值和积极意义。

在《诸病源候论》中,有 38 卷的 156 候详载养生方和养生方导引法,而这 156 候的原文,又是《病源》内容的重点。经过反复推敲考证,细致整理,统计出养生方 126 条,除重复 21 条外,实有 105 条。养生方所述内容,涉及真人起居法,四时摄生,保养精气神,食治如果实、菜蔬、谷米、鸟兽、虫鱼、杂忌等几个方面。这些资料,大多可从《内经》、《养性延命录》、《千金要方·道林养性》中找到,盖是同源于《内经》、《养生经要集》等书的。养生方导引法 287 条,除重复 83 条,重文脱误错简 6 条(〈6〉、〈182〉、〈209〉、〈218〉、〈248〉、〈283〉养生导引统编号,下同)外,共有 198条。在此,专言导引的有 58 条,专言行气的有 36 条,其余为导引、行气和按摩、存想等综合行功。另外,有些条文,一条中包含 3 条内容的有 6 条(〈19〉、〈21〉、〈43〉、〈85〉、〈122〉、〈255〉);一条中包含 2 条内容的有 4 条(〈35〉、〈86〉、〈103〉、〈192〉)。又应增加 16 条,合计全部实有 214 条。

这里须说明几个问题,如养生方和养生方导引法,是可分而不能截然分开的。有些类同内容,在前称为养生方或养生方导引法,而在后又称为养生方导引法或养生方,特别是真人起居法的内容,时有互称,均在校勘中指出了,这可能是因为养生法中包含导引,而导引亦是为了养生的缘故。因此,本书把两者都汇集起来,对此可以有个全面的了解。

又如这里的复出条文,不能简单地看作是重复,而实际大多是一法具有多种功能,或者是异病可以同治。因此复出条文,亦从所见病候的病源和功法联系起来简要地加以解释,并指出前后以供参阅,加深认识。

特别值得注意的是,有些养生方导引法,引自仙经之文,而又有《病源》作者的注释阐发，明显在文字、内容上可以看出踪迹的有 46 条(可能还不止此数)。这些条文，实是经注相合的内容，但有些学者，不作过细的分析，而误将一条分作两条，割裂原义；有的又作为类同内容的并列，忽略了《病源》作者的宝贵实践经验；有的亦若明若昧，不求甚解，含糊其词，影响临床上的具体运用。即元刊本本身，亦存在一定问题，原文本为一条，而中间加上"又云"二字，以致一条又割为二条，误人眼目。这些问题，书中一一予以指出，加以厘清，力求能够恢复原貌。

从《病源》作者在这些条文补充的内容来看，约有如下几点：①解释行功的具体做法，这是最多数，如〈11〉条的"振两臀"，〈53〉条的"倒悬"，〈256〉条的"交脚趺踞"等。②理论阐发，如〈1〉条的"上引泥丸，下达涌泉"；〈253〉条的"上以内气洗身中，令内睛洁；此以外洗，去其尘障"。尤其〈2〉条的"常行，眼耳诸根，无有罣疑"，〈115〉条的"实身如金刚"，〈177〉条的"住心"等，已经参入胎息和佛家用词，与仙经的朴素文字，显然有时代区别，亦在理论上有所发展了。③术语解释，如〈13〉条的"漱醴泉"，〈117〉条的"惔卧"、"伸腰"、"膜"，〈241〉条的"伏"、"握固"、"不息"、"引"等等，有二三十个，而且都是导引行气的基本知识。④医嘱，如〈70〉条的"调和未损尽时，须言语不瞋喜"，〈117〉条的"导已，先行一百二十步，多者千步，然后食之"，〈141〉条的"行忌太饱，不得用肚编也"，〈104〉条的"依经为之，引肺中气，去风虚病，令人目明，夜中见色，与昼无异"，〈185〉条的"依经为之，引脾中热气出，去心腹中寒热，胸臆中邪气胀满"等等。⑤赞语，如〈137〉条的"令气调长，音声洪亮"，〈117〉条的"此名谷药，并与气和，即真良药"，〈185〉条的"久行，无有寒热时节之所中伤，名为真人之方"，〈219〉条的"久行、身开张"，〈237〉条的"久行，则身可卷转也"，〈197〉条的"久行，精爽聪明修长"等等，而这些赞语，确为实践经验的总结。综上所述，如许资料，都是弥足珍宝的，从实践上阐发了宁先生、王子乔、彭祖、赤松子等精义。

《病源》的养生方和养生方导引法内容,有些学者,不知其源,亦很少考证,我经过多年的摸索,反复寻绎,基本上可以搞清楚了。原书提出的赤松子、上清真人、《养生方》、《养生经要集》、《真诰》、《无生经》、《仙经》等人名、书名,现在大多可以找到。《养生经要集》虽已失传,但有其节本《养性延命录》可参;其他书在《道藏》的某些著作中亦有引用,可以旁证。这些是为其主要来源。又《千金要方》引用资料,盖与《病源》是同一渊源,所以相同的地方亦较多,可以互证。其中养生方内容,绝大部分可以追踪到。养生方导引法,来自《太清导引养生经》所载的宁先生导引法有34条,彭祖谷仙卧引法十节的内容采用八节,来自王子乔八神导引法的有27条(全部只有33条)。又见导引服气存思的12条,见导引各书异同的9条。文字似《太清导引养生经》的遗文23条。单言导引的,当大多引自《导引经》,从《养性延命录》亦有引用可知。又如龙行气、雁行气、鹜行气、虾蟆行气、蛇行气等仿生导引行气法,当与华佗五禽戏是类同渊源而是具有流派踪迹的。最近看到《引书》(此书为1983年在湖北江陵张家山汉墓出土的竹简,是西汉吕后至文帝初年——约公元前二世纪中期的成品,较长沙马王堆出土的医书还稍早,是早经佚失的古养生导引专著,内容较系统完整),即已记载有凫沃、臬栗、蛇甄、虎顾、虎引、虎匽、复鹿、度狼、熊经等。可知古仙经这些养生导引行气方法,当时已经广泛流行,并有多种多样的功式和流派宗法。导引按摩,存想服气,大多见于《抱朴子》、《上清握中诀》、《登真隐诀》、《真诰》、《太清调气经》、《服气精义论》、《太上老君养生诀》、《太上老君存思图》、《上清黄庭五脏六府玉轴经》、《黄庭遁甲缘身经》等。至此,《病源》的养生方和养生方导引法的源流,可以说是大体上摸清楚了,对其理论意义和功法效用,亦可以有根据地作出解释,便于理解和应用了;这个难点亦初步得到了解决。耿耿十数载的研究,小获成就,可以略得宽慰。

这次研究,除在作校注时采用的许多参考书外,又阅读和参用了很多《道藏》、佛典以及气功等著作,但这不是全面编写养生导引学,更不是写现在流传的各种气功(但有为气功探源的作用),而是围绕《病源》提出的养生导引条文,进行探讨、校注、译释,限定在古籍整理研究的范围。

由于《病源》无总论,是以各论形式写作的,对于书中有些总括性的问题,没有事先交代,给阅读时带来了许多不便,尤如养生导引的一些基本问题,事前没打好基础,接触到条文,就有些不明究竟。因此补写了一篇导论,弥缝这个不足,增进一些方便。至于各论,则一按原书次第,逐条译释论述,这就是本书的具体内容。

导论是对养生导引的诸多理论问题(《病源》对此很少论及)、常用术语,进行探讨,并简述其源流演变;又把《病源》散在各篇的有关总论性内容,集中分类,先行阐释,提出纲领,便于对书中各个分散的条文有个比较全面的了解和具体应用,起到一个总论性的作用。

导论分为养生、导引、行气、按摩、存想等章。养生章主要写真人起居法;导引章写导引意义和导引姿势等;行气章写行气、咽气、闭气、散气、六字气等。按摩、存想两章分述常用内容。

各论以《病源》元代刊本《重刊诸病源候总论》为底本,依原书次第,逐条进行载录,然后进行校注、语译、按语。在校注中,依据《病源》版本及有关各书进行勘误和注释,但力求简明扼要,不作繁琐引证;语译,只译养生方导引法部分内容,以直译为主,有时为了功法能具体实施和文字的衔接,适当参以意译。按语则重点放在条文的考源整理及功法的理论探索上。在语译、按语两项中,有时考虑到导引行气条文,很多是某某法、某某势整个篇章的一条一节,例如彭祖谷仙卧引法十节,这里就分列为十条,所以看上去很简单,一条只有一句二句,甚至简成一个或几个字,有的又是一二句术语或口诀。至于功法前的准备各点,行功后的收功方法,大都缺如,不似一种功法的首尾成套。在这些

5

地方,则加以必要的补充,或引证一些参考资料,使之能够比较具体而全面地应用。书中《病源》的原文及所有养生方,大多言简意明,很少有功法,因此照录原文,只作少量校注,不加语译。

在整理研究中,尚有极少数条文和一些词句,知有误脱,但一时又无确凿资料可以校正;又如极少数存想内容,迹近神话;而《太清导引养生经》的王子乔八神导引法文第 26 条,《病源》〈17〉条又作为"赤松子云"等,这些内容只能一仍其旧,留作今后进一步探讨。

综观养生方导引法内容,亦以治疗风冷为患的最多,这与《诸病源候论》一书的整个学术思想重视风冷之说,是相一致的。这里亦反映出学术思想发展史上的时代气息。总之,通过这次研究,希能反映《病源》作者在书中具有的时代特色和专业成就及其在学术史上应有的地位。尤其以下两点,它以病源证候为纲目,相应地缀以养生方导引法,全书尤以后者为突出。这是一个创举,最早提出了"辨证施功"的证治体系,一改从前各家导引养生法的各自师承,各为门户,而是汇集众长,随证施治,与辨证用药相媲美,使辨证论治的内涵更臻完备。这是富有创新性和独特性的。同时,古导引经、按摩经等先民成就,早已失传,而很多内容,却被《病源》保存下来,广为流传,这又是它的弥足珍宝之处。从此而言,此次工作,又为发扬这份古老而新鲜的养生导引学作出了有意义的贡献。

在这次整理研究中,得到郭霭春教授、白永波主任、成德水副编审等的热情支持,肯定价值;方春阳主任的具体指教,最后并承呼素华挚友的编修润色,纠谬删芜,确定书名,深为感激,一一致以诚恳的谢意。当然,由于水平和精力的限制,自己亦感到尚有不足之处,如有错误,热忱希望专家和同好给以批评指正,藉以再作改进,毋任企盼之至。

丁光迪
一九九二年十一月于南京中医学院

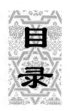

目录

諸病源候論養生方導引法研究

2

6

🌸 真人起居法

　　真人起居法,是养生导引的主要内容,亦是历史上最悠久的一套保健防病养生功,并且富有中华民族的成就和特色。在《养性延命录·导引按摩篇》中即已详加论述,谓常每旦啄齿三十六通,能至三百弥佳。次则以舌搅漱口中津液,满口咽之,三过止,名之为漱玉泉。次摩指令热以熨目。次以两手叉两耳,极上下热挼之。又缩鼻闭气,左右手交互从头上引对侧两耳。次又引两鬓发,摩面,雷摩身体。《千金要方·养性》引彭祖曰:"每旦夕,面向午,展两手于脚膝上,徐徐按捺肢节,口吐浊气,鼻引清气,良久,徐徐乃以手左托右托,上托下托,前托后托,瞑目张口,叩齿摩眼,押头拔耳,挽发放腰,咳嗽,发扬振动也。"《病源》于此,亦极为重视,引用许多资料,名为"真人之方"。又各个突出其重点、用法和功效,分别治疗相应的证候。兹分别摘录各个具体功法和作用,便于了解其资料渊源和更好地发挥效用。其中,有理发、有按摩、有导引、有啄齿、有漱醴泉、有握固等,除导引法、按摩法集中另写章节外,其余分述如下:

理发

　　理发,包含栉头、解发、引发、摩发、沐发等内容。《病源》据

1

其疗效,分列于养生方真人起居法和头风、白发等病。理发有特殊作用,能流通血脉,清醒头脑,通利孔窍,令人不病,所以《上清黄庭内景经》云:"散发无欲以长存。"

栉头理发,欲得多过,通流血气,散风湿。能得千过梳头尤佳,头不白。

当数易栉,更番用之;栉之取多,不得使痛,于是血液不滞,发根常牢(《真诰》)。

解发,是解发散髻,舒头披发,把发长敷在地。治头风,令发不白(〈241〉条)。

晨夕以梳梳头满一千梳,大去头风,令人发不白。梳讫,以盐花及生麻油搓头顶上,弥佳;如有神明膏搓之,甚佳。

又,引举两鬓发,举之一七;又总取发,两手向上极势抬上一七,令人血气流通,头不白,耳不聋(《养性延命录》)。

以手摩挼头发,从前至后,从上到下,能够流通血脉,令发黑不白。

凡理发散髻沐头,先叩齿七通,沐意,又叩齿七通。沐头理发不厌数,数则令人终年不病,耳目聪明,头脑不痛。

啄齿

啄齿,亦称叩齿,养生家很重视。鸡鸣、平旦或朝夕啄之,能牢牙固齿,治齿痛,并能杀虫,治齿龋蛀。刘京云:"叩齿者,召身内神,令其安之。又令人齿不朽。"如果夜行,常啄齿,并能杀鬼邪。《真诰》云:"叩齿所以警身中诸神,神不得散,则鬼气不得侵。"

啄齿次数,有九通、二七、三十六等,能至三百弥佳。《上清真人冯延寿口诀》:"叩齿命神,一呼一吸,令得三叩为善。"

若叩齿与咽气兼行,则疗效更佳,如⑲条(养生方统编号,下同)云:"仙经治百病之道,叩齿二七过,辄咽气二七过,如三百通乃止。为之二十日,邪气悉去;六十日,小病愈;百日,大病除,三虫伏尸皆去,面体光泽。"若与咽唾兼行,则作用更有所长,详漱醴泉项下。

《九真高上宝书神明经》云："叩齿之法，左左相叩，名曰打天钟；右右相叩，名曰搥天磬；中央上下相叩，名曰鸣天鼓。若卒遇凶恶不祥，当打天钟三十六遍；若经山林辟邪，威神大咒，当搥天磬三十六遍；若存思念道，致真招灵，当鸣天鼓，当以正中四齿相叩，闭口缓颊，使声虚而深响也。叩齿虽一，其实有上下左右也。"

又《登真隐诀》云："叩齿当临目，存见五脏具，五神自然存也。"注云："谓初叩齿三十六时，应临目内视存真，五脏以次想之，皆令分明，五脏之神，备在于内，然后可得乘正以制邪御神，次诛鬼耳。临目，是目欲闭而不闭，欲开而不开，令幽显相关，存注审谛"（《修真旨要》）。从此可知，叩齿杀鬼邪，又是叩齿与存想相兼的治病法；对《真诰》之文，所言亦更具体。

漱醴泉

漱醴泉，谓漱口撩津液而咽之，一名咽唾。其法以舌舐撩唇口齿表，从内至外，从左至右，先上后下，来回舐撩，使津液满口，而后缓缓分三次咽下，是为一过。口中津液，有许多美称，如醴泉、玉泉、玉液、玉津、玉浆、玄泉、金醴、玉英、清水、灵液等，因为这是"引肾水，发醴泉，来至咽喉。能润养上部，下溉五脏"。"醴泉甘美，润泽，能除口苦干燥。恒香洁，食甘味和正。久行不已，味如甘露，无有饥渴。"（〈87〉条）。如果"人能终日不唾，恒含枣核而咽之，即爱气生津，此大要也"（〈78〉条）。同时，能杀蛊虫，治心腹痛，补虚劳，令人丁壮有颜色。

如与啄齿兼行，则更能去虫牢齿，"调五脏，令人延年长生"（〈184〉条）。《登真隐诀》云："仙方云：常吞液叩齿，使人还少。叩齿即无外鬼之侵，而内神常守；吞液则和气常充，肌髓调润，故无病而不老矣。"因为此法的效果很好，所以《上清黄庭内景经》云："口为玉池太和宫，漱咽灵液灾不干，体生光华气香兰，却灭百邪玉锁颜。"

服法：凡咽液者，常闭目内视。在养生，以清净鸡鸣，安身卧,或平旦,东向坐,仰头咽之,朝朝服之愈佳。在导引行气,每每作为全过程中的一个常用环节。在诵经阅读,每先咽唾,润喉洗口。咽唾次数,一般是三过止,亦有七过、十过、二七咽、三十六咽,或更多,能至千咽弥佳,成为真人。

养生家对咽唾是很重视的,确有很多效用,如《上清黄庭内景经》云:"三十六咽玉池里,开通百脉血液始,颜色生光金玉泽,齿坚发黑不知白,存此真神勿落落。"《消魔上灵经》亦曰:"若体中不宁,当反舌塞喉,漱漏咽液,无数,须臾,不宁之疴自即除也,其时亦当觉体中宽软也。"

《道枢·太清养生下篇》云:"凡患之所在,可用导引以散之,和气以攻之,时意以送之,清气以润之,咽津以补之,病恶有不除者乎。然补益之方,皆津液为之本也,是以金梁玉英华池丹甄不可及焉。"

握固

握固,法以两手屈大拇指,着四小指内抱之,积习不止,眠时亦不复开。能拘魂门,制魄户,为魂魄安门户,此是固精明目,留年还白之法。终日握之,邪气百毒不得入。一云:令人不遭魔魅(《养性延命录·导引按摩篇》),亦不魇寐。

《幻真先生服内元气诀法·进取诀》云:"握固,所以闭关防而却精邪。每事皆闭目握固,惟临散气之时,则展指也。"

行气时两手握固,是闭守元气,不使逸出。

🌸 导引法

导引意义

导引方法,起源很早,《内经》已经提出,《太清导引养生经》更有许多具体记载,而《玄鉴导引法》,并谓"导引秘经,千有余条"。足见此法运用很广,经验很多,疗效亦很好,深受人们的喜爱。不过,导引的具体应用,往往与各种方法配合,如云"导引吐纳",即导引与吐纳兼行;云"导引行气",导引亦兼行气,而吐纳与行气又是相通的；云"导引按跷"，则导引还兼按摩等。宁先生云："行气者，则可补于里；导引者，则可治于四肢。"大威仪先生亦谓："凡用气法，先须左右导引，令骨节开通，筋柔体弱，然后正身端坐吐纳。"如此则两者兼行，相得益彰。在《病源》所述，亦有分有合，有时又单称一个"引"字，谓"引之者，引此旧身内恶邪伏气，随引而出，故名导引"。导引、行气、按摩，各有重点，这里亦分章论述如下。

导引的具体方法，亦有各家之说，最著名的约有两类：一者主张不必立名标形，亦不必记息数，俯仰曲伸，活动肢体即行；一者则立五禽戏，十三势，十六势，十八势，十九势等，而《病源》即有二百余势，有势大多记有行功次数。简举一些论证如下，有利于对《病源》内容的理解。

如《抱朴子·别旨》云："导引不在于立名，象物粉绘，表形著图，但无名状也，或伸屈，或俯仰，或行卧，或倚立，或踯躅，或徐步，或吟或息，皆导引也。不必每晨为之，但觉身有不理则行之。皆当闭气。闭气，节其气冲以通也。亦不待立息数，待气似极，则先以鼻少引入，然后口吐出也。缘气闭既久则冲喉，若不更引而便以口吐，则气不一，粗而伤肺矣。如此则但但疾愈则已，不可使身汗，有汗则受风，以摇动故也。凡人导引，骨节有声，如此大引则声大，小引则声小，则筋缓气通也。夫导引疗未患之疾，通不和之气，动之则百关气畅，闭之则三宫血凝，实养生之大律，祛疾之玄术矣。"这是不必立名表形，亦不记息数，具有代表性的文献；而其中导引作用、闭气、骨节声响等又颇有理论意义。

而宁先生云："导引者，令人肢体骨节中诸邪气皆去，正气存处，有能精诚勤习履行之，动作言语之间，昼夜行之，则骨节坚强，以愈百病。若卒得中风病，宿固痼瘲不随，耳聋不闻，头眩癫疾，咳逆上气，腰节苦痛，皆可按图视象，随疾所在，行气导引，以意排除之。"这里是主张有图有象，随疾所在，表形立名的。

《灵剑子·导引势》更云："凡欲胎息服气，导引为先，开舒筋骨,调理血脉,引气臻园,使气存至,极力后见焉,摩拭手脚,伛亚毬拳,伸展努搦,任气出旋,诸疾退散,是病能痊,五脏六腑,神气通玄,来往自熟,道气成焉。或存至泥丸顶发,或下至脚板涌泉,久久修之,后知自然。魂魄聿盛,精髓充坚,行此法者,皆作神仙。五脏有势,逐时补充,春夏秋冬,以意通宣,老子学道,亦乃如然,岂悟众圣,造次流传,子书之内,尽著佳篇,今引诸势,一十六端"。这是有势有数,同上宁先生所说,均为具有权威性的论证。而"开舒筋骨,调理血脉,引气臻园,使气存至",对导引之理,概括更强;"或存至泥丸顶发,或下至脚板涌泉",导引又同行气、存想结合了。

又说:"行行导引之法,皆闭气为之,先使血脉通流,从遍身中出,百病皆痊;慎勿开口舒气为之。用力之际,勿以外邪气所入于脏腑中,返招祸害,慎护之。"这对导引欲闭气之理,又作了进一步的阐发。

又《玄鉴导引法》云:"导引之道,务于祥和,俯仰安徐,屈伸有节。导引秘经,千有余条,或以逆却未生之众病,或以攻治已结之笃疾,行之有效,非空言也。……一则以调营卫,二则以消谷水,三则排却风邪,四则以长进血气。故老君曰:天地之间,其犹橐籥乎,虚而不屈,动而愈出。言人导引摇动,而人之精神益盛也。导引于外而病愈于内,亦如灸艾攻其荥俞之源,而众患自除于流末也"。在此提出"务于祥和,俯仰安徐,屈伸有节,"确是导引中最须注意的问题,祥和、安徐、有节,动中有静,张中有弛,屈伸有节,才能引气臻园,才是导而引之,决不能片面理解导引就是个"动",越动越好,不仅是无知,反伤筋骨,无益有害了! 其中提出四种功效,调营卫,消水谷,却风邪,长血气,亦颇有概括性。

对于导引理论,叙述为详的,要推《服气精义论·导引论》,如云:"肢体关节,本资于动用,经脉营卫,实理于宣通。今既闲居,乃无运役,事须导引,以致和畅,户枢不蠹,其义信然。人之血气精神者,所以奉生,而周其性命也;经脉者,所以行血气也。故荣气者,所以通津血,强筋骨,利关窍也;卫气者,所以温肌肉,充皮肤,肥腠理,司开合也。又浮气之循于经者为卫气,其精气之行于经者为荣气,阴阳相随,内外相贯,如环之无端也。又头者精明之府,背者胸中之府,腰者肾之府,膝者筋之府,髓者骨之府;而又诸骨皆属于肾,诸髓皆属于脑,诸筋皆属于节,诸血皆属于心,诸气皆属于肺,诸肉皆属于脾,此四肢八环之朝夕也。是知五劳之损,动静所为,五禽之导,摇动其关;然人之形体,上下相承,气之源流,升降有序,导引诸法,实有宗旨。其五体平和者,依常数为之;若一处有所偏疾者,则于其处加数用力行之。"此下并叙述诸导引的具体方法。上述诸多理论,对于研究《病源》的导引方法,很有启发,特别从理论上解释导引机理,在此大有参考价值。

至于具体进行导引,事前应有准备,导已亦须善后收功,而《病源》于此,不能每条论及,但有一定要求,兹引数说于下,使导引之功做得更为全面,而效果亦更好。

如《导引经》云:"清旦未起,先啄齿二七,闭目握固,漱满唾,三咽气,寻闭不息自极,极乃徐徐出气,满三止,便起导引"(《养性延命录·导引按摩篇》)。

又如〈30〉条云:导引常得旦起、午时、日没三辰而行,用别三七。须初缓后急,不得先急后缓。

〈117〉条又云:"初食后,大饥时,此二时不得导引,伤人。亦避恶日,时节不和时亦避。导已,先行一百二十步,多者千步,然后食之。"

《修真精义杂论·导引论》更提出:导引毕,应平坐纵体,进行全身按摩使遍,令气温温然,从首至足,令相承取通也。具体作法,见按摩章第二节。这些资料,说明凡作导引,都应有始有终,知所宜忌,全面地去行功。

导引姿式

导引姿式,或称调身、调形,主要有坐引、卧引、立引,古导引书称为"坐—立—卧"。而《病源》所载,姿式更多,内容并有细别,而且每与主治证有联系,简要分述如下。

正坐：凡学将息人，先须学正坐，并拢膝头两足。初坐，先足趾相对，足跟外扒，坐于足跟上，欲得安稳；而后改换两足姿势，足跟转向内相对，足趾转而向外，再坐上；至两足觉闷痛不舒，即渐渐抬起身体，似乎登坑大便之势，腾空一段时间，又复坐于足跟上，同前两次坐势，至腿足不痛；后又改变两足姿势，竖起两足跟向内向上，相对合拢，足趾并转向外，又复坐上。这样四次坐稳，才算正坐成功（〈38〉条）。

端坐：端正平坐。从书中所用，端坐所指有两种：一种，端坐即正坐；另一种，端坐是平坐。

踞：亦称蹲，或蹲踞。屈两膝如坐，但臀部不着地。如两膝张开，又称箕踞。如两膝张开，而两足又交叉的，称为交脚箕踞。

踞坐：亦称蹲坐。坐时两脚底和臀部着地，两膝上耸。如坐时两脚张开，其形如箕，又称箕坐。如云大箕坐，则大坐于地，两脚伸直岔开，形状亦如箕。

跌坐：跏跌坐的略称，即盘膝坐。偏跏，即单盘膝坐。

偃卧：即仰卧，亦称正卧，正偃卧。床席必须平稳，正身仰卧，宽衣解带，枕高三寸。两手握固，舒展两臂，旁开各五寸；两脚竖趾，相去亦五寸。安心定意，调和气息，莫思余事，专意念气，徐徐漱醴泉（〈13〉条）。

侧卧：拳手屈膝侧卧。或右胁、或左胁侧卧，伸臂直脚。

伏卧：亦称覆卧，肚腹着席，头偏一侧。

站立：身体上下正直；或正身以背依壁，展两足及足趾。

跪：有平跪，是双膝着地；亦有单膝跪的，称跪一足。有胡跪，是右膝着地，竖左膝危坐。危坐犹端坐。古人坐与跪相似，坐时臀部着蹠（脚掌或脚跟），而腰身端正。其法同胡跪，倦则两膝姿式互换，又称互跪，谓左右两膝交互作跪。

🏵 行气诸法

行气法

行气，即吐故纳新，引纳清气，吐出浊气，使真气运行，则一身太和;而正气存内,邪不可干,又防治兼擅其功,可以延年益寿。所以"老子曰:长生之道,惟在行气养神,吐故纳新"(《墨子闭气行气法》)。《养性延命录·服气疗病篇》引刘君安亦说:"食生吐死,可以长存。"谓鼻纳气为生,口吐气为死也。凡人不能服气,从朝至暮,常习不息,徐而舒之,常令鼻纳口吐,所谓吐故纳新也。《服气经》曰:"从夜半至日中为生气,从日中后至夜半为死气。常以生气时正偃卧,瞑目握固,闭气不息,于心中数至二百,乃口吐气出之,日增息,如此则身神具,五脏安。能闭气至二百五十,则华盖明,耳目聪明,举身无病,邪不干人也。"这里对吐纳的含义、方法、功效,都讲清楚了。吐纳有生死之气,具体所指有二:一指吐与纳,是入生出死;二指时间,从夜半至日中,为生气,从日中后至夜半,为死气。吐纳的基本功是"闭气不息",《道枢·内德篇》讲得很具体:"闭气者,自一至十,以心默数之,九九而止。闭气者,非闭噎其气也,乃神定气和,绝思忘虑,使鼻之息悠悠然,若有若无。""不息"者,是以鼻纳气,鼻口俱闭,不使息出,至闷极之时,才从口三嘘而长细引出。简要来讲,就是鼻纳口吐,要徐而舒之,纳气多,出气少,极轻微,不使自闻气息出入之声,名之为"长息"。在吐纳之时,还要瞑目握固,宁神守气。

又如老君说:"玄牝门,天地根,绵绵若存,用之不勤。言口鼻为天地之门户,以吐纳阴阳生死之气。每旦面向午坐,展两手于膝上,徐徐按捺支节,口吐浊气,鼻引清气,所谓吐故纳新是也。每引气讫,闭气良久,徐徐吐之。仍以手左拓右拓,上拓下拓,前拓后拓。取气之时,意想太和元气,下入毛发际,流于五脏、四肢,皆受其润,如山之纳云,如地之受泽。若气通,便觉腹中汩汩热转动。若得十通以上,即觉身体润怿,面色光泽,耳目聪明,令食有味,气力加倍,诸疾去矣"(《太上老君养生诀·服气诀》,文字参《摄生纂录》)。这对吐纳的方法,讲得更具体。行功姿式,上文是取卧引,这里补出坐引,如有必要,站立亦可进行。上文单言吐纳,这里补出吐纳可与导引、存想相结合,其法就更全面。

吐纳的吐故纳新，《太清调气经》又作了进一步的解释，如云："凡调气者，先须依门户。依门户者，鼻为天门，口为地户。常从鼻入口吐，即为顺气，口入鼻出，即为逆气；逆气即壅，顺气即宣通，依阴阳分理也。既知门户逆顺，阴阳分理，必须依此修行，无问行、住、坐、卧，鼻常引纳，口常呵吐；引则纳清，吐即出浊；浊者，因五脏而出之。何为五脏有浊气？为食五味。五味者各一脏，每脏浊气，皆同出于口。又，六腑之气，同凑一门，众秽所冲，合成浊气。既有浊气，如何察知？凡夜睡皆缘口合，则五脏气壅塞，即在喉中，每至睡觉时大开口，察量即有荤秽之气，自不堪闻，因此察知，即知气浊恶也。"

并提出一个权宜措施，谓"调气一依门户，出入或多，即恐喉中干；如觉干，即合口任鼻中出入，即口中生津，喉中润，漱取咽之"。这种口中浊气，是就平时而言，如果以吐纳疗病，则吐浊尚能吐去邪气、病气，身中恶浊之气，饮食醉饱之气。

在《病源》所论，吐纳形式较此为多，盖是结合病情实际而论的。如单云"以鼻纳气"，或"以鼻纳气，复以鼻出之"，或"以鼻纳气，徐吐出气"，或"以口徐徐纳气，以鼻出之"，或"徐徐以口吐气，鼻引气入喉"等，这是针对不同病情，或行气要求的活用，而总的精神，都切近于上文所论，可以结合起来进行解释，理解吐纳行气的精意。

服内气或胎息，亦言吐纳，不过鼻引口吐，细微满即闭之，以闭气为主，要闭使足心汗出（《张果先生服气法》）。或者是在胎息之前，先吐纳三五过，令无结滞（《胎息口诀》）。而喘息则在周身毛孔，在脐中，口鼻却无喘息了（见同上）。《胎息歌》云："鼻口非呼吸，方为真胎息。"

行气的具体方法，王子乔八神导引法即详加叙述，如云："导引（行气），枕当高四寸，足相去各五寸，手去身各三寸，解衣被发，正偃卧，勿有所念，定意，乃以鼻徐内气，以口出之，各至其脏所，竟而复始，欲休先极之而止。勿强长息，久习乃自长矣。气之往来,勿令耳闻鼻知,微而专之,长遂推之;伏兔股胻,以省为贵。若存若亡,为之百遍,动腹鸣气有外声,足则温,得成功;成功之士,何疾而已。"这里对行功的姿式,松静自然,行气方法,又意气合一,气之出纳,又微而专之,以及成功的标志等,都一一讲明了。

还进一步指出,行气有虚实补泻,有病在上、中、下三焦的各种做法:"诸欲导引(行气),虚者闭目,实者开目。以所苦行气,不用第七息。止,徐徐往来度二百步所,却坐,小咽气五六。不差,复如法引,以愈为要。"

若"病在喉中、胸中者,枕高七寸;病在心下者,枕高四寸;病在脐下者,去枕。以口纳气,鼻出气者,名曰补;闭口温气咽之者,名曰泻"(《太清导引养生经》)。

《养性延命录·服气疗病篇》更指出,行气要求,当上虚下实。如云:"行气之法,少食自节,动其形,和其气血,正体端形,心意专一,固守中外,上下俱闭,神周形骸,调畅四溢,修守关元,满而足实,因之而众邪自出。""心意专一,固守中外",即是虚其上;"修守关元,满而足实",即是实其下。真如老子《道德经》所谓:"虚其胸,实其腹"。上虚则清静无为,不受内外杂念所干扰;下实则丹田充实,能够神周形骸,调畅四溢,经脉气血调和,扶正以逐邪,这就"因之而众邪自出"。正惟如此,在吐纳行气中,反复强调要纳气归肾,充实丹田元气。因为下丹田是"五脏六腑之本","十二经脉之根","呼吸之门","三焦之原","守邪之神"。《太极祭炼内法》并解释说:"名曰丹田者,谓出生金丹,造化之田也。"所以丹田充实,则元气充足;元气充足,则自能延年益寿,辟却百病。这一点应着意重视。

如何能够众邪自出,还有一种方法,"凡行气,欲除百病,随所在作念之,头痛念头,足痛念足,和气往攻之。从气至时,便自消矣"。这就是说,行气尚须与存念相结合,引气往攻之,则效果更佳。

《病源》在各家学说中,作了更具体的规定,并为书中所有行气诸条,作出总的交代,均须按此要求,严格去做,才能符合法度。如云:法取正身仰卧,两手握固,"安心定意,调和气息,莫思余事,专意念气。徐徐漱醴泉,然后咽唾。徐徐以口吐气,鼻引气入喉。须微微缓作,不可卒急强作。待好调和,引气吐气,勿令自闻出入之声。每引气,心心念送之,从脚趾头使气出。引气五息六息一出之为一息。一息数至十息,渐渐增益,得至百息,二百息,病即除愈"。

"不用食生菜及鱼肥肉,大饱食后,喜怒忧恚,悉不得辄行气。惟须向晓清静时,行气大佳,能愈万病"(〈13〉条)。

这里明确了许多具体问题:第一是行功姿式,首选是仰卧位,如果病情需要,坐位、站立亦可进行。姿式选定后,要宽解衣带,全身放松,使气易行。同时舒展四肢,使气能遍行全身,敷布阳气。第二要两手握固,闭守元气,不使逸出;亦是闭固关防,邪气百毒不能侵入。两脚亦竖趾,并以意念守住,引气使能下流。第三要集神虚心,专意念气。第四漱醴泉,多咽唾,润养上部,灌溉五脏。第五吐纳行气,先行调气,以口徐徐吐出腹中浊气,以鼻引入清气,须微微缓作,不可卒急强作。待气调和,而后引气吐气;吐纳要极轻极缓,听不到有呼吸之气的出入之声。同时心心相应,意气合一,送气下行,从脚趾头而出。这样,就是行气一息的全过程。第六行气息数(亦称"通"、"遍"、"过"等),引气五息六息一出之为一息。以纳气为重点,纳多出少。息数从一至十至百,越多疗效越佳。第七是禁忌,第八是行气最佳时间及其效果。

尚须注意,行气往往与存想相结合,即以意念引气运行,如上文讲的"专意念气","每引气,心心念送之"。又如《病源》卷第一偏枯候养生方导引法的"从头上引气,想以达足之十趾及足掌心",卷第二十七白发候养生方导引法的"思心气上下四布,正赤通天地,自身大且长"等,都是其例,再参阅存想一章,能够更知其详。总之，行气有个关键问题，即《灵剑子引导子午记》所说："心无外缘，以神驭气。"心无外缘，则无物欲的干扰，能够心意专一，将元气守于丹田；而真人是以神为车，以气为马，终日行之而不失，如此则上至泥丸，下达命门，二境相通，可救老残。

吐纳行气，尚有外气与内气之分。外气，即呼吸自然之气；内气，谓服自身中元气。最早时期的行气，是引外气，称为呼吸太和，如赤松子、宁先生、彭祖、王子乔等导引行气，大多是引外气；胎息则自晋以后才盛行。如《抱朴子·别旨》，才明确分别，谓常以生气时，以鼻引入口吐，此非胎息元气，是服其粗气也。粗气在腹，与元气不同居也。粗气是喘息之气也。元气，不随粗而出入，则无有待气生死之时也。这时，对气的作用，已有抑扬，贬外气为粗气，誉元气为"胎精固神"。

许旌阳《灵剑子引导子午记》亦云："服气须分内外，辨清浊，别咽喉。不分内外，则吸邪气，不辨清浊，则无分两，不别咽喉，则不入胃脘。"

"初学行气，鼻中引气而闭之，阴以心数至一百二十，乃以口微吐之；吐之及引之，皆不欲令己耳闻其气出入之声；常令入多出少。以鸿毛著鼻口之上，吐气而鸿毛不动为候也。渐习转增其心数，久久可以至千，至千则老者更少，日还一日矣。夫行气当以生气之时，勿以死气之时也。故曰仙人服六气，此之谓也。一日一夜有十二时，其从半夜以至日中六时为生气，从日中至夜半六时为死气；死气之时，行气无益也"（《抱朴子·释滞》）。"若天阴雾露，恶风猛寒大热时，勿取气也，但闭之"（《养性延命录》）。这是引服外气具有代表性的记载。

至服内气，如《太清调气经》云："夫服气者，先以无思无虑，绝缘息念，即兀然和气自至，因而咽之，各归其位，无所不定……服气，初须少服为通畅，所以候百毛孔开，每闭气，无所不发，汗遍身，顿服千气，亦不壅滞。"

又，行气诀曰："下丹田后脊二穴通脊脉，上达泥丸；泥丸脑宫也。每三连咽气,则速存下丹田中。所纳得元气,以意引之,令入二穴,因想见两条白气,夹脊双引,直上入泥丸,熏蒸诸宫,森然遍下,毛发、面部、颈项、两臂及手指,一时而下,入胸至中丹田;中丹田心也。灌注五脏,却历入下丹田至三星(阴茎与两睾丸),遍尻经髀膝胫踝,下达涌泉;涌泉足心也。所谓分一气而理,则鼓之以雷霆,润之以风雨之义。亦犹天地有泉源,非雷霆鼓动,则气不能润荡万物;人身有津液,非咽漱则无以溉五脏,发其光彩;还精补脑,非交会则不能通而上之;咽服内气,非吐纳即不能引而用之。是知回荡之道,运用之理,所以则天法地也。想身中恶浊结滞,邪气瘀血,被正荣气荡除,皆从手足指端出去,谓之散气,即展手指,不须握固。如此一度,则是一通。通则无疾,痞则复调之使平,平则复鼓咽如前也”(《嵩山太无先生气经》,文字参《幻真先生服内元气诀法》)。

《延陵先生集新旧服气经·大威仪先生玄素真人用气诀》更云:“正身仰卧,四平着床,枕高与低与身平。两手握固,展臂,离身四五寸,两脚亦相去四五寸。然后鼻中息收,即口鼻俱闭,心存气行遍身,此名运气。如有病,即心存气偏注病处。如气急,即鼻中细细放通息,口不开,候气息平,还依前法闭之,摇动两足指及手指并关节,以汗出为度,此名气通,即徐徐收身侧卧,拳两脚,先左边侧卧,经十息,即转右边侧卧,亦十息,此名补损。”

这样,对服内元气的方法、要求和功成标志,都详备了。

《太清服气口诀》并有“分别外气元气诀”,谓“元气与外气,都不相杂。若咽生气(外气)入,须臾即从下泄出去,不得停肠中。若运(元)气得应,在头脑中,头脑中热气上;运向脚,亦如之。若先运阳气,即觉脚先冷而后热。何故如此?缘阳气排阴气出,所以如此。如先运阴气,亦阳气先出,脚如火热,然后始脚冷。他皆仿此”。以上所述,虽仅略举一二,而对于《病源》导引行气的具体运用及其作用的理解,有很多帮助。

咽气法

咽气,亦有咽外气的,有咽内气的,但多数是指咽元气。如

《太清调气经》云："鼻长引气，口满即咽，然后一吐，须少，每引须多。……今鼻引而咽者，外也，不是服内元气也。"这就是咽外气，亦称引清气。

《养性延命录·服气疗病篇》讲得更具体，引《元阳经》说："常以鼻纳气，含而漱满，舌料唇齿咽之，一日一夜得千咽甚佳。当少饮食，饮食多则气逆百脉闭，百脉闭则气不行，气不行则生病。"

咽元气的资料更多，如《太清导引养生经·咽气诀》云："夫人皆禀天地元气而生身，每咽吐纳，则内气与外气相应，自气海中随吐而上，直至喉中，但候吐极之际则辍口，连鼓而咽之，郁然有声汩汩然，从左边而下，至经二十四节，如水历坎，闻之分明也。女人则从右边而下。如此则内气与外气，固皎然别也。次以意送之，以手摩之，令气速入气海（气海在脐下三寸是也），亦谓下丹田。凡咽气一闭口而连三咽，二干一湿；干号云行，湿谓雨施，取口中津液相和咽之。"这对咽气方法和内外气的分别，作了具体说明。

"凡胎息气者，其道皆先叩齿三十六通，集诸神，然后转颈一匝，如龟引颈，其胎息上至咽喉，即咽之，如此三遍。方闭口，以舌内外摩料取津，满口漱流，昂头咽之，上补泥丸；泥丸即昂头是也。下润五脏，老子曰：甘雨润万物，胎精润五脏，昼夜不寐，乃成真人"（《幻真先生服内元气诀·服气胎息诀》文字参《嵩山太无先生气经》）。

这里对咽气法讲得更详备，咽气之前，要叩齿导引，集神于虚，发动阳气；同时昂首咽津，能上补泥丸，下润五脏。这是咽元气入气海，还丹所发挥的功用，较上文所述，又为深入。

咽气有许多注意事项，节录几则如下，以示概略。

"凡咽气，皆须喉中深，徐徐咽，不得猛，猛即发嗽。凡咽气每一回咽，中间隔十息，停歇又一咽，从容任意。"

"凡咽气，不得和唾咽气，须要干咽。中间有津液来，别咽之。咽液亦须用入息，恐生风入，极须用心。"

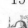

"凡服气,若四体调和,必须意里忻然自足,不羡一切事,即日胜一日,欢快无极也。"

"初服气,必须心意坦然,无疑无畏,不忧不惧;若有畏惧,气即难行"(《太清服气口诀》)。

闭气法

闭气,是长生之术,如前引《服气经》云:"常以生气时正偃卧,瞑目握固,闭气不息,于心中数至二百,乃口吐气出之,日增息,如此则身神俱,五脏安。能闭气至二百五十,则华盖明、耳目聪明,举身无病,邪不干人也。"尚有很多类同记载,《道枢·内德篇》更提出闭气的具体要求(见前行气法论吐纳),可以参阅。闭气又能攻病,即闭气攻病法,《太清导引养生经·王子乔八神导引法》即已详述,如云:"闭气治诸病法,欲引头痛者,仰头;欲引腰痛者,仰足十趾;欲引胸中病者,挽足十趾;引臂病者,掩臂;欲去腹中寒热诸不快,若中寒身热,皆闭气张腹。欲息者,徐以鼻息,已复为,至愈乃止。"《太清调气经》作了更具体的讨论,如云:"如有苦处,可入静室,仰卧熟调气,展手及足,各相去四五寸,仍须卧处厚软,冬月暖盖被,静心坦然,即便咽气,咽气毕,即闭之,口鼻不动,以心念所苦之处,以意注想攻之,气极而吐之,吐讫,复咽气、闭气。每闭初吐后气粗急,可调气六七下,气即调顺,又更闭气,想念攻之,或十攻,或二十攻,或三十五十攻之,觉所苦处汗出通润即止。如未可,即每日五更或夜半或昼日频意攻之,以差为限。如病在左手,闭气注想直入左手;在右手,直入右手;如在头,直上头,分明见验。方知心能使气,气意相从,其应如神"(文字参《幻真先生服内元气诀》、《延陵先生集新旧服气经》)。《养性延命录》更有实验,如云:"导引闭气以攻所患,必存念其身、头面、九窍、五脏、四肢,至于发端,和气往攻之,皆令所在之处,觉其气云行体中,起于鼻口,下达十指末端,则澄和真神,不须针药灸刺。如时气中冷,可闭气以取汗,汗出辄周身则解矣。"《病源》的作者运用各家之说,对临床应用和具体攻法又有发展,其理论渊源,则是一贯相承的;而熟悉诸家之说,则对条文的解释、作用和意义,亦更明晰。

散气法

服气诸经,没有"散气"一项的专题论述,但在行气法中,往往论及,引外气,服元气,都有散气;尤其《病源》,言之颇多。但含义不尽相同,特为另立讨论。如《太清调气经·行气诀》云:"想身中恶浊结滞,邪气瘀血,被正荣气荡涤,皆从手足指端出去,谓之散气。"这种散气,是行散身中恶浊邪气瘀血,驱之外出。又如《延陵先生集新旧服气经·秘要口诀》,谓"宛转盘回,存想从手足关节散出"。这种散气,又谓之行气导引。又说:"候气通流,必虚心忘形,然得烦蒸之气,散出四肢,精华之气,凝归气海,久而自然胎成。"这与《胎息精微论》"胎息气成,即清气凝为胎,浊气散而出"含义相同,这种散气,又是胎息成功的去杂存精作用。

至于《病源》,运用更多,如第〈13〉条云:"每引气,心心念送之,从脚趾头使气出。"这是吐纳的引气散气,为上下之气通彻,是行气成功的一个标志。又如第〈5〉条云:"散气、放纵、身气平,"这种散气,又是令气舒散放松,为行气之前,或中间,或收功时的一种行气方式,往往是缓急、弛张、动静等双相活动中的一个方面。又如第〈34〉条中的"散脊背气向下,渐渐尽势",第〈65〉条的"肘膊腰气散尽势",第〈181〉条的"发顶足,气散下,欲似烂物解散,手掌指直舒"等,这些散气,又是正气来复,行散气滞,祛邪下行的一种行气功效。又如第〈44〉条的"风府、云门气散";第〈99〉条的"身正,左右散气";第〈106〉条的"待腰脊须转,遍身骨解气散";第〈131〉条的"努脐腹,向前散气"等,这些散气,又是行气散邪的一种方法。如此等等,足见散气一法,是行气中的一个重要内容,而且含义较多,用处较广,应该引起重视。

若论散气途径,则手足指,两足趾是最多取用的,余如毛孔、肢节、手掌、骨解、脊背、腰、脐腹、风府、云门、身左右两侧等,亦常运用,这里当是从行气路径和病位就近以及各种邪气的特殊出路考虑的,而按照引气散气、吐故纳新的常例,从外、向下,是散气的两个主要方向。

六字气诀

《养性延命录·服气疗病篇》云:"凡行气,以鼻纳气,以口吐气,微而引之,名曰长息。纳气有一,吐气有六。纳气一者,谓吸也;吐气有六者,谓吹、呼、唏、呵、嘘、呬,皆出气也。凡人之息,一呼一吸,无有此数,欲为长息吐气之法,时寒可吹,时温可呼。委曲治病,吹以去风,呼以去热,唏以去烦,呵以下气,嘘以散滞,呬以解极。凡人极者,则多嘘呬。道家行气,率不欲嘘呬,嘘呬者,长息之忌也。此男女俱存法,法出于仙经。"在此指出,六气为吐纳行气法之一,而六气治六证,以吹呼为中心。

下文又说:"凡病之来,不离于五脏,事须识根,不识者勿为之耳。心脏病者,体有冷热,呼吹二气出之。肺脏病者,胸背胀满,嘘气出之。脾脏病者,体上游风习习,身痒疼闷,唏气出之。肝脏病者,眼疼,愁忧不乐,呵气出之。肾脏病者,体冷阴衰,面目恶矜,呬气出之。已上十二种调气法,依常以鼻引气,口中吐气,当令气声逐字,吹、呼、嘘、呵、唏、呬吐之。"至此,六字气的主治证,已与五脏病候联系起来了,并为后来发展的导源。

《灵剑子·服气第三》,抓住冷热二疾,呵吹二气,认为"凡诸热疾,大开口呵之,为泻,不必六气也。有疾冷,即吹以补之"。

《上清黄庭五脏六腑真人玉轴经》,是最早的六字气专篇,其说又有发展,如云:治肺当用呬,呬为泻,吸为补。治心当用呵,呵为泻,吸为补。治肝当用嘘,嘘为泻,吸为补。治脾当用呼,呼为泻,吸为补。治肾当用吹,吹为泻,吸为补。胆有疾,当用嘻。嘻为泻,吸为补。在此,六字气已与脏腑全面相合,并分列呼吸为补泻。而对六气,又有具体解释,如云:"夫肺主商,肺有疾,当用呬。呬,肺之气也。其气义,则瘳疾,久以安神。人有怨怒填塞胸臆者,则呬而泄之。""心主徵,心有疾,当用呵。呵者,心之气也。理其气体,呵能静其心而和其神,所以人之心乱者,则多呵。""肝主角,肝有疾,当用嘘。嘘者,肝之气也。其气仁也,故除毁痛人之有伤痛者,则嘘之以止痛。""脾主于中宫,宫,土也,故脾之有疾,当用呼。呼者,能引脾疾,故人之中热者,则呼之以驱热温之弊也。""肾主羽,肾之有疾,当用吹。吹者,肾之气,能瘳肾之疾,故人之积气冲臆者,则强吹也。肾气沉滞,吹彻则通。"另有《黄庭遁甲缘身经》,又名《黄庭内景秘要六甲缘身经》,内容与此全同,盖传授师承不同而异其经名。

《太上养生胎息气经》对六字气的补泻,又有新说:肺脏图,用呬为泻,呼为补。心脏图,用呵为泻,嘘为补。肝脏图,用嘘为泻,吹为补。脾脏图,用呼为泻,呵为补。肾脏图,用吹为泻,呬为补。胆脏图,用嘻为泻,嘘为补。这是以本脏字为泻,生我之脏字为补。

《太清调气经》六字气分属脏腑,与上相同,但不明分补泻,而言主治证,如云:"呬属肺,肺主鼻,鼻有寒热不和,依呬吐纳;兼理皮肤疮痒,有此病,依状理之。呵属心,心主舌,口舌干涩,气不通,及诸邪气,以呵去之。如热,大热大开口,小热小开口,亦须作意,量事主之,过度即损人。呼属脾,脾主中宫土,如气微热不和,腹肚胀满,气闷不通泄,以呼理之。嘘属肝,肝主目,如目温热,可以嘘调理之。吹属肾,肾主耳,如腰脚冷,阳道衰弱,吹调理之。嘻属三焦也。"叙证较《养性延命录》为详备,并提出一个主张,"五脏六腑三焦冷热不调,都属于心,心主呵,但以吐纳理之,万病皆愈,亦不必一一须六气调之"。即在六字气中,着重用一个"呵"字可已。还提出一个权宜措施,"调气一依门户,出入或多,即恐喉中干,如觉干,即合口任鼻中出入,即口中生津,喉中润,漱取咽之"。这亦是经验的总结。《太清导引养生经》导引思气疗病，《幻真先生服内元气诀法·六气诀》与此全同，可能是传抄的缘故，所以文字较前者为简，并在个别字句上有差异。

《太上老君养生诀》六气分属脏腑，与上相同，而主治证更详。《千金要方·调气法》与《太上老君养生诀》相同，当均源于《养性延命录》，而又提出三点：①"病有四种：一冷痹，二气疾，三邪风，四热毒。安心调气，此法无有不差也。"即是说，六字气法，能概治四百四病，四百四病是释家法，释家亦有治验。②"冷病者，用大呼三十遍，细呼十遍。呼法：鼻中引气入，口中吐气出，当令声相逐呼字而吐之。热病者，用大吹五十遍，细吹十遍。吹如吹物之吹，当使字气声似字。肺病者，用大嘘三十遍，细嘘十遍。肝病者，用大呵三十遍，细呵十遍。脾病者，用大唏三十遍，细唏十遍。肾病者，用大呬五十遍，细呬三十遍。此十二种调气法，若有病，依此法恭敬用心，无有不差。"这是新的补充。③在作六字气时，"须左右导引三百六十遍，然后乃为之"（这在《道枢·太清养生下篇》有卒死、五尸、霍乱、癫病等16种病的具体做法，可以参阅）。这里三项内容，其中用六字气的各个遍数；六字气的具体吐气法，如呼、吹二字为例，对临床很是实用。

《病源》导引六字气诀，大部分集中在第十五卷，脏腑病候，总的内容与《太上老君养生诀》、《千金要方·调气法》略同，但在具体上稍有出入。如冷热痢候则运用《养性延命录》的方法；呼字气治病，亦运用两家之说。可知《病源》作者学有渊源，能灵活运用各家的成就；而且提出用气时要"微引气，以息内腹"，"以鼻引气，气足复前"，"徐吹"，"微呼"等，为临床指导具体用六字气法，实堪珍视。兹撮要列表于下，以便了解此道的源流发展，以及导引诸家的演变概况。

当然，后世还有很多发展，如《寿亲养老新书》的太上玉轴六字气诀的解释，《赤凤髓》的去病延年六字法等，均可参阅。

附表：

六字气诀简表

书名＼六字	嘘	呵	呼	呬	吹	嘻（唏）	备注
养性延命录	嘘以散滞；肺病，胸背胀满，嘘气出之	呵以下气；肝病，眼疼，忧愁不乐，呵气出之	时温可呼，呼以去热；心病，体有冷热，呼吸二气出之	呬以解极；肾病，体冷阴衰，面目恶秽，咽气出之	时寒可吹，吹以去风	唏以去烦；脾病，体上游风习习，身痒疼闷，唏气出之	①有三项内容如左 ②嘘咽者，长人息之，凡人极者，则忌。多嘘咽
灵剑子		凡诸热疾，大开口呵之为泻			有冷疾，即吹以补之		不必六气也
上清黄庭五脏六腑真人玉轴经	治肝用嘘，嘘为泻，吸为补	治心用呵，呵为泻，吸为补	治脾用呼，呼为泻，吸为补	治肺用呬，呬为泻，吸为补	治肾用吹，吹为泻，吸为补	胆有疾，用嘻，嘻为泻，吸为补	六气合脏腑，吸为补泻
太上养生胎息气经	肝脏用嘘为泻，吹为补	心脏用呵为泻，嘻为补	脾脏用呼为泻，呵为补	肺脏用呬为泻，呼为补	肾脏用吹为泻，咽为补	胆用嘻为泻，嘘为补	以本脏字为泻，我子字为补，如生肝生肾，吹为补

续表

书名＼六字	嘘	呵	呼	呬	吹	嘻(嘻)	备注
太清调气经 太清导引养生经 幻真先生服内元气诀法	目温热,可以嘘调理之	口苦干涩,及气不通,以诸邪气。如大热大开口呵,小热小开口呵	气微热不和,腹肚胀满,气闷不通泄,以呼去之	肺有寒热不和,依咽纳,兼理皮肤疮痛	如腰脚冷,阳道衰弱,吹调理之	三焦不和,嘻以理之	五脏、六腑,都属于心主司,吐纳理之,万病皆愈,不必一一须六气调之
太上老君养生诀	肝病,忧愁不乐,头眼疼痛,肝色青,嘘气去之	心病,体有冷热,心色赤,用呼吹二气去之,吹去冷,呼去热	脾病,体上游风习习,情闷疼痛,脾色黄,嘻气去之	肺病,胸背胀满,四肢烦闷,肺色白,呬气去之	肾病,体冷而阴,肾色黑,吹去之		①有两项资料,一项同上,一项如左 ②每作皆三十六通。右导引皆愈者,须左右导引按摩
千金要方·调气法	①同上;用嘘气出 ②肺病即嘘出	①同上 ②肝病即呵出	①同上 ②心冷病气即呼出	①同上;用嘻气出 ②肾病即呬出	①同上 ②心热病气即吹出	②脾病即嘻出	①千金有三项资料,但无三焦病 ②皆须左右引三百六十遍,而后作六字气

续表

书名\六字	嘘	呵	呼	呬	吹	嘻（唏）	备注
千金要方·调气法	③肺病用大嘘三十遍，细嘘十遍	③肝病用大呵三十遍，细呵十遍	③冷病用大呼三十遍，细呼十遍	③肾病用大呬五十遍，细呬三十遍	③热病用大吹五十遍，细吹十遍	③脾病用大唏三十遍，细唏十遍	③六字气具体做法，举呼，吹二例
诸病源候论	①同上 ②呵气出	①同上 ②用呼、吹二气	①同上 ②用嘻嘻气出	①同上 ②用嘘气出	①同上 ②用呬气出		①无三焦病 ②呼去冷又去热，吹去热亦去冷 ③堤出具体吐纳法

按摩法

按摩是一种行之有效的保健延年术,常与导引联称,如《素问·异法方宜论》云:"中央者,……其民食杂而不劳,故其病多痿厥寒热,其治宜导引按跷。"王冰注:"导引,谓摇筋骨,动肢节。按,谓抑按皮肉。跷,谓捷举手足。"在血气形志篇又注云:"夫按摩者,所以开通闭塞,导引阴阳。"而《养性延命录》已把导引按摩合成一篇。但按摩资料很多,为了便于分别专题研究,这里亦分列两章。其方法、叙述较为系统的,如:《大洞真经精景按摩篇》云:"卧起,当平气正坐,先叉两手,乃度以掩项后,因仰面视上,举项,使项与两手争为之,三四止,使人精和血通,风气不入,能久行之,不死不病。毕,又屈动身体,伸手四极,反张侧掣,宣摇百关,为之各三,此当口诀(此运动应有次第法用,故须口诀。盖亦熊经鸟伸之术也)。卧起,先以手巾或厚帛拭项中四面及耳后使圆匝,热温温然也。顺发摩项,若理栉之无数也,良久,摩两手以治面目,久行之,使人目明,而邪气不干,形体不垢腻生秽也。都毕,乃咽液二十过,以导内液"(《真诰》卷九)。

《修真精义杂论·导引论》云:"平坐纵体,摩两手掌令温,乘额向上三九过。摩掌后拭目三九过。即以两手中指、无名指按鼻左右上下二七过,摩之。以食指,中指叉耳向上耸之三五过。便以虎口叉耳向后修旋耳轮三五过。摩掌令热,摩拭面上,令温温然。摩颈项胸臆两乳数十过。即摩持臂上至肩,下至手背,上下数十过。即两手互相搦捩回转之,如洗水状,急用力为之数十过。即摩按心腹腰髀等处都毕,待气息调平坐,服气如法。然终须从首至足令相承,取通也。"

而在《病源》,都是按证候分列,突出重点,治疗相应病情,大致可分几个部分,探讨其渊源和功用如下。

按摩面目

《登真隐诀》云:"一面之上,常欲得两手摩拭之,使热,高下随形，皆使极匝。先当摩切两掌令热，然后以拭面目，毕，又顺手摩发，如理栉之状。两臂亦更互以手摩之。右出《丹景经》中，令人面有光泽，皱斑不生，发不白，脉不浮外。行之五年，色如少女，所谓山川行气，常盈不没。"

又引《石景赤字经》云："常能以手掩口鼻，临目微气，久时手中生液，遂以摩拭面目，常行之，使人体香。"注云："以两手竖掩鼻口，令呼吸通于手下，须有液，仍以摩拭竟又掩，无定限数，亦使人光泽。"

又引《太上天关三图经》云："常欲以手按目，近鼻之两眦，闭气为之，气通辄止，吐而复始，恒行之，眼乃洞观。"并注云："此用两手各第三指，挟鼻按目下内眦，无正限数，通气，小举指，又闭又按；亦可三九过也。"

《养性延命录·导引按摩篇》云："摩手令热以摩面，从上至下，二七过，去邪奸气，令人面上有光彩。""又令人胜风寒，时气寒热头痛，百病皆除，"摩时两手掌侧立，摩掌如火，有硫黄气乃止。

又云："摩指少阳令热，以熨目，满二七止，令人目明。""平旦以两手掌相摩令热，熨眼三过；次又以指按目四眦，令人目明。"

《真诰》引道曰："常以两手按两眉后小穴中三九过，又以手心及指摩两目颧上；以手旋耳，行三十过，摩唯令数，无时节也。毕，辄以手逆乘额上三九过，从眉中始，乃上行入发际中，口傍咽液，多少无数也。如此常行，眼目清明，一年可夜书；亦可于人中密为之，勿语其状"。"眉后小穴中为上元六合之府，主化生眼晖，和莹精光，长珠彻童，保炼目神，是真人坐起之上道，一名真人常居。"

摩面目的资料很多，足见养生家对此的重视。对于摩面，强调"勤而行之，手不离面"；对于目，有按摩或摩拭，熨目、抑目、洗目等。《病源》并在理论上加以总结，"内气洗身中，令内睛洁；外洗以去其尘障"。"内睛"、"外睛"的论说，这里可称是最早的了。而内治与外治并重，内治以内气，外治以甘泉，亦是中医治疗目病的一个特色。

按摩耳鼻

《登真隐诀》引《消魔经》云："耳欲得数按抑其左右,互令无数,使人聪彻,所谓'营治城郭,名书皇籍'。鼻亦欲按其左右,唯令无数,令人气平,所谓'灌溉中岳,名书帝录'。"并注云："两耳为一面之界域,故宜治理之也。鼻为面之岳山。此二事皆用手按抑上下,摩治无数,则城郭坚完,山岳峙秀"。

《养性延命录·导引按摩篇》云："每旦初起,以两手叉两耳极,上下热捋之,二七止,令人耳不聋。次又啄齿,漱玉泉,三咽,缩鼻闭气,右手从头上引左耳二七,复以左手从头上引右耳二七止,令人延年不聋"。此法亦名拔耳。

《灵剑子引导子午记》云："以两手心紧按耳门,以指击其脑户,为击探天鼓。天鼓者,耳中声也。常欲其声壮盛,相续不散,一日三探,有益于下丹田。或声散不续,无壮盛者,即元气不集,宜整之。"

《真诰》引《清灵真人说宝神经》云："求道要先令目清耳聪,为事主也。且耳目是寻真之梯级,综灵之门户,得失系之而立,存亡须之而办也"。

按摩身体

《养性延命录》云："摩手令热,雷摩身体,从上至下,名曰干浴,令人胜风寒时气,寒热头痛,百病皆愈。"《病源》〈120〉条,即源于此。

又云："夜欲卧时,常以两手揩摩身体,名曰干浴,辟风邪。"

按摩胁肋

《病源》云："偃卧,直两手,捻摩左右胁。能除大便难,腹痛。"(〈159〉条)

又云："以左手按右胁,举右手极形。除积及老血。"(〈191〉条)

按摩腹部

《病源》云："腹内有气胀,先须暖足,摩脐上下并气海,不限遍数,多为佳(〈62〉条)。"

又云:里急腹痛,"正偃卧,以两手相摩,令极热,以摩腹,令气下。"(〈79〉条)

又云:"蹲坐……低头向肚,两手摩冲脉至脐下,来去三七,渐渐去腹胀,肚急闷,食不消化。"(〈177〉条)

《千金要方·道林养性》云:"每食讫,以手摩面及腹,令津液通流。又,食毕,当行步踌躇,计使数里,行毕,使人以粉摩腹上,数百遍,则食易消,大益人,令人能饮食,无百病,然后有所修为快也。"

按摩腰腹

《病源》云:"双手搦腰,上下相对,与气下尽势,来去三七。能去腰膂血气闭塞。"(〈285〉条)

又云:每食前后,两手撩摩两膝,左右欹身,肚腹向前,努腰就肚,左右三七,转身,按摩腰脊,极势。能去太仓腹内宿气不化,消腹胀满(〈207〉条)。

内视、存想法

内视存想,为修身养性方法,亦为一种治病之法。起源很早,在春秋时期,已经形成,并且加以应用,以后又有发展,记载亦多。如《千金要方》引《道林养性》云:"常当习黄帝内视法,存想思念,令见五脏如悬磬,五色了了分明,勿辍也。仍可每旦初起,面向午,展两手于膝上,心眼观气,上入顶,下达涌泉,旦旦如此,名曰迎气。"内视,亦称内观、定观、或存视、返观、返照等。内视作为断绝外缘,又称收视,是息念绝思,神定入静。总之,内视、存想思念,既以护身成道,亦以祛邪治病。常用存想、存思、存念等词。《病源》又每每简称一个"存"字,一个"想"字,一个"思"字,一个"念"字,或一个"看"字,即心眼观气,而含义是相同的。

存想,在《天隐子》五渐门中专立一门,文云:"存,谓存我之神;想,谓想我之身。闭目即见自己之目,收心即见自己之心。

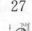

心与目皆不离我身，不伤我神，则存想之渐也。凡人目终日视他人，故心亦逐外走；终日接他事，故目亦逐外瞻。营营浮光，未尝复照，奈何不病且夭耶？！是以归根曰静，静曰复命：诚性存存，众妙之门。此存想之渐，学道之功半矣。"这种存想，是"收心复性"的，主要精神在于修身养性。

余如《存大洞真经三十九真法》、《存思三洞法》、《老君存思图》等，是为道教之法，希望"神仙与我为俦，园光如日，有炎如烟，周绕我体，如同金刚"；同时还能"逆知吉凶，以善消恶。"（《老君存思图》）不过，《太清调气经》告诫说："夫如存想者，为有苦处，或时用之，无病不合偏有思念。故《黄庭经》云：'物物不干泰而平'，谓无想念耳。"

存想具体内容，《太清导引养生经·王子乔八神导引法》即记载存想神脏，如云："喉咙如白银环，一十二重，系膺，下去得肺。肺色白泽，前两叶高，后两叶卑，心系其下。心上大下锐，大率赤如莲花未开，倒悬，著肺下也。肝系其下，色正青，如兔翁头也。六叶抱胃，前两叶高，后四叶卑。胆系其下，如绿绨囊。脾在中央，亦抱胃，正黄如金，铄铄然也。肾如两伏鼠，夹脊直脐肘而居，欲得其居高也。其色正黑，肥肪络之，白黑照然。胃如素囊，念其屈折右曲，无污秽之患。肝藏魂，肺藏魄，心藏神，脾藏意，肾藏精，此名曰神舍，神舍修则百脉调，邪病无所居矣。小肠者，长九尺，法九州也。"以此谓之"八神"。

《老君存思图》又加以申述，认为"凡存思之时，皆闭目内视。人体多神，必以五脏为主……脏者何也？藏也，潜神隐智，不炫耀也；智显欲动，动欲日耀。耀之则败，隐之则成；光而不耀，智静神凝，除欲中净，如玉山内明。得斯时理，久视长生也"。

第一见肺红白色，七叶，四长三短，接喉咙下。第二见心如芙蕖（荷花）未开，又似悬赤油囊，长三寸，在前。第三见肝苍紫色，五叶，三长二短，九寸，在心下。第四见肾苍色，如覆双漆杯，长五寸，侠胁两臂着脊。第五见脾黄苍色，长一尺二寸，中有一尺曲搨太仓胃上。其余尚有存五色园光,存云气兵马等。

《登真隐诀》引《紫庭炎光经·内视中方》云:"常欲闭目而卧,安身微气,使如卧状,令旁人不觉也。乃内视远听四方,令我耳目注万里之外,久行之,亦自见万里之外事;精心为之,乃见万里外事也。又耳中亦恒闻金玉丝竹之音,此妙法也。"其余尚有存想日月,服日月光芒,存青、白、赤三气等。

《病源》所论,大都可以从此了解其渊源,而具体应用,则有存神,如存念青龙、白虎神,如〈111〉〈112〉条。存念四海神,如〈121〉条。存雷电,如〈64〉条。存日月星辰,如〈184〉条。存视五脏,有存五脏形色,内视丹田,如〈63〉、〈122〉条;存心为炎火如斗,如〈123〉条;存心气正赤通天地,如〈243〉条;存五脏五色光,如〈172〉条,而更多的是存想行气,如〈1〉〈3〉〈13〉〈34〉〈90〉〈221〉〈222〉条等等,涉及的方法较多,但多是法有所本,亦易于理解。

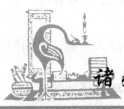

诸病源候论养生方导引法

一、风失音不语候养生方

(原书卷一第五候)

喉咙者,气之所以上下也。会厌者,音声之户。舌者,声[一]之机。唇者[二],声之扇。风寒客于会厌之间,故卒然无音[三]。皆由风邪所伤,故谓风失音不语。

养生方云:醉卧当风,使人发瘖[四]。①(养生方统编号)

校注

[一]声:此上《灵枢·忧恚无言篇》有"音"字。

[二]唇者:此上《灵枢》有"口"字。此下尚有"音"字,属下句读。

[三]卒(cù 猝)然无音:此下本书卷四十八卒失音不能语候有"不能语者,语声不出,非牙关紧也"三句,对病情讲得更明白,可参。

[四]瘖(yīn 暗):哑,突然失音。

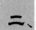 二、风口㖞候养生方

(原书卷一第九候)

风邪入于足阳明、手太阳之经[一],遇寒则筋急引颊,故使口

喝僻，言语不正，而目不能平视。诊其脉，浮而迟者，可治。

养生方云：夜卧当耳勿得有孔，风入耳中，喜^[二]令口喝。②

校注

[一] 经：在此指经筋。手三阳之筋，并结入颔颊。足阳明之筋，上夹于口。

[二] 喜：容易发生某种变化。《金匮要略·痰饮咳嗽篇》："脉双弦者，皆大下后喜虚"。

三、风偏枯候养生方导引法

(原书卷一第十三候)

风偏枯者，由血气偏虚，则腠理开，受于风湿，风湿客于半身，在分腠之间，使血气凝涩，不能润养，久不瘥，真气去，邪气独留，则成偏枯。其状，半身不随，肌肉偏枯，小而痛，言不变，智不乱是也。邪初在分腠之间，宜温卧取汗，益其不足，损其有余，乃可复也。

诊其胃脉沉大，心脉小牢急，皆为偏枯。男子则发^[一]左，女子则发右。若不瘖，舌转者可治，三十日起。其^[二]年未满二十者，三岁死。又左手尺中神门以后脉足太阳经虚者，则病恶风偏枯。此由愁思所致，忧虑所为。其汤熨针石，别有正方，补养宣导，今附于后。

养生方导引法云：(1) 正住^[三]倚壁，不息行气，从头至足止^[四]。愈痤、疝、大风、偏枯、诸风痹。以背正倚壁^[五]，展两足及趾，瞑心，从头上引气，想以达足之十趾及足掌心，可三七引，候掌心似受气止。盖谓上引泥丸，下达涌泉是也。〈1〉(养生方导引法统编号)

(2) 又云：仰两足指，五息止。引腰背痹，偏枯，令人耳闻声。常行，眼耳诸根^[六]，无有罣碍^[七]。〈2〉

(3) 又云：正住^[八]倚壁，不息行气，从口趣^[九]令气至头

始[十]止。治疽、痹[十一]、大风、偏枯。〈3〉

（4）又云：一足踏地，足不动，一足向侧相[十二]，转身欹势[十三]，并手尽急回。左右迭互[十四]二七。去脊风冷，偏枯不通润。〈4〉

校注

[一] 发：通"废"，《外台秘要》（以下简称《外台》）卷十九风偏枯方即作"废"。下一个"发"字同。

[二] 其：此下《黄帝内经太素》（以下简称《太素》）、《黄帝内经素问》（以下简称《素问》）有"顺者、疸，三岁起"六字。

[三] 住：原无，脱文，据本候养生方导引法第三条，《太清导引养生经·宁先生导引法》补。

[四] 止：《太清导引养生经·宁先生导引法》作"心"，义长，本条下文之注亦作"足掌心"。

[五] 壁：原无，脱文，据前文补。

[六] 根：佛学术语。能生之义，增上之义。草木之根，有增上之力，能生干枝。如眼有强力，能生眼识，即名眼根。具体有六根，眼根能生眼识，耳根能生耳识，鼻根能生鼻识，舌根能生舌识，身根能生身识，意根能生意识，详见《佛学大辞典》。

[七] 罣（guà 挂）碍：《外台》卷十九风偏枯养生方导引法作"障碍"，义同。"罣碍"，佛学术语。谓障于前后左右上下而进退无途。罣为四面之障碍。《般若心经》云："依般若波罗密多故，心无罣碍；心无罣碍故，无有恐怖。"（《佛学大辞典》）

[八] 正住：本书卷三十二疸候养生方导引法重出此文作"正坐"，湖北官书局本（以下简称《湖本》）作"正柱"，《外台》无"柱"字。住与"柱"通，《集韵》："住，立也。"住与坐是两种导引姿式，盖此法在站立或坐位姿式均可进行，当随宜而用之。

[九] 趣：义同"促"。

[十] 始：本书卷三十二作"而"，义通，犹"乃"。

[十一] 痹：此下卷三十二有"气不足"三字。

　　[十二] 相:本书卷二风冷候养生方导引法作"如丁字样"一句,义更明晰。

　　[十三] 敧(qī　欺)势:谓身体取侧向姿式。

　　[十四] 迭互:"互"字原脱,据本书卷二风冷候养生方导引法重出此文补。"迭互",互相更迭。"迭"交换、轮流。

　　语译

　　养生方导引法说:(1) 取站立姿式导引行气,身体正立,背部倚靠墙壁,两臂下垂,两手握固;舒展两足及足十趾,处于放松状态。瞑目宁神,安心定意,渐渐入静,专意念气。徐徐漱醴泉,咽唾三。先行闭气,使神定气和,绝思忘虑,使鼻息之气悠悠然,若有若无。而后以鼻纳气,吸气后口鼻俱闭,不使息出,到闷极之时,才用长而细的分三次从口嘘气。要纳多出少,纳气与嘘出,均极轻微,不使听到其气出入的声音。同时,每次纳气多,则元气入鼻,以念引之上头,能上灌泥丸;从头上引气下行,使之到达两足的十趾以及足掌心,这样就行气通彻了,如此为一次。可以连续引气三七二十一次,感到足掌心得气,发热,即为成功。这种行气方法,称为"上引泥丸,下达涌泉"之法。可以治愈疸病、疝病、大风病、偏枯病,以及各种风痹病。

　　(2) 又说:取仰卧姿式导引行气,正身仰卧,宽衣解带,手足四肢,自然平放,安心定意,莫思余事,渐渐入静,专意念气,仰起两足十趾,并以意念守住,进行吐纳,引气五息六息,达到深度,而后微微一吐,是为一息,连续进行五息,自己感到得气,足温为止。最后放松脚趾,静息收功。这种方法,能够引去腰背痹着,半身偏枯;还能改善听觉,使人耳闻声音。如果坚持锻炼,常行此法,则效果更佳,能神明气和,使人眼根、耳根等清净,毫无障碍,不为身外物欲所干扰,无论看到或听到什么,都能无动于衷。

　　(3) 又说:取同上第(1)条站立姿式导引行气,调身、握固、瞑心、咽唾亦如上,而后以鼻纳气,吸气后口鼻俱闭,不使息出,到闷极之时,才用长而细的分三次从口嘘气,要纳多出少,纳气与嘘出,均极轻微,不使听到其气出入的声音。同时,每次纳气多,出气少,又用口促使其气上行,灌溉泥丸,至头脑感到受气为止。这种行气方法,可以治疗疽病、风痹、大风病、偏枯病等。

(4) 又说:取同上第(1)条站立姿式导引,欲为导引,时间最好选在清晨。先啄齿二七一十四次,而后闭目宁神,两手握固。漱口咽唾七次。旋即闭气不息,到闷极之时,乃徐徐吐气,如此三次。使身体正立,头目平视,两臂自然下垂,两手握固。一足平踏于地,踏稳,不使移动;另一足转向外侧,形成"丁"字步,然后以腰为轴,转动身体,偏向一侧,同时两手亦平举(仍握固),跟着身子旋转,整个身体成为侧向姿势。这种转侧,要求用力、快速,如此为一次。接着改变方向,同样动作,向左向右,交替转侧各二七一十四次。导引毕,要平坐,放松身体,按摩全身,从头至足,使气血通顺;或者缓行 120 步,多者千步,使气息和平。待全身平调,而后静息收功。这种导引方法,能够去除脊骨风冷,半身偏枯,血气不得通润等病。

按语

风偏枯的主证很明白,但成因又很复杂。原文提出几种病情,如风湿客于半身,致半身肌肉偏枯,小小而痛;但言不变,智不乱,主要是半身肌肉病变。又如阳脉大而阴脉小,血气少而受寒邪,寒伤肌肉,亦为偏枯,但邪不深入于里,病浅易愈;如果邪入于脏,则其病转剧。又如在表的太阳经虚,卫外空疏,邪袭于里,病及下焦,阴不藏阳,亦致偏枯。还有青年人病此,多是遗传因素所致,其病较危重。归纳而言,病情要点有二:一为血气虚少而经脉凝涩,不能润养于肌肉;二为情志因素,愁思忧虑,因而发病。这些病情,确为临床所常见。

治以养生导引方法,安定心神,摈除杂念,使六根清净,不为物欲所干扰,首先从思想上下工夫;同时导引行气,活动身体,流通血气,润养肌肉,消除偏枯,颇有针对性。

本候养生方导引法原本分列五条,实际是四条。第(1)条为

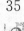

基本法,站功,上引泥丸,下达涌泉的导引行气法,原文见于《太清导引养生经·宁先生导引法》(前后两出,《云笈七签》本无)。第(3)条是《病源》作者的补充,解释第(1)条的行功具体做法和要求的,《外台》卷十九偏枯方即无此条。现在合而为一,则经义内容亦更具体而全面。《病源》中如此条文有四十余条,以往很少被人研究和发现,大多是就文论文,甚至割裂经文,殊为欠妥,特此拈出,不仅是恢复作者原貌,更能阐发经义,为这一门特殊成就增色(参阅前言)。

补充文字的用意是说:"正柱依壁",要正立以背倚靠墙壁;还要舒展两脚及足十趾,可以站得更稳,亦是放松身体,有利于引气下行。"不息行气",是谓行气之前,先要瞑心,安心宁神,思想入静,而后纳气闭气,才能行气。"从头至足止",是先引气上头,又存想引气下行,以达足之十趾及足掌心。要意气合一,意气相应。并且补充"三七引",使行气有个具体数字。候到足掌心似受气,行气通彻为止,这种行气方法,称为"上引泥丸,下达涌泉"。这种补充解释,对仙经言简意赅文字的阐发,是行家的经验之谈,亦是实践经验的总结,弥足珍视。

这里行气,主要是引清气、外气。本书卷三十二疽候重出此文时注云:"行气者,鼻纳息,五入方一吐,为一通,满十二通愈。"可以参考。

文中许多导引行气术语,前人多有解释,如"不息",本书卷二十七白发候养生方导引法云:以鼻纳气,口鼻俱闭,"不使息出,极闷已,三嘘而长细引"。目的是使身囊之中,充满清气。"行气",导论中有行气法一章,已作全面论述。"从头至足止",是先引气上头,《内观经》云:"元气入鼻,灌泥丸也。"又引气下行,以至足心,这是《太清服气口诀》所谓"交接元气于肾鼻之间"。这种行气方法,有多方面的解释,以吐纳而言,是引息深长,纳气归肾(根),《庄子·大宗师》所谓"古之真人,其息深深。真人之息以踵,众人之息以喉"。亦称为真人之息,大益元气,能愈万病。从行气而言,本书卷一风身体手足不随候养生方导引法云:"引气吐气,每引气,心心念送之,从脚趾头使气出",这就是行气通彻,所病皆除。从治疗而言,是上引清气,补益元气,荡除身中恶浊结滞,邪气瘀血,皆从手足指端出去。亦可理解为气行血行,能引血下行,平熄掀旋莫制的风阳。"瞑心",是使心无外缘,收视反听,专意念气。最后归结为"上引泥丸,下达涌泉",说明这是一种存想行气法,正如黄帝内视法所说:"心眼观气,上入顶,下达涌泉,旦旦如此,名曰迎气。"

行气功法的全过程,导论行气法中已经阐明,一般需注意几个环节,如行功姿式的选择,或卧,或坐,或立;宽衣解带,力求放松。两手握固,竖起脚趾,集神虚心;咽唾;而后行气,纳多出少;行气息数;禁忌;选择最佳时间等。一步一步认真去做,才能奏效。而书中大多数条文,仅是叙述行气一项,其余只作总的交代,所以看似简单,甚至只有一两句,但在行任何一个功法之时,都得全面安排,顺序进行,才合法度。

至于本法能治诸证的机理,疝、瘕多数为阴寒证;大风、偏枯、诸风痹为风病。此法有益元气、补脑肾、行气散邪的功用,所以能一法统治之。

养生方导引法第(2)条,原文见于《太清导引养生经·彭祖谷仙卧引法》第四条,文字从"常行"以下两句,是《病源》作者补充的,提出他的实践经验,证明此法效果很好。本法是以行气为主,并且引气下行,纳气归根。所以对耳目诸病,疗效极佳,因为耳为肾窍,五脏六腑之精气,皆上注于目。下元充实,上窍自然聪明。其治腰背痹着、偏枯,亦是从根本着眼的。丹田气足,肾肝充实,则腰背强壮,偏枯者亦能得到荣润,所谓根深者则枝叶茂盛。

文中引腰背痹的"引"字,是导引行气中常用字,为祛除邪气或病痛的意思。本书白发候养生方导引法中有注:"引之者,引此旧身内恶邪伏气,随引而出,故名导引。"下文重出"引"字,均可如此解释。

又,本条功法,与宁先生导引养生法第二十二条略同,文云"坚足五趾,愈腰脊痛,不能反顾视者"可以互参。王子乔八神导引法亦云:"闭气治诸病法,欲引腰脚病者,仰足十趾。"《引书》又云:"引支尻之上痛,卧,举两足指上,手抚席,举尻以力引之,三而已。"这些均有助于对本法疗效的理解。

养生方导引法第(3)条,原文很似《太清导引养生经》文,但今本不载,可能是遗文。本条亦取站立姿式行功,而重点是引清气上行,补益上丹田。诸阳之经,皆会于头面,而风邪之病,又多上受,此法此治,确能从其关隘处益其不足,损其有余。对于风痹、大风、偏枯,是扶正以祛邪;对于疟病,是以阳破阴。

又,本法与上条,用功适相反,前者引气下行,这里引气上行,而主治证是略同的,这种差异,一者是固其根本,一者则执其浮盛,上取下取,可以看作一病的两法,随宜而用。

养生方导引法第(4)条,亦取站立姿式行功,而以导引为主,着重旋转腰脊,并带四肢活动。腰脊为上下左右之中轴,从中以运四旁,具有旋转阴阳、通利周身血脉筋骨的功用。而且要求回转急速,则其通痹活络的作用更强。对于脊骨风冷,很有针对性,动则阳生,风冷自除。对于血气凝涩,不能润养,以致肌肉偏枯,功用亦如上述。但须注意,在导引前和导引毕,《养性延命录》、《导引论》均指出,须有事前准备和善后收功方法,如先啄齿集神,闭目宁神,握固守气,咽唾润咽喉五脏,闭气行气等准备工作;最后要平坐、放松、按摩、调和气息,或者徐徐往来度二百步所,却坐,小咽气五六亦可,而后收功。其中闭气、放松二点尤为重要,闭气是节制其气以冲通经脉关节;放松亦具散气散邪之意。这里已从语译中加以补充,以下凡欲导引的均得如此行功。

至于本候脊冷、偏枯,机关均已呆滞,活动受到限制,运用这种导引,能否如法做起,亦应考虑,似得逐步适应,有个渐进过程,才能成功,不能操之过急。

以上 4 条,为治疗偏枯的一组导引行气法。行功姿式,有立、有卧;其方法,有行气,有导引,有存想,有两者相合。其中,第(1)条可以看作是基本法,导引行气与存想结合,比较全面。行气又是上引泥丸,下达涌泉,迎气以归原,治其根本。第(2)条引气下行,第(3)条引气上头,是前法的突出两个重点,或上取,或下取,可以根据病情需要,随宜选择。第(4)条转身左右欹侧,是活动筋骨血脉,导引以治其外。与前法比观,亦有"益其不足,损其有余"的意义。因此上述四法,可以单用,亦可以参合配伍运用,是可分可合的,不必执著。

尚须注意,偏枯患者,肌肉失荣,筋脉受累,活动已受限制,能否做站功,应加考虑,必要时可改卧姿或坐势。无论行气或导引,尤其导引,亦应有个渐进过程,初练、适应、坚持,慢慢才能成功,切勿操之过急,无益有害。

四、风四肢拘挛不得屈伸候养生方导引法

(原书卷一第十四候)

此由体虚腠理开,风邪在于筋故也。春遇痹为筋痹,则筋屈,邪客关机,则使筋挛。邪客于足太阳之络,令人肩背拘急也。足厥阴肝之经也,肝通主诸筋,王在春。其经络虚,遇风邪,则伤于筋,使四肢拘挛,不得屈伸。诊其脉急细如[一]弦者,筋急足挛也。若筋屈[二]不已,又遇于邪,则移变入肝。其病状,夜卧惊,小便数[三]。其汤熨针石,别有正方,补养宣导,今附于后。

养生方导引法云:(1)手前后递互拓[四],极势,三七。手掌向下,头低面心[五],气向下,至涌泉,仓门[六]。却势[七],一时取势,散气,放纵,身气[八]平。头动,膞[九]前后欹侧,柔转二七。去膞井[十]冷血,筋急,渐渐如消。〈5〉

(2)又云:两手抱左膝,伸腰,鼻内气七息,展右足,除难屈伸拜起,胫中痛萎。〈6〉

（3）又云：两手抱左[十一]膝，著膺，除下重，难屈伸。〈7〉

（4）又云：踞[十二]、伸右脚，两手抱左膝头，伸腰[十三]，以鼻内气，自极，七息，展右[十四]足著外。除难屈伸拜起，胫中疼痹。〈8〉

（5）又云：立，身上下正直，一手上拓，仰手如似推物势，一手向下，如捺物，极势。上下来去，换易四七。去髀内风，两髀井内冷血，两掖[十五]筋脉挛急。〈9〉

（6）又云：踞、伸左脚，两手抱右膝，伸腰，以鼻内气，自极，七息，展左足著外。除难屈伸拜起，胫中疼痹[十六]。〈10〉

校注

[一] 如：义同"而"。

[二] 筋屈：本卷风痹候，《甲乙经》均作"筋痹"。

[三] 小便数：此上风痹候有"饮多"二字，《素问》作"多饮数小便"。

[四] 递（dì 弟）互拓：《外台》卷十九风四肢拘挛不得屈伸方作"递互交拓"。"递"，顺次。"拓"通"托"，以手承物。下文第（5）条云："仰手如似推物势。"

[五] 头低面心：《外台》作"低头面心"。"面"，《字汇》："向也。"

[六] 仓门：《灵枢·九宫八风篇》：仓门，为震宫。当春主东方，属肝，肝通主诸筋。位左胁。

[七] 却努：转而用力，却，反转。努，用力动作。

[八] 气：南宋坊刊本（以下简称《宋本》）、《外台》作"体"。

[九] 髆：《说文》："肩胛也"。与"肩"同义。本书均用"髆"字而不用"肩"字，是避隋文帝杨坚讳而连及之同音字。

[十] 髆井：应作"肩井"。

[十一] 左：原作"右"，形近之误，据《外台》改。

[十二] 踞：此下原有"坐"字，据本卷风痹候养生方导引法第（8）条、《太清导引养生经·王子乔八神导引法》第二十条删。

[十三] 伸腰：原作"生腰"，据本书卷五消渴候养生方导引法第（2）条改。下一伸腰同。

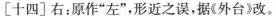

[十四] 右：原作"左"，形近之误，据《外台》改。

[十五] 掖：《外台》作"腋"。掖与腋通。

[十六] 痹：原无，据本节养生方导引法第(4)条及《外台》补。

语译

养生方导引法说：(1) 取站立姿式导引行气，一法四式。身体正立，两足站稳，两手自然下垂，舌抵上腭，闭口微息，调整姿式后，首先提起两手，与肩相平，仰掌似托物之势，而后一手伸展向前，一手退却往后，仰托着交替向前后活动，伸展手臂，要尽量用力，连续活动三七二十一次。回复原位，此为第一步。然后又手掌向下，头亦低着，面向心胸部位，安定心神，进行行气，并引气下行，至于足底涌泉和胁下仓门处所，达到行气通彻。此为第二步。转而又用力，一时间整身取势，进行内视，存想行气散气，使痹着于筋脉支节的邪气，皆从手足指端散出而去，随之全身放松，体气亦转平和。此为第三步。最后又转动头部，向前向后，向左向右回旋，并使两肩膀亦一前一后倾侧，但此时动作，要柔和宛转，放慢气息，又做二七一十四次。此为第四步。而后静息收功。如此前后四个步骤，从两手极势推托，到低头行气，又整身取势，行气散气，到柔和宛转头肩，是一个反复动静相合的过程，一一如法去做，就能去除肩井部分的风冷凝血，筋脉拘急渐渐从此消散。

(2) 是本候第(4)条的重文，不作语译。

(3) 又说：取下蹲姿式导引，在导引之先，啄齿二七一十四次，而后闭目宁神，两手握固。漱口咽唾 7 次。旋即闭气不息，到闷极之时，乃徐徐吐气，如此 3 次，便即身体下蹲，两手抱住左膝头，又把膝头挽起，拢紧靠着胸膺部位，又复放松；如此一抱紧，一放松，反复为之。导引毕，平坐，放松身体，以两手摩擦令热，按摩头面二七一十四次，又按目、按鼻、按耳各二七一十四次。又摩身周匝数十遍，待气息平调，而后静息收功。能够去除下半身沉重、下肢难以屈伸等病。

（4）又说：取下蹲姿式导引行气，身体下蹲，伸展右脚，两手抱住左膝头，全身重量亦转移于此，两脚成为右虚左实状态；并放松腰部，使气易行。调整姿势，然后行气，以鼻纳气，微微吸入，五次六次，到闷极之时，才缓缓呼出，如此为一息，连续吐纳七息。又活动右脚，展开向外，从而受气、散气。最后静息收功。这种方法，能够除去四肢拘挛，难以作出屈伸拜起的活动，以及脚胫中疼痛痹着等证。

（5）又说：取站立姿式导引，先啄齿、闭目、握固、咽唾、闭气如上，而后身体正立，上下端直，头目平视，自然呼吸，然后一手举起向上托，仰掌似乎举重姿势，另一手则覆掌向下按，像按捺实物往下之势；举按动作，都要尽量用力。如此一上一下，交互来去；再交换两手举按姿势，各上下四七二十八次。导引毕，平坐，放松，按摩全身，调气和平，静息收功。这种方法，能够去除肩膊内风邪，两肩井的风冷凝血，以及两腋下的筋脉拘挛不舒等证。

（6）又说：取下蹲姿式导引行气，身体下蹲，伸展左脚，两手抱住右膝头，全身重量亦转移于此，两脚成为左虚右实状态；并放松腰部，使气易行。调整姿势，然后行气，以鼻纳气，微微吸入，五次六次，到闷极之时，才缓缓呼出，如此为一息，连续吐纳七息。又活动左脚，使展开向外，从而受气、散气。最后静息收功。这种方法，能够治疗四肢拘挛，难于做出屈伸拜起的活动，以及脚胫中疼痛痹着等症。

按语

风痹四肢拘挛不得屈伸，病变责之风邪伤筋与肝，这是临床上所常见的病情。但文中邪客于足太阳之络的证候，与风痹四肢拘挛不同，盖因其症状有肩背拘急，而导引法又能兼治肩井冷血筋急，所以连类而及的。

养生方导引法第（1）条，取站式行功，一法四式，首先是发动阳气，伸展筋脉，极势用力，是改善拘挛不得屈伸的，方法主要是动。接着引气行气，使之下行，达到涌泉和仓门，是使行气通彻，纳气归原,充实下丹田,补益肝肾,从痹证的根本处着眼,用意在于静。再次行气散气,存想身中浊恶邪气,结滞于四肢关节,瘀着于筋膜经络的,都被正气营气荡涤祛除,皆从手足指端散出而去,随之放松,身和气平。这是一种存想治病方法,可以看作是第二步的加强功。最后又用摇动柔转头肩方法,舒筋活络,流周气血,动中有柔,安徐收功。合而观之,有动有静,或张或弛,用治肩井风冷凝血,筋脉挛急,四肢拘挛不得屈伸的证候,是内外并调,导引行气兼行,照顾很全面,疗效是可以肯定的。

养生方导引法第(3)条,取蹲踞姿式导引,活动重点在腰脚。身体下蹲,有引气下行,填实下焦之意。下蹲又抱膝着膺,是伸展腰脚,又收引筋脉,亦有一张一弛的作用。其治下重,难屈伸,是动以去其滞着,弛张以助其屈伸。其病其法,是富有针对性的。

又,本法与后〈52〉条可以互勘研究,这里抱左膝,而治下重,难屈伸;后者抱右膝,而除风眩。左者上升、主血、右者下降,主气;下病者治血,又引而升之,上病者治气,又引而下之。这里亦具升降动静的理论意义。

养生方导引法第(4)条,原文见于《太清导引养生经·王子乔八神导引法》第二十条,亦取蹲踞姿式导引行气,活动重点在于腰脚。下蹲作用,已见上条所述。这里下蹲而两脚一虚一实,盖因病有偏重,而着意放松一侧,偏重行气的。两手抱住左膝头,是由蹲踞的两脚着地,承受全身重量,转而移向一侧,支撑全身;伸展右脚,使其放松。"伸腰"一词,本书卷五消渴候养生方导引法有解释,"伸腰,使肾无逼蹙"。即是放松腰部,使气易于流通,下行达到足部。此法指出此点很重要,因为"肾主腰脚",肾气通行,则腰脚自强。以鼻纳气自极,亦含有闭气攻病意义,即节制其气以冲开经脉关节。复展右足着外,就是有意地放松患肢,使其受气、散气,有重点的行气祛邪。导引已经局部放松,复加行气扶正祛邪,则解痉除痹作用奏效更佳。其治难于屈伸拜起,胫中疼痹,亦一定是右下肢为甚,试观此下尚有一条,"伸左脚,两手抱右膝头",两相互勘,即可以了解。

养生方导引法第(5)条,取站立姿式行功,重点是活动上肢。一举一按,升降气机,而且极用力,是活利关节,流通血脉,发动阳气,舒展筋脉的,所以能治肩内风邪,肩井冷血,两腋筋脉挛急等证。这里是两手的举按导引,如果与第(1)条第一式的手前后递互交托相配合,则上下前后,活动的量和涉及的面均更大,疗效亦当更佳;只要体力许可,不妨试行。

养生方导引法第(6)条,原文见于《太清导引养生经·王子乔八神导引法》第二十一条,其功法、作用,与上第(4)条基本相同,区别点在于抱膝、伸脚的左右肢不同,这里当是以左脚为重点。如果两下肢均病,上述二法,亦可以交替配合运用。

以上 6 条,实际只有 5 条,为风痹、四肢拘挛不得屈伸的一组导引行气法。第(1)条是基本法,导引与行气并重,动静反复,颇为全面。第(3)、(4)、(6)条,主要针对下肢,法取踞势;第(5)条重点在于上肢,法取站立势,可以说是各别突出重点。至于临床,可以根据病情需要,或单行,或配伍,灵活运用。

五、风身体手足不随候养生方导引法

(原书卷一第十五候)

风身体[一]手足不随者,由体虚腠理开,风气伤于脾胃之经络也。足太阴为脾之经,脾与胃合;足阳明为胃之经,胃为水谷之海也。脾候身之肌肉,主为[二]胃消行水谷之气,以养身体四肢。脾气弱,即肌肉虚,受风邪所侵,故不能为胃通行水谷之气,致四肢肌肉无所禀受,而风邪在经络,搏于阳经,气行则迟,机关缓纵[三],故令身体手足不随也。

诊脾脉缓者,为风痿[四],四肢不用。又心脉肾脉俱至,则难以言,九窍不通,四肢不举;肾脉来多,即死也。其汤熨针石,别有正方,补养宣导,今附于后。

养生方导引法云：(1) 极力左右[五]振两臀，不息九通，愈臀痛，劳倦，风气不随。振两臀者，更互蹑蹋[六]，犹言厥[七]。九通中间，偃伏皆为之，名虾蟆行气。久行不已[八]愈臀痛，劳倦，风气不随，不觉痛痒，作种种形状。〈11〉

(2) 又云：偃卧，合两膝，布两足[九]，伸腰，口内气，振腹自极[十]，七息。除壮热疼痛[十一]，两胫不随。〈12〉

(3) 又云：治四肢疼闷及不随，腹内积气。床席必须平稳，正身仰卧，缓解衣带，枕高三寸。握固[十二]；握固者，以[十三]两手各自以四指把手拇指。舒臂，令去身各五寸。两脚竖趾，相去五寸。安心定意，调和气息，莫思余事，专意念气。徐徐漱醴泉；漱醴泉[十四]者，以舌舐略[十五]唇口牙齿，然后咽唾。徐徐以口吐气，鼻引气入喉，须微微缓作，不可卒急强作；待好调和，引气吐气[十六]，勿令自闻出入之声。每引气，心心念送之，从脚趾头使气出。引气五息六息一出之为一息，一息数至十息，渐渐增益，得至百息、二百息，病即除愈。不用食生菜，及鱼肥肉，大饱食后，喜怒忧恚，悉不得辄行气。惟须向晓清静时，行气大佳，能愈万病。〈13〉

校注

[一] 风身体：原无，据本候标题、《外台》卷十四风身体手足不随方补。

[二] 为：原无，据《外台》补。

[三] 机关缓纵：原作"关以纵"，据本书卷四十三产后中风不随候、《外台》改。"机关缓纵"，《素问·生气通天论》："有伤于筋，纵"，王冰注："机关纵缓，形容痿废，若不维持"。

[四] 脾脉缓者，为风痿：《太素·五藏脉诊》作"脾脉微缓为风痿"。杨上善注："微缓，脾中微热也。脾中有热受风，营其四支，令其痿弱不用"。

[五] 左右：原作"右掖"，与导引动作不协调，据《外台》改。

[六] 更互蹑(dì 弟)蹋(cù 促)：更迭两脚相踢。"蹑"

同"蹄",踢腿。"蹄"通"蹙","蹴"。"蹴踏"。

[七] 厥:《外台》作"蹙",义通。在此指向后踢腿。《史记·汝阴侯传》:"汉王急,马罢,虏在后,常蹶两儿欲弃之。"

[八] 久行不已:"久行"二字,原错简于下文主治病症中间,今据文义移此。

[九] 合两膝,布两足:本卷风痹候养生方导引法第二条作"合两膝头,翻两足"。《太清导引养生经·王子乔八神导引法》作"屈膝,令两膝头内向相对,手翻两足",义更具体。

[十] 振腹自极:"振腹",本卷风痹候作"胀腹",《太清导引养生经》作"填腹","振"、"胀"、"填",字异意同,书中时有互用。"自极"二字原无,据本卷风痹候、《太清导引养生经》补。

[十一] 壮热疼痛:《太清导引养生经》作痹疼热痛。

[十二] 握固:原无,据《外台》补。

[十三] 以:《外台》、《普济方》卷九十三中风身体不遂作"必"。

[十四] 漱醴泉:原无,据《外台》、《普济方》补。

[十五] 以舌舐(shì 氏)略:用舌舔取。《说文》:"略,一曰取也。"与本书卷三虚劳干燥候"舌撩"义同。

[十六] 吐气:原无,据《外台》、《普济方》补。

语译

养生方导引法说:(1) 取仰卧和伏卧两种姿式导引行气。先取正身仰卧,手足自然伸直,调整姿势,而后两手握固,两下肢屈曲,交替往前上方踢腿,极力振动左右两臀部,如此连续 7 次。又安定心神,专意念气,以鼻纳气,吸气后口鼻俱闭,不使息出,使清气充满于体内,至闷极不能忍耐时,才分 3 次以发"嘘"字口型缓缓细长地从口呼出,引出体内的伏邪恶浊之气。如此连续九通,回复原位。再改取伏卧姿式,额部、双膝贴着床面,舒头散发,两上肢屈肘,放于头部两侧,两手握固,两足反向挠起,交替向后上方踢腿,犹如尥蹶子,名称叫做"蹙",亦连续七次。又如上行气作不息式吐纳法九通。最后恢复原位仰卧,静息收功。这种方法,称为"虾蟆行气"。如能长久为之,而不间断,其功效很著,能够治愈臀部疼痛、劳倦内伤、风气身体手足不随、肌肉麻木、不知痛痒等病;并且能够做出种种活动,轻便自如。

(2)又说:取仰卧姿式导引行气,正身仰卧,两膝屈曲,两膝头向内合拢,以手翻转两足向外,又伸展腰部,使腹部能够宽展,肾气易于流通。调整姿势后,进行调息,以口纳气,五息六息,口鼻俱闭,不使息出,鼓起腹部,使清气充满于腹中,达到极度,而后慢慢仍从口呼出,放松腹部,引出体内的伏邪恶浊之气。如此一吸一呼,腹部亦一鼓一松,纳新吐故,连续七息。最后静息收功。这种方法,可以祛除大热、痹证疼痛、两脚不遂等病。

(3)又说:治疗四肢烦疼不舒、瘫痪不能随意活动,以及腹内积气等病,均可取导引行气方法治疗。具体做法是,床席必须平稳,柔软温和,而后正身仰卧,宽衣解带,放松身体,使气易行。枕高三寸,与身体略平,两手握固;握固姿势,即以两手四指握住大拇指,像婴儿握拳那样。作用是守住关防,不使内气从手掌中逸出。舒展两手臂,使与身体垂直,左右相距各五寸。两脚自然伸直,脚趾向上竖起,两脚间相距亦五寸。调整姿势后,进一步调神,安定心意,处于入静状态,不想杂事,调和气息,专心存念行气。同时慢慢漱醴泉;漱醴泉方法,即以舌头舔略唇口和牙齿,从内至外,从左到右,从上往下,来回数次,待唾液满口,然后分3次慢慢咽下。连漱3次或5次、9次,愈多愈佳。接着行气,慢慢以口吐气,先吐去身中浊气,以鼻引气,引清气入于喉中,这时气息的出入,必须微微缓作,不可突然或勉强动作;要好好调和气息,无论引气和吐气,都得柔和徐缓,又极轻微,自己亦听不到气息出入的声音。每次引气入鼻,注意力要集中,心心相印,出入默契,以意念送气下行,从胸中至胃至腹至下丹田,最后从脚趾头使气散出,这就行气通彻了,是为一遍。须行气多少次为佳?可以从少到多,渐渐增加。引气五息六息,方一吐出,是为一息。从一息数到十息,逐渐增加,能增加到一百息,二百息,而后放松收功。如此,则正气充足,邪气被除,其病就能痊愈。

但须注意,在行气时有一定的禁忌,如不能吃生菜,以及鱼鲜和肥肉;或在大饱食以后,因为此时邪气强盛,不能行气闭气;或者在喜怒忧恚、情绪波动时,此时气机逆乱,都不得随即行气。最好时刻,是在拂晓清晨时,环境安静,空气清新,行气大佳,能够治愈众多疾病。

按语

风身体手足不随,即瘫痪证候,临床所见,多数为中风后遗症。《病源》叙述几种病情,一种是由于肌肉之虚,而受风邪伤害所致。因为脾胃主肌肉,其气虚弱,水谷之气便不能营养于身体四肢,而风邪独在,搏于阳经,所以机关缓纵而瘫痪。这个论点,是源于"治痿独取阳明"之旨。

又如脾中有微热,并感受风邪,脾不营于四肢,而风淫未疾,亦能病此。更有心肾两病,水火不济,风火窜络,神昏窍闭而中风不遂的,病情最为严重,"肾脉来多,即死",确有所见;即不死,后遗瘫痪,亦甚难治。其文是临床实践的总结。

养生方导引法第(1)条,文源《太清导引养生经·宁先生导引法》,但原书"臀"字形误作"臂",而《云笈七笺》本失载。文中自"振两臀者"以下文字,是《病源》作者补充的,用以解释"左右振两臀"的具体做法、功法名称及功效。不过这里的"名虾蟆行气"与宁先生的虾蟆行气法不同,当是名同而功法不同的两家之法。在此两段文字结合起来语译,经义就更具体明白。此法以卧位行功,而且仰卧与伏卧结合,又加振两臀,其动的程度够大了;振两臀又与不息行气相配合,这是有动有静,一张一弛。不息行气,尚含闭气攻病之意。这样,几方面配合起来,导引以攻其外,行气以治其内;动以流通血脉,纠正不随,静以恢复元气,扶正祛邪,确有著者行之、痿者健之的功用,其治身体手足不随,疗效是可以肯定的。同时,其功振两臀而踢腿,重点尤在腰脚,

"肾主腰脚",亦有发动元气作用,是从病情的根本处着眼的。假如以腰脚软弱为重点的病情,疗效当更佳。

养生方导引法第(2)条,见于《太清导引养生经·王子乔八神导引法》第十八条。本法以仰卧姿式行功,导引行气相结合,尤以振腹自极为重点。合两膝头翻两足而口纳气,是开合下焦,有引气下行于丹田之意。伸腰而振腹自极,是宽展腰腹,使清气充满于体内,达到极度,继而放松,则一吸一呼,一鼓一松,一张一弛,能振奋中阳,流通气机,充分推动丹田之气从中以运四旁。王子乔八神导引法云:"若中寒身热,皆闭气张腹",正是指此而言。同时,这种运动,反复弛张,亦有按摩内脏作用,增进自身的活动能力,达到扶正祛邪的效果。风身体手足不遂的病情,文中责之脾胃之气虚弱,用此功法,是很合宜的,内以益气行气,外以导引腰脚,标本均已顾及了。

养生方导引法第(3)条,内容与《抱朴子·释滞》和《千金要方·养性》调气之法略同,并更为具体。法以卧位行功,对于卧引的要求,作了全面的叙述;对于行气方法,亦很详悉。全文可以分为以下六节,理致清楚,从"床席必须平稳",至"两脚相去五寸"为第一节,是言卧位行功如何调整姿式,要身体四肢平正,要放松两臂,要握固守气,两脚要竖趾,引气下行,亦使散气。从"安心定意"至"专意念气"为第二节,是言调神入静,要"心无外缘,以神驭气"(《灵剑子引导子午记》),即排除一切干扰,安下心来,调和气息,存念引气。从"徐徐漱醴泉"至"从脚趾头使气出"为第三节,是言行气的方法和要求,须先漱醴泉咽唾,是引肾水,来至咽喉,润养上部,灌溉五脏,有利于行气数息。接着行气,以口吐气,先吐出身中浊气,以鼻引气,引清气入于喉中。先吐后吸,即吐故纳新,有鼓荡胸中大气的作用。这种吐气引气,都要微微缓作,极轻极慢,不能突然或勉强去作,气粗气急,反能伤气。每次引气,都要以意送下,入丹田,出脚趾,这样就是行气通彻了。从"引气五息六息一出之为一息",至"病即除愈"为第四节,是言数息方法及其功效。从"不用食生菜"至"悉不得辄行气"为第五节,是言行气的禁忌事项。"惟须向晓清静时",以下至文末为第六节,是言行气的最佳时间和理想环境。中间还解释两个功法术语,握固和漱醴泉。这是一条最全面最具体的导引行气法,层层深入,要求明确。

凡于导引法中提出"偃卧"、"正身仰卧"的,都应如此调整姿式,才称得上合乎法度;凡于需要行气的,亦必定按照文中要求去做,才算合格,能从而获得功效。亦可以说是卧引法的总论。

至于文中言治四肢疼闷不随、腹内积气,用这种导引行气,是可以奏效的,因为大量的长息吐纳,又引气散气,除旧更新,自能振废发郁,流畅气机,元气充而阳气运,当然,邪气日退,诸证亦自解除。其实,功效还不止此,功到法显,下文"能愈万病"之说,并不过夸(参阅导论行气法)。

以上3条,是风身体手足不随的一组导引行气法。三者均取卧位行功,与病情是很合宜的。其中第(3)条是基本法,详述卧功导引姿式,行气要求,获效步骤。第(1)(2)两条,似乎各别突出重点,前者侧重于腰臀下肢,后者侧重于腹部下肢;当然三者是可以分用,亦可以参合运用的。而总的精神,都在于以动振废,流通气机,扶正却邪。

六、风痹手足不随候养生方导引法

(原书卷一第十七候)

风寒湿三气合而为痹,风多者为风痹。风痹之状,肌肤尽痛。诸阳之经,尽起于手足,而循行于身体,风寒之客肌肤,初始为痹,后伤阳经,随其虚处而停滞,与血气相搏,血气行则迟缓,使机关弛纵,故风痹而复手足不随也。其汤熨针石,别有正方,补养宣导,今附于后。

养生方导引法云:左右拱[一]两臂,不息九通。治臂足[二]痛,

劳倦,风痹[三]不随。〈14〉

校注

[一]左右拱:拱,《太清导引养生经·导引服》作"伸"。此下原有"手"字,衍文,据本卷风痹候养生方导引法第九条、《太清导引养生经》删。

[二]足:《太清导引养生经》无。

[三]痹:《太清导引养生经》作"气"。

语译

养生方导引法说:取站立姿式导引行气,身体正立,两足站稳,舌抵上腭,闭口微息,而后将两臂屈曲上举,做拱手姿势,向左向右摆动各 7 次,然后拱手不动,安神定意,专心念气,以鼻纳气,五息六息,吸气后口鼻俱闭,不使息出,待清气充满于体内,周行于四肢,至闷极之时,才分 3 次以发"嘘"字口型缓缓细长地从口呼出,引出体内的恶浊邪气。如此为一通,连续九通,至患处感到受气,温热为止。最后恢复原位,静息收功。这种方法,能够治疗臂足疼痛,劳倦内伤,风痹日久,手足不能随意活动等病。

按语

风痹手足不随,是风痹病进一步发展所致。正如文中所说,风痹之病,当其初时,主要为一身肌肤尽痛,亦即行痹。但病情延久,邪随虚处而留着,伤于阳经,搏于血气,血气即运行迟缓,阳气的温煦作用渐失,所以关节也随之弛缓,便成为手足不随的病证。

治以导引行气方法,目标很明确,左右拱两臂,是导引肢体,温通阳经,恢复手足活动的;闭气不息,引纳清气,推动血气运行。两者相合,一动一静,内外兼调,自有舒展经脉、活动关节的功效。但须指出,这种病证,已是痹证延久之变,非旦夕可效,须得长久行功,持之以恒,才能完全成功。

本法见于《太清导引养生经》,主治文中无"足"字,值得注意,导引亦是以两臂为主,可能对上肢不随疗效更佳。另一点,主治文中"痹"作"气",亦可考虑,如此则本法的适应证更广。至于"不息九通",如能与存念相结合,在不息时思念患处,引气以攻之,参用闭气攻病之意。或者与第〈1〉条的"行气,从头至足止"结合起来行功,则疗效会更佳。

又,本书卷十六腹痛候有养生方导引法一条〈177〉,用闭气治疗股胫手臂痛法,亦可参用。

七、偏风候养生方导引法

(原书卷一第十九候)

偏风者,风邪偏客于身一边也。人体有偏虚者,风邪乘虚而伤之,故为偏风也。其状,或不知痛痒,或缓纵,或痹痛是也。其汤熨针石,别有正方,补养宣导,今附于后。

养生方导引法云:(1)一手长舒,令掌仰[一],一手捉颏[二],挽之向外,一时极势,二七;左右亦然。手不动,两向侧极[三]势,急挽之,二七。去颈[四]骨急强,头风脑旋,喉痹,髀内冷注、偏风。〈15〉

(2)又云:一足踏地,一手向后长舒努之;一手捉涌泉急挽,足努手挽,一时极势。左右易[五],俱二七。治上下偏风,阴气不和。〈16〉

校注

[一] 令掌仰:原作"仰掌合掌"四字,不合导引姿势,据周学海校刊本(以下简称《周本》)卷二风头眩候养生方导引法第三条改。

[二] 颏(kē 颗):本书卷二风头眩候作"颐"义近,均指下巴。《玉篇》:"颏,颐下。"

[三] 极:原无,据风头眩候补。

[四] 颈:原作"头",形近之误,据风头眩候改。

〔五〕易：此上《外台》卷十四偏风方养生方导引法有"换"字，义更明显。

语译

养生方导引法说：（1）取站立姿式导引，一法二式（不能站时，亦可用平坐式），身体正立，两足站稳，舌抵上腭，闭口微息。先是左手提起伸直，手掌上仰；右手亦提起，握住下巴，挽之向外，一时间两手从各自方向外展，用力到极度，即相反拉紧，尽量伸展，片刻后两手放松，如此一用劲，一放松，二七一十四次。再变换两手位置，与上同样姿势动作，亦一松一紧，二七一十四次。运动完后，两手不动，仍留原位，而以握住下巴的手，再向左右两侧，用力快速推动下巴，二七一十四次。这样，先是一紧一松有序的动作，继而是以最快速度，捉颏旋颈，最后静息收功。这种伸手捉颏旋颈方法，能够祛除颈骨急强，转动不利，头风病的头眩脑转，喉痹肿痛，肩内冷注疼痛，偏风等病。

（2）又说：取平坐姿式导引，坐于凳上或床上。左脚踏地，注意踏平；右脚屈膝外展，小腿向内抬起，而后右手向身后用力伸直，掌心上仰，左手则抓住对侧屈脚挽起向上，抓时以手心劳宫穴对准足心涌泉穴握紧，如此一时间足努手挽，各向相反方面用力，这时已形成两脚一虚一实，一上一下，两手亦一前一后，一仰一抓，各个用力，达到极度，然后放松。如此一紧一松，尽量伸展四肢于外，又交通心肾于内，内外结合，二七一十四次。再更换左右脚手姿势，如前动作二七一十四次，最后静息收功。这种方法，能够治疗上下肢偏风、阴气不和等病。

按语

偏风是身体半边中风邪，因为身体有偏虚，被风邪乘袭所致。临床所见，有属于中风病，有属于痹证。文中所叙症状，或不知痛痒，通称麻木；或缓纵不收，又为偏瘫；或痹着疼痛，是属于痿痹之证。分析而论，前二者盖为中风病情，后者则为痹痛；但半偏受风邪，三者又是共同的。

养生方导引法第(1)条，一法两式，连续进行。先是弛张动作，向左右进行，是运动上肢，通利血脉，使半偏之病，恢复左右平衡，似对偏风、肩臂等病最宜；第二步，捉颏旋颈，快速用力，着重运动颈椎，松缓强急，流通脊椎太阳、少阳、督脉诸经，似对颈骨急强，头风脑转，喉痹肿痛为最宜。但须了解，颈椎有病，可致头旋脑转，亦可波及肩臂，这样，诸证均以二法连续导引为佳。

尚须指出，此法活动量较大较急，对偏风病人，尤其中风病情，不能操之过急，过急反能致变。可以开始时活动慢些，由缓逐渐加劲，次数亦可由少到多，这样比较安全。

养生方导引法第(2)条，导引运动强度更大，足努手挽，一时极势，更左右换易，俱为二七一十四次，大力活动四肢于外；而又掌心劳宫与足心涌泉相对握紧，上下通气，交济心肾，默运元气于内。如此动静相合，内外兼调，确能调和偏虚偏伤的病变。文中指出，主治上下偏风，阴气不和，颇有针对性。

以上两条，为治疗偏风的一组导引法。导引运动量很大，两相比较，第一条重点在于上部，第二条活动四肢，遍及全身。还可这样理解，二法分为轻重先后两等，先用第一条，适应见效以后，再用第二条，作为加强功法，可以彻底治愈偏风病。

八、风不仁候养生方导引法

(原书卷一第二十一候)

风不仁者，由荣气虚，卫气实，风寒入于肌肉，使血气行不宣流。其状，搔之皮肤如隔衣是也。

诊其寸口脉缓，则皮肤不仁。不仁，脉虚数者生，牢急疾者死。其汤熨针石，别有正方，补养宣导，今附于后。

养生方导引法云：(1)赤松子曰：偃卧，展两胫[一]两手，足外踵，指相向，以鼻内气，自极，七息。除死肌，不仁，足寒[二]。〈17〉

(2)又云：展两足，上[三]。除不仁、胫寒之疾也。〈18〉

校注

〔一〕胫:《太清导引养生经·王子乔八神导引法》作"脚"。在本书养生方导引法文中,"胫"与"脚"往往互用。

〔二〕足寒:《太清导引养生经》第二十六条作"足胫寒"。

〔三〕展两足,上:《外台》卷十九风不仁方养生方导引法作"展左足右足上"。

语译

养生方导引法说:(1) 赤松子导引法云:取仰卧姿式导引行气,端正身体,平直仰卧,舒展两上肢,自然伸直,放在身旁,两手握固;两脚亦舒展,自然伸直,并使两脚跟向外,两脚十趾相对,以意念守住。安定心神,专意念气,以鼻纳气,五息六息为一息,吸气又深又长,使清气充满于胸中,鼓动气血以流行,达到极度,然后微微呼出,引出体内的伏邪恶浊之气,如此连续七息。这种方法,能够除去肌肉枯憔、皮肤麻木、两足寒冷等证。

(2) 又说:仍取上述仰卧姿式导引,舒展两脚,而后伸直腿膝,用力向上举起,又复下落,如此一上一下,连续二七一十四次。这种方法,能够除去两足皮肉麻木、足胫寒冷等症。

按语

皮肤肌肉麻木,有多种病情,文中指出,在此是言风寒入于肌肉,使血气流行不畅所致,所以概括其病情,为"荣气虚,卫气实"。并可从脉诊上判断预后。寸口脉缓,反映气血流行不畅,在表有风邪,这是脉证相符,正常之诊。如果脉虚而数,为虚证中尚有阳气,预后亦佳;反之,脉来坚急而疾,阴寒殊盛,有阴无阳,预后便差。

养生方导引法第(1)条,见于《太清导引养生经·王子乔八神导引法》第二十六条。取卧位导引行气,而以行气为重点。"行气者可补于里",是从内以推动气血流行,扶正祛邪的。"展两胫两手",四肢舒展,《延陵先生集新旧服气经》云:是"令气遍身,阳气布也"。"足外踵,指相向",亦有引气下行归肾,又交通足三阴三阳之义,因足三阴三阳经脉,皆起于两足趾。气行则血行,营卫阴阳调和,风寒自无容身之地,而死肌、不仁、足寒等症,亦自随之解除。(参阅第〈94〉、〈217〉条按语)

养生方导引法第(2)条,仍取同上卧势导引,重点是舒展两足而上举。此为放松下肢,引气下行。举足向上,上而复下,又有弛有张,有流走气血阴阳的作用。本法导引下肢,以动为主,既可通经活络,亦能推动血脉的流行,所以能够除去不仁、胫寒等症。本法重点突出,尤以下肢病为特宜。

以上两条,为治疗风不仁的一组导引行气方法。分别有内外动静之异,可以随宜选择。但合在一起运用,或先后,或交替,两相配伍,则其疗效当更佳;书中如此前后安排,作者定有用意。

又,二法是治不仁、死肌、足寒病情,又以风寒入于肌肉为主。在进行导引行气时,应注意保温,促使气血流行,微微汗出,则真气充行于表,改变局部病情,当更理想。

九、风湿痹候养生方导引法

(原书卷一第二十二候)

风湿痹病之状,或皮肤顽厚,或肌肉酸痛。风寒湿三气杂至,合而成痹,其风湿气多而寒气少者,为风湿痹也。由血气虚,则受风湿,而成此病。久不瘥,入[一]于经络,搏于阳经,亦变令身体手足不随。其汤熨针石,别有正方,补养宣导,今附于后。

养生方导引法云:(1)任臂[二],不息十二通。愈足湿痹不任行,腰脊痹痛。又,正卧,叠两手著背下,伸两脚,不息十二通,愈足湿痹不任行,腰脊痛痹。有偏患者,患左压右足,患右压左足。久行,手亦如足,用行[三]满十方止。〈19〉

(2)又云:向阳明仰卧[四],以手摩腹,从足至头[五];正卧,蹑[六]臂导引,以手持引足,住;任臂,闭气[七]不息,十二通。以治痹湿不可任[八],腰脊[九]痛。〈20〉

校注

〔一〕入：原作"人"，形近之误，据汪济川、江瓘校刊本（以下简称《汪本》）、日本正保二年刊本（以下简称《正保本》）、周本改。

〔二〕任臂：《外台》卷十九风湿痹方作"任纵臂"义更明晰。

〔三〕用行：《外台》作"周行"。

〔四〕向阳明仰卧：原无，据《太清导引养生经·宁先生导引法》补。

〔五〕从足至头：《太清导引养生经》作"至足"二字，连上句读。"从足至头"，意谓按摩方法从下向上。

〔六〕跷：《外台》、《普济方》卷一百八十五风湿痹作"伸"。

〔七〕闭气：《太清导引养生经》作"十二"，连上文"任臂"读，可参。

〔八〕痹湿不可任：《太清导引养生经》作"湿痹不任行"，义较明晰。

〔九〕脊：《太清导引养生经》九章九条作"背"。

语译

养生方导引法说：(1) 取仰卧姿式导引行气，内容是一条三法。先是端正身体，平直仰卧，放松两臂，安定心神，专意念气，以鼻纳气，吸气后口鼻俱闭，不使息出，待清气充满于体中，下行于腰脊两足，而后缓缓呼出，引出体内的伏邪恶浊之气，如此为一通，连续十二通，然后静息收功。这种方法，能够治愈足湿痹证，不得行动，以及腰脊痹着疼痛等病。

又法：端正身体，平直仰卧，将两手重叠，放在背脊之下，手掌向着身体，掌心劳宫穴对准腰背命门穴；伸展两脚，放松下肢，而后亦如上条进行不息式吐纳法十二通。这种方法，亦能治愈足湿痹证，不得行动，以及腰脊痹着疼痛等病。

如果上述病证，偏于一侧，即湿痹半身手足不随，改用侧卧位行功，将两下肢向左或向右上下相叠；病患在左侧的，即把左足存想放松，压在右足上；病患在右侧的，即把右足存想

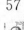

放松,压在左足上,坚持去做。或者是上肢偏患的,即分别左右手亦如上文治足一样行功,并各进行不息式吐纳法十二通。运用这种导引行气方法,要持之以恒,多行久行,每次行功,最好做满十遍方止。

(2)又说:面向阳明仰卧,一法三式,先行按摩,以手按于腹部,轻柔按摩,从下向上,按摩无正限数,愈多愈佳。而后卷起两臂,左右导引,或伸或屈,亦无正限数,愈多愈佳。导引完后,屈曲右脚,放在左侧的大腿上,并用左手牵引屈脚向上,着意捏紧,以意守住,片刻后,再交换手足姿势,如上以手持引足,住,一遍;最后放松两臂,亦放松全身,进行行气,闭气不息,引气往攻患处,连续十二通。这种方法,可以治疗湿痹,不得行动,以及腰脊疼痛等病。

按语

风湿痹证,临床较多见。其证初发,多在皮肉,或皮肤麻木,或肌肉酸痛。延久不瘥,邪气深入,经络受伤,损及阳经,便致身体手足痿痹,不能随意活动。这是血气虚弱,邪乘虚袭,久之真气衰去,邪气独留的病变。当然,痹证日久,症状亦参差不齐,从下文养生方导引法来看,本候所指,重点在于腰脊四肢。

养生方导引法第(1)条,内容具有三种功法。第一法任臂行气,是放松上肢,流通气血,有扶正以通和经脉的意义;但重点是在上肢。第二法压手伸足,上紧下松,不息行气,有从中以达四肢之义,祛除痹着较明显;同时,劳宫对命门,亦有交通心肾,引气归根,起到固本的作用。第三法改为侧卧位,放松患肢,重点行气,从而调和两足或两手的偏痹失衡。这种各有侧重的行功,而以不息行气为中心,对于腰脊四肢病变,治本则一,治标则各有选择,是富于辨证施功精神的。

养生方导引法第(2)条,见于《太清导引养生经》,前后三出,先见于宁先生导引法,在卷末又重出二条,但文字均无此书为全面。此条分作三步,内容有按摩、导引、存想、闭气攻病四法。行功取向阳明仰卧姿式,首先按摩腹部,而且从下向上,这是温中运脾,并有升阳之意,用在风湿痹证,具有运脾胜湿、升阳散风的作用。跷臂导引,以手持足,是屈伸四肢,弛张经脉,导引肢体,与上相合,有兼调内外之功。这里须加注意,以手持足而要引急,并且意念守住,有引气下行,直达病所意义。最后放松上肢,亦即放松全身。闭气攻病,是在上述二法的基础上进行总攻击,亦是功法的进一步深入。如此由内到外,再从外入内,一步一步的进行,功法理致清楚,作用亦重点突出,这是一条很全面的导引行气法,于风湿痹证最为适宜。

尚须指出,以手持引足,住,是存想治病法,其详可参导论存想一章。闭气攻病,要闭目进行;攻病见效,须患处温热,微微汗出。在导论中有闭气攻病一法,可以参阅。

以上两条,为治疗风湿痹的一组导引行气法。痹证病情,比较顽固,症状的轻重反复,亦很复杂,所以导引行气,亦是多方设法的,无论第一条的三种功法,第二条的三步四方结合,都是围绕临床实际出发的;然亦从此反映作者具有丰富的实践经验。不过,以上内容虽然分为二条各法,可以灵活运用,或分别进行,或参伍配合,力求恰到好处,还须持之以恒,才能竟其全功。

十、风湿候养生方

(原书卷一第二十三候)

风湿者,是风气与湿气共伤于人也。风者,八方之虚风[一];湿者,水湿之蒸气也。若地下湿,复少霜雪,其山水气蒸,兼值暖,畏退人腠理开,便受风湿。其状,令人懈惰,精神昏愦[二]。若经久,亦令人四肢缓纵不随,入脏则瘖痖,口舌不收,或脚痹弱,变成脚气。其汤熨针石,别有正方,补养宣导,今附于后。

养生方《真诰》[三]云:栉头[四]理发,欲得多过[五],通流血脉[六],散风湿。数易栉,更番用之。③

59

校注

[一]八方之虚风:泛指八方能伤害于人的贼风。

[二]昏愦:迷乱。昏,迷也。愦,心乱也。

[三]《真诰》:道家书名,梁·陶弘景著,全书20卷。见《道藏》第二十册。

[四]栉(zhì 至)头:即梳头。栉,梳篦的总称。

[五]过:遍也。

[六]血脉:《真诰》卷九引紫微夫人言作"血气",义长。

十一、风痹候养生方及养生方导引法

(原书卷一第二十四候)

痹者,风寒湿三气杂至合而成痹。其状:肌肉顽厚,或疼痛。由人体虚,腠理开,故受风邪也。病在阳曰风,在阴曰痹,阴阳俱病曰风痹[一]。其以春遇痹[二]者为筋痹,则筋屈。筋痹不已,又遇邪者,则移入肝,其状,夜卧则惊,饮多小便数。夏遇痹者为脉痹,则血凝[三]不流,令人萎黄[四]。脉痹不已,又遇邪者,则移入心,其状,心下鼓,气暴上逆,喘,不通,嗌干喜噫[五]。长夏[六]遇痹为肌痹,在肉则不仁[七]。肌痹不已,复[八]遇邪者,则移入脾,其状,四肢懈惰,发咳呕汁。秋遇痹者为皮痹,则皮肤无所知[九]。皮痹不已,又遇邪,则移入于肺,其状,气奔痛[十]。冬遇痹者为骨痹,则骨重不可举,不随而痛[十一]。骨痹不已,又遇邪,则移入于肾,其状喜胀[十二]。

诊其脉大而涩者为痹,脉来急者为痹[十三]。其汤熨针石,别有正方,补养宣导,今附于后。

养生方云[十四]:(1)因汗入水[十五],即成骨痹。④

(2)又云:忍尿不便,膝冷成痹[十六]。⑤

(3)又云:大汗勿偏脱衣,喜偏风半身不随。⑥

(4)《养生经要集》[十七]云:大汗急傅粉,著汗湿衣,令人得疮^[十八]，大^[十九]小便不利。⑦

养生方导引法云^[二十]：（1）一曰偃卧，以右足踵拘左足拇趾，以鼻内气，自极七息^[二十一]，除风痹。二曰偃卧，以左足踵拘右足拇趾，以鼻内气，自极，七息^[二十二]，除厥痹。三曰两手更引足跗^[二十三]置膝上，除体痹。〈21〉

（2）又云：偃卧，合两膝头，翻两足，伸腰^[二十四]，口内气，胀腹自极，七息。除痹痛热痛^[二十五]，两胫不随。〈22〉

（3）又云：踞^[二十六]，伸腰，以两手引两踵，以鼻纳气，自极，七息，引两手^[二十七]布两膝头。除痹、呕。〈23〉

（4）又云：正^[二十八]偃卧，端展两手足臂，以鼻纳气，自极，七息，摇足三十而止。除胸、足寒，周身痹，厥逆。〈24〉

（5）又云：正倚壁，不息行气，从头至足止。愈大风、偏枯、诸痹。〈25〉

（6）又云：左右手夹据地，以仰引腰，五息止。去痿痹，利九窍。〈26〉

（7）又云：仰两足趾，五息止。引腰背痹，偏枯^[二十九]，令人耳闻声。久行，眼耳诸根，无有罣碍。〈27〉

（8）又云：踞，伸右脚，两手抱左膝头，伸腰，以鼻内气，自极，七息，展右足著外^[三十]。除难屈伸拜起，胫中痛疼痹。〈28〉

（9）又云：左右拱两臂，不息九通。治臂足痛，劳倦，风痹不随。〈29〉

（10）又云：凡人常觉脊背皆^[三十一]倔强而闷，不问时节，缩咽髆内^[三十二]，仰面，努髆并向上，头左右两向接^[三十三]之，左右三七，一住，待血行气动定，然始^[三十四]更用。初缓后急，不得先急后缓。若无病人，常欲得旦起、午时、日没三辰如^[三十五]用，辰别二七^[三十六]。除寒热病，脊、腰、颈项痛，风痹^[三十七]，口内生疮，牙齿风，头眩尽除。〈30〉

校注

[一] 病在阳曰风，在阴曰痹，阴阳俱病曰风痹：文见《灵

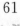

枢·寿夭刚柔篇》。按《灵枢》文云："在外者,筋骨为阴,皮肤为阳。"又云："病有形而不痛者,阳之类也;无形而痛者,阴之类也。"

[二]痹:《素问》、《甲乙经》卷十第一、《太素》均作"此"。下同。

[三]凝:原作"泆",据《素问》、《甲乙经》改。下同。

[四]令人萎黄:《素问》、《甲乙经》、《太素》均无此句。

[五]心下鼓,气暴上逆,喘,不通,嗌干喜噫:《素问》作"脉不通,烦则心下鼓,暴上气而喘,嗌干善噫,厥气上则恐"。

[六]长夏:原作"仲夏",误,与四时五脏脾王时不合,据《素问·藏气法时论》"脾主长夏"文改。

[七]在肉则不仁:原无,据《素问》、《甲乙经》补。

[八]复:原作"后",形近之误,据《素问》、《甲乙经》、《太素》改。

[九]则皮肤无所知:《素问》、《甲乙经》、《太素》作"在皮则寒",义长宜从。

[十]气奔痛:《素问》作"烦满喘而呕",《太素》同,在"烦"下有"则"字。

[十一]不随而痛:《素问》、《甲乙经》、《太素》均无此句。

[十二]喜胀:《素问》作"善胀,尻以代踵,脊以代头。"按"喜"、"善"二字,义通,古书常互用。

[十三]脉来急者为痹:此下《圣惠方》卷十九治风痹诸方有"脉涩而紧者为痹也"一句。

[十四]养生方云:此下四条养生方,原书分列为第二、五、十三、十四条,显系错简,据《医方类聚》卷二十四诸风禁忌引《巢氏病源》文调正。

[十五]因汗入水:《养性延命录》作"凡脚汗,勿入水"。

[十六]忍尿不便,膝冷成痹:《养性延命录》作"久忍小便,脉冷,兼成冷痹"。

[十七]《养生经要集》:晋·张湛、道林、翟平、黄山等撰集,现已失传,梁·陶弘景《养性延命录》为其节录本。

[十八]得疮:此下《养性延命录》有"及患风"三字。《备急千金要方》(以下简称《千金要方》)卷二十七《道林养性》作"及风瘙"。

[十九]大:《千金要方》作"令人"二字。

[二十]养生方导引法云:原无,据本书文例补。

[二十一]偃卧,以右足踵拘左足拇趾,以鼻内气,自极,七息:原作"以右踵拘左足拇指",文太简略,据《太清导引养生经·王子乔八神导引法》改补。

[二十二]偃卧,以左足踵拘右足拇趾,以鼻内气,自极,七息:原作"以左踵拘右足拇指"文太简略,据王子乔八神导引法改补。

[二十三]足跌:足背。

[二十四]伸腰:此下原有"坐"字,与偃卧姿势不合,为衍文,据本卷风身体手足不随候养生方导引法删。

[二十五]热痛:风身体手足不随候作"壮热"。

[二十六]踞:此下原有"坐"字,与导引姿势不协,据《太清导引养生经·王子乔八神导引法》删。

[二十七]引两手:此三字原在"除痹呕"之下,文不通,据文义移正。

[二十八]正:原无,据本书卷十二寒热厥候养生方导引法、《太清导引养生经·王子乔八神导引法》补。

[二十九]五息止。引腰背痹,偏枯:原作"引五息,止腰背痹枯"文义不顺,并有脱字,据本卷风偏枯候养生方导引法改。

[三十]展右足著外:原无,据本卷风四肢拘挛不得屈伸候养生方导引法第(4)条补。

[三十一]背皆:原无,据本书卷二十九风齿候,卷三十口舌疮候养生方导引法重出此文补。

［三十二］不问时节,缩咽髀内:原无,据本书卷二风头眩候、卷五腰痛候、卷二十九风齿候,卷三十口舌疮候养生方导引法重出此文补。

［三十三］捼(nuó　挪):同"挪",移动。

［三十四］然始:然后。《资治通鉴·唐纪》:"然始开仓赈给",注:"然始,犹今言然后也"。本书中有时简作一个"始"字,义亦同。

［三十五］如:犹"而"。

［三十六］二七:风齿候养生方导引法重出此文作"三七"。

［三十七］风痹:此下原有"两膝颈头,以鼻内气,自极七息,除腰痹背痛"四句十七字,本书风头眩候、腰痛候、风齿候、口舌疮候养生方导引法重出此文时均无,且与上下文义不贯,为错简,今删。

语译

养生方导引法说:(1) 取仰卧姿式导引行气,端正身体,平直仰卧,手脚四肢自然伸展,调整姿势后,分为三法导引。第一法,以右脚跟勾住左脚拇趾,并以意念守住,进行调息,以鼻纳气,五息六息,达到极度,存想清气充满于胸中,并引之下行,至脚跟及趾,而后仍从鼻微微呼出,同时亦放松脚趾,如此为一息,连续七息。一张一弛,纳新吐故,益气祛邪,能够治疗风痹证。第二法,亦取如上仰卧姿式导引行气,以左脚跟勾住右脚拇趾,并以意念守住,进行调息,作如上鼻吸鼻呼,连续七息,同时,左脚跟勾右脚拇趾亦一张一弛,纳新吐故,能够治疗厥痹证。第三法,仍取仰卧姿式导引行气,而以左右两手,更替牵挽对侧两脚向上,把脚背放置在对侧膝头上面,并以意念守住,进行调息,左右各作如上鼻吸鼻呼,并引气至足膝,而足膝亦一住一松,如此连续七息,纳新吐故,能够治疗体痹证。以上各式动作完后,均恢复仰卧,静息收功。

(2) 语译见前风身体手足不随候养生方导引法第(2)条(即

〈12〉条)。

(3) 又说:取蹲踞姿式导引行气,身体下蹲,伸展腰部,以两手攀引两足跟,向上提起,并以意念守住。进行调息,以鼻纳气,五息六息,同时两手亦用力攀引两足跟,均达到极度,使清气充满于胸中,并归于下丹田,直至两踵与脚趾,感到受气,而后又慢慢仍从鼻呼气,如此为一息,连续七息。最后放松两手,提起放在两膝头上,静息收功。这种方法,能够去除瘠证,降逆止呕。

(4) 又说:取仰卧姿式导引行气,端正身体,平直而卧,并舒展伸长两手臂膀和两足,调整姿势后,进行调息,以鼻纳气,引气五息六息,使清气充满于胸中,遍行于四肢,达到极度,再慢慢从鼻呼气,如此为一息,连续七息。而后又两足并行,向左向右摇摆 30 次而止,活动经脉,引气尽从下行,散邪外出。这种方法,能够去除胸中、足中寒冷,周身痹痛,阴寒厥逆等病。

(5) 校注、语译见前风偏枯候养生方导引法第(1)条(即〈1〉条)。

(6) 又说:取蹲踞姿式导引行气,身体下蹲,左右两手夹住身傍,向下按在地上,身体略形后倾,并仰起头部,伸展腰部,形成后倾蹲位又仰头直腰姿势。而后行气,以鼻纳气,引气五息六息,才慢慢呼出,是为一息;在呼气之时,足部、手部、头部、腰部亦随之放松,藉以散气。接着再纳气,足、手、头、腰又同时引急。如此一纳一吐,一引一松,连续五息为止。这种方法,能够祛除痿痹病,通利九窍。

(7) 语译见前风偏枯候养生方导引法第(2)条(即〈2〉条)。

(8) 语译见前风四肢拘挛不得屈伸候养生方导引法第(4)条(即〈8〉条)。

(9) 语译见前风痹手足不随候养生方导引法(即〈14〉条)。

(10) 又说:凡于人们常觉脊背部分板闷,倔强不舒,无论什么时节,均可运用此导引方法治疗。法取站立姿式行功,身体正立,背部依靠墙壁,两臂自然下垂,两手握固,两足并行站稳,舌抵上腭,闭口微息。而后意使咽喉骨下缩,尽量往下,缩至胸骨上窝;同时又仰面向上,并使肩井抬起,形成缩颈抬肩姿势,尽量上下伸缩头颈胸部的肌肉经脉。又将头部向两侧挪动,向左向右各挪动三七二十一次。藉以活动颈项筋骨,流通气血。做完一遍后,暂停一下,静息片刻,待血气行动安定以后,然后再作如上导引,连续二七一十四次,或三七二十一次,恢复原位,静息收功。

这种导引,主要活动在咽颈关隘之处,要注意稳妥,开始时动作应缓慢,渐渐加快,切不得先急后缓;否则能损伤颈骨,影响经脉气血的运行。

如果无病的人用此导引法锻炼,当须在天明起身时、中午和傍晚三个时辰进行,每次各别导引二七一十四次。这种导引方法,功效较佳,能够治疗多种疾病,如寒热病、背脊、腰部、颈项疼痛、风痹病,以及口内生疮、牙齿风、头眩等病,都能全部解除。

按语

原文所述,似为风痹病的总论,内容有几个重点:(1)首先指出风痹病的主症,为皮肉顽厚,或者疼痛。这是由于人体虚弱,腠理不密,卫外功能薄弱,被风邪侵袭所致。(2)进一步分析,风寒湿三气,有阴邪,有阳邪,伤人亦有浅有深,病位亦有在表在里,正如《灵枢经》所说:"病在阳曰风,在阴曰痹,阴阳俱病曰风痹。"这样,痹病见证,或肌肤麻木酸痛,或筋骨关节疼痛,病理就完全明白了。(3)痹证是常见病、多发病,一年四季都可发生,而发病各有重点,如春季发病的为筋痹,夏季发病的为脉痹,长夏发病的为肌痹,秋季发病的为皮痹,冬季发病的为骨痹。而且其病发展,亦有一定规律,即由五体而累及五脏。如筋痹不愈,重复受邪,就能内移入肝;脉痹不愈,重复受邪,就能影响及心;肌痹不愈,重复受邪,就能发展及脾;皮痹不愈,重复受邪,就能伤及于肺;骨痹不愈,重复受邪,就能内伤及肾。如此变化,病情就较复杂,预后往往亦差。(4)同时,从脉诊上亦可发现其病,如脉大而涩,大为风邪,涩为痹着,便是风痹之诊。如脉来紧急的,为风寒伤形,亦为痹证。全文理致清楚,层层深入,简明扼要,确具临床指导意义。

养生方导引法第(1)条,实际内容有三条,其中第一、二法,均见于《太清导引养生经·王子乔导引法》的第三十和三十一条。第三法失载,是遗文。第一、二法,重点在足,功法相同,但有左右足之异,所以主治证亦分为风痹与厥痹。吐纳是踵息呼吸法,吸气时要存想丹田,并将清气引至足跟及趾,为行气通彻。第三法则手足并重,行气遍及四肢,所以主治亦为体痹。三者各有重点,可以随证选用。但这里并为一条,盖示意可分可合,灵活运用的。其实,痹证日久,症状亦多参差,固然可以重点突出,逐个治疗,但从整体来看,能够参合运用,则功力更强,对治疗久延之病有利。而这种功法,行气亦都是从根本上着眼的,充实丹田,治其肾肝,则诸痹自除(参阅〈142〉条按语)。

养生方导引法第(2)条,取仰卧位行功,合两膝,翻两足,伸腰,口纳气,胀腹自极,七息。这是开合下焦,宽展腰腹,引气充实丹田的。尤其胀腹自极,弛张运动,具有温运中阳,从中以达四旁的作用。但重点是在腰脚腹部,所以能治痹疼热痛、两胫不随等症(参阅第〈12〉条按语)。

养生方导引法第(3)条,见于《太清导引养生经·王子乔导引法》第二十八条。取蹲踞姿式行功,蹲踞而又伸腰,能引气下行,又使肾气易于流行。又以两手引两踵,以鼻纳气自极,更是踵息吐纳,充实和发挥下丹田元气的作用,外能除痹,内能纳气归原,则呕逆上冲,亦能自止。这是痹证呕逆的治本方法。又,文末"引两手"三字,《太清导引养生经》无,是《病源》作者补充的,注明要"引两手"布两膝头,这样如何"布两膝头"才有所指,而行功亦更明确。

养生方导引法第(4)条,见于《太清导引养生经·王子乔导引法》第十七条。取正卧位行功,正偃卧而端展两手足臂,是全身放松,着意行气,使阳气敷布周身的。行气以鼻吸鼻呼,又摇足三十而止,是上引清气,使之下流,充实丹田,祛邪下行,清气充而丹田实,元气流通,阳运来复,阴寒邪气之凝滞痹着诸证,自能随之消除。《大威仪先生玄素真人用气诀》云:"行住坐卧,常须摇动脚指,此名常令气得下流。"气下流就能归于丹田,蒸腾阳气;气下流亦能散气,从而散邪。这里摇足三十而止,具有上述双重作用。而且摇足是动,动则阳生,阳生则阴消,可以增进纳新吐故的疗效。其能赅治上下中外的诸寒证,作用就在这里。

养生方导引法第(5)条,取站立姿式行功,内容以行气为主。身体正立,舒展两脚及足十趾,使气易于下行。行气是不息式吐纳法,以鼻纳气,引气五息六息,口鼻俱闭,不使息出,而是存想引气上头,灌溉泥丸,又引气下行,达到两足十趾及足掌心,使行气通彻,然后慢慢又从鼻呼气,要入多出少,如此为一息,连续吐纳行气三七二十一次。这种行气法,称为"上引泥丸,下达涌泉"法。"行气可补于里",尤其从上丹田以至下丹田,元气充实,自能扶正以达邪,所以可愈大风、偏枯、诸痹证;而这里都是从根本上着眼的,所谓扶正达邪法(参阅第〈1〉条按语)。

养生方导引法第(6)条,取蹲位行功。蹲位姿式,力点本在两足,而两手据地,则重点转移,四肢并重,亦把整个身体托空了。下蹲本来曲身向下,而仰头伸腰,则又展身向上,这是有曲有伸,上下相引,曲尽虚实弛张之妙,而对肢体,亦是全身性的通经活络,流走气血。加以行气,先吸后呼,纳新吐故,尤其头部上仰,能从头上引;下蹲踞地,又是引气下达;伸腰则肾气舒展,对于在托空的身体上运行,其受气与散气,作用是很大的。总之,此法能活动筋骨,流通血脉,宣畅周身气机,自然有去痿痹、利九窍的功效。

养生方导引法第(7)条,取仰卧姿式行功,仰起两足十趾,并意念守住,吸气五息六息,达到极度,而后慢慢呼出,同时亦放松足趾,如此为一息,连续五息为止。这种导引行气方法,是引气

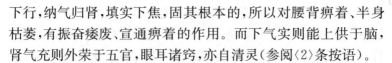

下行,纳气归肾,填实下焦,固其根本的,所以对腰背痹着、半身枯萎,有振奋痿废、宣通痹着的作用。而下气实则能上供于脑,肾气充则外荣于五官,眼耳诸窍,亦自清灵(参阅〈2〉条按语)。

养生方导引法第(8)条,取下蹲姿式行功,身体下蹲,伸展右脚,两手抱住左膝头,并且伸展腰部,全身重心放在左脚上。以鼻吸鼻呼行气,又展开右脚向外受气,是着意于向右脚行气,并伸展拘挛,或痹着疼痛的。同时,以鼻纳气自极,随之展开右足着外,亦有节制其气以冲开痹着的作用。总之,这里是引气下行,填实下焦,因为"肾主腰脚",肾气健运,则难于屈伸拜起及胫中痛痹,亦自向愈。

养生方导引法第(9)条,取站立姿式行功,左右拱两臂,是活动上肢;用不息式吐纳法行气,又使清气充满于体内,而引出伏邪恶浊之气。内外结合,流通经脉气血,所以能治臂足痛、劳倦、风痹不随等病(参阅〈14〉条按语)。

养生方导引法第(10)条,取站立姿式行功,而重点在头颈胸部。缩咽下移,仰面抬肩并向上,是上下伸缩头颈胸部的肌肉筋脉,活动关节;头左右两向挪之,又是活动颈项骨节,流通气血。但文中"一住,待血行气动定,然始更用。初缓后急,不得先急后缓",要加注意,因为颈项上承头脑,下连背脊,活动过多过急,会致眩晕,会损伤骨节,甚至站立不稳,出现意外。全功以动为主,尤其胸部以上,所以对上部诸病,均有疗效,如脊背、颈项、头眩,以及口疮、牙齿风等;风痹、腰痛亦能治,因为颈椎与肩臂肢体、腰脊等有连属关系。寒热病亦能治,是头项为三阳经脉所过的缘故。

但须指出,本法全用动功,而且重点在上部,导引作用较强,适宜于新病、倔强疼痛之证,或者平人用此锻炼。所以文中指出,行功要"先缓后急,不得先急后缓",而无病之人亦可用此。同时,导引如果配合行气,动静相合,内外兼调,则所起作用当更好。

以上 10 条,是治疗风痹病的一整套养生方导引法。其中,从行功姿式看,有卧位 3 条,站立 4 条,踞式 3 条。从行功重点看,在下肢的有 6 条,上肢的 2 条,全身的 2 条。从主治证来看,言痹的,有风痹、体痹、厥痹、周痹、痿痹、热痹等,又有上肢、下肢、偏枯、头项、九窍,以及呕吐、寒热等。从行气来看,有鼻吸鼻呼,有口吸胀腹,有不息行气,有鼻吸口呼,亦有专事导引的。从上粗略统计看,已能充分反映《病源》作者对此病的复杂性颇有认识,而提供的导引行气方法,亦堪称大备。

这里还有一点认识,《病源》罗列这许多宝贵资料,不仅有充分的选择余地,可以重点突出,随证施治。同时还可以巧为安排,在一种姿式中,如卧位有足踵拘拇趾;有手引足跌置膝上;有合膝翻足伸腰;有端展两足臂;有仰两足趾。站立的有正住倚壁;有左右拱两臂;有缩咽仰面,努䯌并挪头。踞式的有伸腰,两手引两踵;有两手踞地,仰头引腰;有伸脚抱膝、伸腰等。几种方法连续用、交叉用;或者二种三种姿式,交替用,联合用。更可以分别时间的早、中、晚选择一定项目,反复或多方做功;分别病程的初、中、末,或攻或补或和,制订一定治疗程序,真是"大法在经,活法在人",全面领会此中精神,更能提高疗效,更是受用无穷。

十二、风惊候养生方

(原书卷一第二十九候)

风惊者,由体虚心气不足,为风邪所乘也。心藏神而主血脉,心气不足则虚,虚则血乱,血乱则气并于血,气血相并,又被风邪所乘,故惊不安定,名为风惊。

诊其脉至如数,使人暴惊,三四日自已。

养生方云:精藏于玉房[一],交接太数[二],则失精。失精者,令人怅怅,心常惊悸。⑧

校注

[一]玉房：又称"精房"，即"丹田"。《圣济总录》卷第二百神仙服气上："丹书玉房为丹田，方一寸，"注："玉房在脐下三寸是。"

[二]数（shuò　朔）：频繁。

十三、刺风候养生方

(原书卷二第三十四候)

刺风者，由体虚肤腠开，为风所侵也。其状，风邪走遍于身，而皮肤淫跃[一]，邪气与正气交争，风邪击搏，如锥刀所刺，故名刺风也。

养生方云：触寒来，寒未解，食热物，亦成刺风[二]。⑨

校注

[一]淫跃：为"淫淫跃跃"之简辞。游走跳动，形容皮肤上有蚁行感，或时肌肉跳动。

[二]刺风：原无，据《养性延命录·食诫篇》、《千金要方》卷二十七第二补。

十四、风冷候养生方导引法

(原书卷二第三十六候)

风冷者，由脏腑虚，血气不足，受风冷之气。血气得温则宣流，冷则凝涩。然风之伤人，有冷有热。若挟冷者，冷折于气血，使人面青心闷，呕逆吐沫，四肢痛冷，故谓之风冷。其汤熨针石，别有正方，补养宣导，今附于后。

《养生方导引法》云：(1)一足踏地，足不动，一足向侧，如"丁"字样，转身欹势，并手尽急回，左右迭互二七[一]。去脊风冷，偏枯不通润。〈31〉

（2）又云：蹲坐，身正头平，叉手安颏下，头不动，两肘向上振摇，上下来去七七。亦持手[二]三七，放纵身心。去乳房风冷肿闷，鱼寸不调，日日损。〈32〉

（3）又云：坐，两足长舒，自纵身，内[三]气向下，使心内柔[四]和适散。然始屈一足，安膝下，努[五]长舒一足，仰足趾向上，使急[六]。仰眠，头不至席，两手急努向前，头向上努挽，一时各各取势。来去二七。迭互亦然。去脚疼，腰髀冷，血冷，风痹[七]，日日渐损。〈33〉

（4）又云：长舒足，肚腹着席。安徐看气向下，知有去处。然始着两手掌拓席，努使臂直，散脊背气向下，渐渐尽势，来去二七。除脏腑内宿冷，脉急，腰髀风冷。〈34〉

（5）又云：欲以闭[八]气出汗，拳[九]手屈膝侧卧，闭气自极，欲息气定，复闭气，如此，汗出乃止。复转卧，以下居上，复闭气如前，汗大出乃止。此主治身中有风寒。

欲治股胫手臂痛法：屈一胫一臂，伸所病[十]者，正偃卧，以鼻引气，闭气[十一]令腹满，以意推之，想气行至上[十二]，温热，即愈。〈35〉

（6）又云：肚腹着席，长舒一足，向后急努足趾，一手舒向前尽势；将一手向背上，挽足倒极势，头仰蹙[十三]背使急。先用手足斜长舒者，两向自相挽急，始屈手足共[十四]头，一时取势。常记动手足先后，交番上下来去二七，左右亦然。去背、项、腰、膝、髀并风冷疼闷，脊里偃强。〈36〉

（7）又云：正坐[十五]，两手向后捉腕[十六]，反向拓席，尽势，使腹眩眩上下[十七]七；左右换手亦然。损腹肚冷风、宿气积[十八]，胃口冷，食欲进退[十九]，吐逆不下。〈37〉

（8）又云：凡学将息人，先须正坐，并膝头足。初坐，先足趾相对，足跟外扒，坐上少[二十]欲安稳；须两足跟向内相对，坐上，足趾外扒，觉闷痛，渐渐举身似欸[二十一]便，坐足[二十二]上。待共两[二十三]坐相似不痛，始[二十四]双竖足跟向上，坐上，足趾并反向外。每坐常学^[二十五]。去膀胱内冷气^[二十六]，膝冷，两足冷疼，上气，腰痛，尽自消适。〈38〉

（9）又云：长舒一足，一脚屈，两手挽^[二十七]膝三里，努膝向前，身却挽，一时取势，气内散消，如似骨解。迭互换足，各别三七。渐渐去髆脊冷风、冷血，筋急。〈39〉

（10）又云：两手向后，倒挽两足，极势，头仰，足趾向外努之，缓急来去七。始手向前直舒，足自摇，膝不动，手足各二七。去脊腰闷、风冷。〈40〉

（11）又云：身平正，舒两手向后，极势，屈肘向后，空捻四七。转腰，垂手向下，手掌四面转之。去臂内筋急。〈41〉

（12）又云：两手长舒，合掌向下，手高举与髆齐，极势，使髆闷痛，然始上下摇之，二七；手下至髀，还，上下缓急。轻手前后散振七。去髆内风冷疼，日消散。双手前拓，努手合掌向下。〈42〉

（13）又云：两^[二十八]手掌倒拓两髆井前，极势，上下傍两披，急努振摇，来去三七，竟，手不移处，努两肘向^[二十九]上，急势^[三十]，上下振摇二七；欲得拳^[三十一]两手七，因^[三十二]相将三七。去项、髆筋脉急劳^[三十三]。

一手屈拳向后^[三十四]左，一手捉肘头向内挽之，上下一时尽势；屈手散放，舒指三。方转手，皆极势四七。调肘髆骨筋急强^[三十五]。

两手拓向上，极势，上下来去三七；手不动，将^[三十六]两肘向上极势七；不动手肘臂，侧身极势，左右回三七。去颈骨冷气风急。前一十二件有此法，能使气人行之，须在疾中可量。〈43〉

校注

[一] 二七：原无，据本书卷一风偏枯候养生方导引法第（4）条补。

[二] 亦持手：亦，又。《经词衍释》："亦之承上者，其义同又"。持手，握手。《说文》："持，握也。"

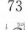

［三］内："纳"之本字。

［四］柔：《外台》卷十八脚气论养生方导引法作"气"。

［五］努：原无，据本书卷十三脚气缓弱候、《外台》养生方导引法重出此文补。

［六］使急：与"极势"义近。

［七］痹：原无，据本书卷十三、《外台》补。

［八］闭：原无，脱文，据下文内容补。

［九］拳：通"踡"、"卷"。踡、卷二字，本书多作"拳"。如卷七伤寒候，"恶寒身拳而利"，《伤寒论》"拳"即作"踡"；卷三十六蛊螫候引《周诗》："拳发如虿"，《诗经》、《医心方》"拳"均作"卷"。

［十］病：本书卷十六腹痛候、《外台》卷七腹痛方养生方导引法重出此文作"痛"，义较具体。

［十一］闭气：原无，据本书卷十六补。

［十二］想气行至上：本书卷十六、《外台》作"想气往至痛上"，义较具体。

［十三］蹙(cù 促)：迫促。

［十四］共：一同；一道。

［十五］正坐：原倒作"坐正"，据本书卷二十一呕吐候养生方导引法重出此文移正。

［十六］捉腕：握住手腕。捉，《说文》"握也"。

［十七］使腹眩眩上下：眩眩，本书卷二十一作"弦弦"，音近义通。"弦弦"为"弦"之叠词，状弦急貌。上下，即张腹吸腹。

［十八］积：《外台》卷六呕逆吐方养生方导引法作"或"，连下句读。

［十九］进退：偏义复词，义指"退"，即减少之意。

［二十］少：原无，据本书卷五腰痛候、卷十三上气候、《外台》卷十七腰痛方养生方导引法重出此文补。

［二十一］欷：原作"疑"，形近之误，据本书卷五、卷十三、《外台》改。

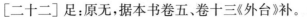

［二十二］足：原无，据本书卷五、卷十三《外台》补。

［二十三］两：原作"内"，形近之误，据文义改。

［二十四］始：原作"如"，形近之误，据本书卷五、卷十三、《外台》改。始，为然始，然后之简词。

［二十五］学：原无，据本书卷五、《外台》补。

［二十六］冷气："冷"字原无，据本书卷五、卷十三补。冷气，《外台》作"冷风"，义近。

［二十七］挽：本书卷二十二筋急候养生方导引法重出此文，周本作"抱"。

［二十八］两：原无，据本书卷二十二筋急候养生方导引法第(8)条重出此文补。

［二十九］向：原无，据本书卷二十二补。

［三十］急势：与"极势"义近。

［三十一］拳：本书卷二十二作"捲"，义通。

［三十二］因：本书卷二十二作"自"。

［三十三］劳：原作"努"，义不洽，据本书卷二十二改。

［三十四］后：原无，据本书卷二十二补。

［三十五］强：本书卷二十二作"张"。

［三十六］将：原作"时"，文义不洽，据本书卷二十二改。

语译

养生方导引法说：(1) 语译见前风偏枯候养生方导引法第(4)条(即〈4〉条)。

(2) 又说：取蹲坐姿式导引，身体下蹲，两脚底和臀部着地，上半身正直，头目平视，两手十指交叉拉紧，掌心向下，反托在下巴之下。头不动，而用两肘头向上振动摇摆，上下来去摇动七七四十九次。接着又分开交叉的手指，改为握手姿势，两手交互上下相抱，作握拳动作，一握一放，又三七二十一次。然后恢复蹲坐，全身放松，安神宁心，静息收功。这种导引方法，能够去除乳房伤于风冷，肿胀疼痛，烦闷不舒，鱼际寸口部位肌肉不和，拘急

75

麻木等证,都能一天一天减轻。

(3)又说:取平坐姿式导引行气,一法二式。端正身体,平坐于床席之上(或地上),两脚伸长,全身放松,宁心安神,先行调息,专意念气,并以意念纳气向下,达到下丹田,填实下焦,则有补于中,阳气来复,风冷消散,能使心中感到柔和舒适为效,然后再做导引。屈曲一脚,安于另一脚的膝弯之下,而另一脚则用力伸展,压住屈脚,并仰起足五趾向上,尽量使急,并以意念守住,引气下行。同时上半身以腰骶为轴,慢慢向后仰倒,两臂亦随着向前平举,两手握固,待至头部后仰到距离床席约接近处,两手臂即急速向前用力,带动头部向上起身,此时身、手、头、足各部分都要一齐用力,回复到原先位置。而后又如上运动,一仰倒,又起身,上下来去二七一十四次。再更换两足姿势,又如前导引一遍,亦连续二七一十四次。最后恢复伸脚平坐原位,全身放松,静息收功。这种方法,能够去除两脚冷疼,腰脊肩膀风冷,血脉冷,风痹等病,都会一天一天逐渐减轻;尤其对风冷阴厥证候,具有急救回阳功用。

(4)又说:取俯卧姿式导引行气,一法二式。身体俯卧,额直至地,肚腹着席,两手握固,伏于头部两侧,两脚亦自然伸直,全身放松,先行内视行气,安心宁神,缓缓吸气,闭目内视,心眼看气,从上向下而行,知有去处,达到丹田。而这种看气向下,知有去处,亦不一定一次就能成功,可以反复进行,直至脏腑感觉温暖为效。然后进行导引,用两手着力,努至臂直,撑住床席,把上半身撑起,并使头背仰伸,同时存念行气,从胸腹外至脊背,又放松脊背经脉骨节,使气易于下行,下到足跟足趾足心,渐渐使气散尽为止,是为行气通彻。如此俯伏又撑起,行气又散气,上下来去,反复二七一十四次。最后全身放松,回复原位,静息收功。这种方法,能够去除脏腑内宿积风冷,又能外除筋脉拘急,腰脊肩膀风冷等病。

(5)又说:如果运用闭气攻病方法,可以根据病变所在,选

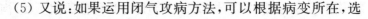

择各种相应姿式进行。例如采用侧卧姿式，即蜷曲两臂、两手握固，两足屈膝，侧向而卧。安心宁神，两目轻闭，以鼻纳气，即便咽气，五息六息，口鼻俱闭，闭气不使息出，达到极度；同时存想所患痛苦之处，以意引气往攻之，而后微微息出，如此为一攻。假如出息气粗，便不能再闭气，注意调适一下，待气息平定，复纳气、闭气，以意引气攻病，如此反复进行，十遍、二十遍、三十遍、四五十遍，闭气攻病，直至病痛处觉温热，汗出通润为效。再反转身体，换一个侧卧势，即原先在下面的一侧，翻转在上，再纳气、闭气，以意引气攻病如上，直至汗大出为止。这种侧卧闭气攻病法，可以治疗中伤风寒的病情，能使身体温热，发散风寒邪气，汗出气和而愈。

　　或者采取正身仰卧姿式闭气攻病，可以治疗股胫手臂痛。法当正身仰卧，屈曲一脚一臂，而患病的一侧肢体，则自然伸直（如果两侧肢体都有病，则轮番交替进行），并且放松，使其易于行气、受气。调整姿势后，便即行气，两目轻闭，以鼻纳气，随之咽气，五息六息，口鼻俱闭，闭气不使息出，待清气充满于腹中，下归于丹田，填实元气，而后以意推动丹田之气，存想气行往至病痛部位，攻邪治病，达到患处有受气之感，为行气通彻，而后微微息出，如此为一攻。接着再纳气、闭气，令腹满而推气，存想往攻痛上，反复进行，十攻、二十攻、三五十攻，直至患处温热通润，汗大出而止。这时已经邪气被除，正气来复，股胫手臂之痛，亦即随之而愈。

　　（6）又说：取俯卧姿式导引，身体俯卧，额直至地，肚腹着席，而后伸长一脚，脚趾向后，用力使劲挺直；同侧的手亦伸展，尽量伸向前方，这样半侧肢体就极度向前后伸张。而另一手则反向背上，用力挽起另一足倒转过来，而手和足均从相反方向用力拉紧；连同头部上仰，并促使背部亦反向用力抬起，这样该半侧肢体又极度拘紧。此时，原先伸展的一手一足，从各别的方向用力自相引急，和屈曲的手足同头部，一时间各个用力，达到极度,而后又渐渐放松。如此一急一松,反复弛张,二七一十四次。然后更换左右手足姿势,又如上运动,上下来去二七一十四次。最后回复原位,静息收功。但须注意,当记住手足运动的先后次序,从男左女右常规开始,交番上下来去,左右两侧各做二七一十四次,不要弄错。这种导引方法,能够去除头项、肩井、脊背、腰部、膝部等各处的风冷疼痛,脊椎倔强不舒等症。

(7)又说:取正坐姿式导引行气,正坐,即身体下蹲,臀部虚坐于两足跟上(此下一条专论正坐),头目平视,上身正直,两手反向身后,以一手握住另一手腕部;而另一手则覆掌向下,撑托于席地上面,用力托住上身,并向后仰,使胸腹宽展,两目轻闭,调息行气,以鼻纳气,五息六息,使清气充满于腹中,下达于丹田,腹部亦随之鼓起,达到腹壁弦急程度,并短暂闭气,以意推至病所,排除邪积,而后慢慢呼气,腹部亦慢慢松弛,存想腹中邪气,皆随呼而出。这样一吸一呼,腹部亦一张一弛,一上一下,形如张腹吸腹,如此为一次,连续七次。再交换左右两手姿势,如前纳气呼气,张腹吸腹,上下来去七次。最后回复原位,静息收功。这种方法,能够去除肚腹风冷,宿气积聚,胃口寒冷,饮食减少,甚至吐逆不下等病。

(8)又说:凡是学习养生调息的人们,当先取正坐姿式行功,即屈膝下蹲,并拢两膝头和两脚,端正而坐。初起正坐,先两足趾向内相对,两足跟向外扒开,正坐于足跟上,要坐稳当。练习一段时间后,改为两足跟向内相对,两足趾向外扒开,大腿和膝头亦向外分开,继续坐上,直到下肢感觉酸痛不舒之时,慢慢举起下身,似乎登坑大便姿势,离开足跟片刻,松弛一下,而后再坐于足跟上,继续练功。待到上面两种坐法都已适应,已经不感到疼痛,然后又将两足跟竖起向上,并且坐于足跟上,此时两足趾又并反向外。如此约三七二十一息时间。每次正坐,当须兼学调息方法,即安心宁神,意守丹田,两手握固,自然下垂,放于小腹部位,鼻吸鼻呼,纳新吐浊,能够温补下元,扶正祛邪。这种正坐方法,可以去除膀胱内冷气,两膝风冷,两脚冷而疼痛,喘息上气,腰痛等病,全都能够消散,感到舒适。

(9)又说:取蹲踞姿式导引,身体下蹲,腰背伸直,两目轻闭,舌抵上腭,闭口微息,而后将一脚伸展放松,一脚仍然屈曲耸膝,支撑全身重量。两脚成为一虚一实状态。两手十指交叉,抱住屈脚的足三里部位,用力推送膝部向前,而上半身却向后靠,一时间从各自方向用力,尽量展开距离,达到极度,继而又都放松;在放松的时候,患处要能感到寒气从内消散,本来拘急的骨节筋脉,犹如获得松解那样舒适,这就是导引已经见效。如此推前后靠,一紧一松,连作三七二十一次。再交换两脚的伸屈姿势,又如前膝部与上身,一推一靠,张而后弛,连作三七二十一次。使获效的感觉,更加显著。最后回复踞位,静息收功。这种方法,能够逐渐去除肩胛脊背的风冷掣痛,血气寒冷,筋脉拘急等症。

(10)又说:取俯卧位姿式导引,身体俯卧,额直至地,肚腹着席,两目轻闭,自然呼吸,而后两手向后伸展,倒挽两脚,并尽量挽急,头部亦向后仰起;而两足十趾,又尽量向外努急,一时间各个用力达到极度,然后又慢慢放松,恢复原来卧姿。如此一急一缓,一来一去,连做7次。接着,两手向前舒展伸直,两足自然左右摇摆,但膝部不能移动。如此手足各自活动二七一十四次。最后仍复原位,静息收功。这种方法,能够去除脊背腰部疼闷不舒,属于风冷为患的病情。

(11)又说:取站立姿式导引,身体站稳,头目平正,舌抵上腭,闭口微息。舒展两手,伸向后方,尽量伸直,而后又屈肘移向背后,两手相平,反掌向下,空捺四七二十八次,回复正立原位。接着,又转动腰部,向左向右转侧二七一十四次,然后垂手向下,手掌向四面转动,亦二七一十四次。最后恢复原势,静息收功。这种方法,能够去除两臂内的筋脉拘急。

(12)又说:取同上站立姿式导引,身体站稳,头目平正,舌抵上腭,闭口微息。舒伸两手,仰托向前,再把手反掌向下。伸长的手,其高与肩相平,两掌间距,亦与肩同宽,如此尽量伸展,至肩关节感到酸痛不舒时,然后把两手放下,下到髋骨部位,又复还向上举,如此一下一上,活动二七一十四次。但须注意,两手落下时可以快些,上举时宜较缓慢,形成上下缓急有节奏的运动。完后回复原位,休息片刻。接着散开两手,轻轻向前向后抖动七次,静息收功。这种方法,能够去除肩内风冷疼痛,一天一天消散。

(13)又说:取同上站立姿式导引,本条具有三种功法。身体站稳,头目平正,四肢自然垂直。舌抵上腭,闭口微息。

第一法,又是一法三式。先行屈曲两肘,两手掌倒托在两肩井前面,而后握固,尽量用力,手肘上下,依傍两腋,快速向前向后摆动,一来一去,三七二十一次。摆动完毕,两手如前不动,但用两肘头向上抬起,抬到极度,然后下落,如此一上一下,又摆动二七一十四次;最后,两手又作倒卷活动七次。如此亦是三七二十一次。这种方法,能够去除项背、肩胛部位的筋脉拘急,劳伤之病。

第二法,一式而左右交替。先左手握固,卷屈肘臂,反向后外方,而右手却抓住它的肘头,又挽之向内,如此屈手向外向下沉,而挽手却向内向上拉,一上一下,一时间各从相反方向用力,尽量拉急,达到极度;而后卷屈的手散开放松,并且舒伸弹指三次,使放松到达末端。方才转换两手姿势,再如上动作一遍。如此左右上下运动,皆须极力去做,两手交替各作四七二十八次。这种方法,能够调和肩肘部位的筋脉拘急,骨节强硬。

第三法,亦是一法三式,先用两手仰掌如似托物之势上举,达到极度,而后下落,如此一上一下,来去三七二十一次。接着仰托之手不动,将两肘横开向上,亦达到极度,而后放下,一上一下,来去七次。最后,手肘臂放稳,全身平正站立,而转动身体,向左向右,极力侧身回旋三七二十一次。全功完毕,恢复原位,静息收功。这种方法,能够去除颈骨间风冷邪气,拘急不舒。须加说明,此前12条导引行气方法,亦有治疗项背肩臂风冷疾病的,在能运用导引行气的人,都可酌量病情的需要,参伍配合,灵活应用,从而加强疗效。

按语

文中指出,风冷之病,是由于脏腑虚弱,血气不足,感受风冷邪气所致。因为血气的运行,喜温而恶寒,气候温和,血气的流行就宣畅;反之,气候寒冷,血气流行,亦易凝涩。所以病情挟有风冷之邪,寒气内侵,就能伤及中阳,影响气血的运行,出现面清心闷,呕逆吐沫,四肢疼痛,逆冷等症。这种证候,就称之为风冷病。当然,风冷为患,见证还不止此,从养生方导引法中,即有所补充,可以了解其全面。

养生方导引法第(1)条,取站立姿式导引,身体正立,两足踏成丁字步,站稳以后,以腰为轴,转动身体,向左向右,形成侧势,同时两手平举握拳,亦随着身体转动,左右迭互转身二七一十四次。这种导引方法,重点在于腰脊,带动四肢,而且要求急速,则运动力更大。动则生阳,阳生则血气得温,宣通流行,所以能够去除脊骨风冷。腰脊为上下左右的中轴,运中可以通达四旁,所以又能治疗身体偏枯,血气不能通润等证(参阅第〈4〉条按语)。

养生方导引法第(2)条,取蹲坐姿式行功。运动方法,蹲坐又身正头平,是曲中有伸;振摇两肘,叉手又握手,最后放纵身心,亦是动中有静。而重点在上肢,对于上部的经脉气血,运动较多,所以其主治证候,亦在胸部和两手。因为导引以动为主,动则生阳,能治风冷之病,很易理解。

养生方导引法第(3)条,取平坐姿式行功,有前后两种功法。先是行气,伸脚平坐,全身放松,纳气引入丹田,补肾气,壮元阳,通心气,逐风冷。心肾交通,则水火既济,所以能使心内柔和适散。这是针对风冷伤人,阴寒遏抑心肾之阳,出现面青心闷,呕逆吐沫,四肢痛冷的阴厥证候救急的;亦能为诸多风冷之病固其根本。这种行气,重点在纳气,无正限数,愈多愈佳。其见效标准,就是"心内柔和适散",说明气行阳回,风冷消散,心阳得以开展,自然有一种柔和舒适的感受。这在临床上是信而有征的,犹如四逆证进服回阳急救汤剂以后的效验。

继以导引,两脚的一屈一伸,并且仰足趾而使急,这是着意引气下行的;同时"肾主腰脚",这里的更互屈伸两脚,亦有开合下焦,健运肾气,具有还丹温下作用。仰眠又起身,上下来去;头身手足一齐各个用力,继而又放松,这种全身性的弛张起伏,其斡旋阳气,流通血脉,活动肢节,通阳逐冷的功用是很大的,尤其是在上述行气方法的基础上进行,可以说是从本达标,从内脏到肢体,都发动起来了。风冷为患,动以生阳,针锋相对,其治阴厥,脚疼,腰髋冷,血冷,风痹等证,功效绰绰有余,实在可以泛治一切阴寒诸证。这是很有意义的一种回阳逐冷行气导引法。

还有一点,此法是先行气,后导引,《延陵先生集新旧服气经·秘要口诀》云:"先出入,后导引,先服内气,用力甚少而功即多;后导引,是恐其秽气入肢节不散。"于此亦具有一定意义。

养生方导引法第(4)条,取俯卧式行气导引一法二式。俯卧以后,先是行气,用内视看气法,"看气",即心眼观气,《无隐子》谓"闭目即见自己之目,收心即见自己之心"。存想思念达到一定程度,就能以心代眼,看到自身的内脏,看到元气的流行,如云:"看气向下,知有去处。"其详已见导论内视存想一章,可以参阅。在此看气从上向下,即"上引泥丸,下达涌泉"的行气法,在第〈1〉条按语中亦有解释。"知有去处",含义有二,一个是行气下达丹田,一个是行气通彻。二者都是行气的目的和要求,有时亦为行气的效果。总之,第一法内容,可以联系第〈1〉条所说的"瞑心,从头上引气,想以达足之十趾及足掌心,可三七引,候掌心似受气为止"去理解。是行气实丹田,有补于中的,亦可以说是一种摄气还丹方法。然后导引,导引亦与行气相结合。两手臂着意用力,撑起上半身,收缩腹部行气,而从脊背散气往下,又是一个从内到外、从上到下的导引行气过程,但重点在于腹背,而且"渐渐尽势,来去二七",更有张有弛,反复进行。这种运动,既可内以温中,又可弛张按摩脏腑;行气散气,又能通经活络,流走脊背气血;尤其是在补中实丹田的基础上进行,发挥的作用就更大,所以其功能除脏腑内宿冷,又治筋脉拘急,腰肩风冷等病。

但须注意,内视行气,与存想散气,大都是运动内气,与一般呼吸外气有区别,功法亦较精深一层。如果没有行内气和胎息的修养,不妨先行吐纳外气亦可。

养生方导引法第(5)条闭气攻病法,《太清导引养生经·王子乔八神导引法》早已论及。本条中含有两个内容,即举出两例,一例是身中风寒证,取侧卧位闭气攻病;一例是股胫手臂痛,取正仰卧位闭气攻病。两者大法则一,具体功式不同。闭气攻病法,导论中有闭气一项,已加详述,可以参阅。而这里要领,都是以鼻引气,闭气自极,以意推之,存想气行痛上,攻邪已病,以患处温热通润,汗大出为效。这种机理,真如《太清调气经》所说:"心能使气,气意相从,使气如神,病无不除。"

文中有所述几点,值得注意,如:"闭气自极,欲息气定复闭气","以鼻引气,闭气令腹满,以意推之,想气往至痛上","汗出乃止","汗大出乃止","温热即愈",〈63〉条尚说:"闭目闭气,内视丹田,以鼻徐徐纳气,令腹极满,徐徐以口吐之。为之倦极,汗出乃止。"《太清调气经》还说"觉所苦处汗出通润即止"等等,这些就是闭气攻病法的几个具体步骤和见效标志,可以推及其余各式的闭气攻病法。总之,此法是行气与存想相结合,意气合一,以心使气,气至功成。

养生方导引法第(6)条,取俯卧位导引,弛张四肢,屈伸头项背脊,均以伸张为主,张极而弛,目的是发动阳气,解散风冷,伸筋活络,通利关节。攻法为尽量伸张半侧,拘紧半侧,交替进行,从而旋转阴阳,宽松脊骨。一说从文中"先用手足斜长舒者"的"斜"字看,伸长手足是左右交叉的,即手与足伸向左右两个斜角;以手挽足,亦左右交叉,即左手挽右足,右手挽左足。这样左右交替进行,又似俯卧位的四极反张姿势,而弛张的作用仍是相同的。

此法运动功量较大,重点在于四肢项背,所以主治证亦集中在肩项背腰膝一线。其去风冷疼痛,筋脉不舒,脊里偏强,功效都在于一个动字和弛张作用上。正唯主治背部诸节之病,所以法取俯卧位,其理亦易了解;但亦只有俯卧位,才能作出这样的四肢反张运动。

养生方导引法第(7)条,取正坐姿式导引行气,正坐而又两手反向托席,使腹眩眩上下,几乎是把胸腹腰背架空起来行功,目的是使行气易于流行。而运动的重点,又是行气闭气,张腹吸腹,温运阳气,扶正祛邪。全功以张为主,张而后弛,与上条略似,但张的重点适相反。前者是张在背脊,这里是张在腹部;前者单用导引,这里重用行气;前者主在骨节,这里重在内脏。风冷之邪是共同的,而所病部位和脏器不同。连出两条,加以比较,颇具辨证论治的精神。

使腹眩眩上下,张腹吸腹,能温运中阳,助其升降;能纳清吐浊,扶正祛邪。尤其纳气填腹,则丹田气实;丹田气实,则真阳来复;真阳来复,则风冷自除。肚腹风冷,胃口寒冷,食少吐逆等症,亦自然随之解除。这是导引行气治病的特点,真如《太清导引养生经·王子乔八神导引法》所说"若中寒身热,皆闭气张腹"之义。不过,宿气积聚,已由无形至有形,有形者,不易为一般行气所能去,必须纳气闭气,以意推之,才能排除。宁先生导引法说:导引行气"治痰饮有不消者,以气排除之",可以为证。所以在语译中补充此意,功效当更佳。

养生方导引法第(8)条,主要是论正坐的方法及其功效,亦是学习养生调气的首选功夫。正坐功力主要在下半身,尤其两下肢,"肾主腰脚",兼以行气,所以有引气下行,补益下元的作用。其治膀胱内冷气、膝冷、两足冷疼、腰痛等症,都是温肾祛寒的功效。而治上气,固然是"上者下之"之义,而主要当为上实下虚之证,此法补肾可以温肺,纳气归原,亦即从而平喘。

养生方导引法第(9)条,取蹲踞姿式行功,着意在虚实弛张上运动,而重点在腰脚。两脚的一舒一屈,一虚一实,是开合下焦,斡旋阳气的;而放松利于受气,蹲着又有引气下沉的作用,可知这是为了顾其根本的。推膝向前,身却后挽,而且一时取势,又为一组弛张运动,可以通经活络,可以流利关节,可以温运气血,对风冷为患,阴凝不消的,颇有针对性。两者相合,正能使"气内消散,如似骨解"。

此法导引功力重点在下,为什么见效却能泛及上下筋骨气血?这是抓住了病证的根本,治其肝肾。肝肾主一身的筋骨气血,所以肩脊风冷,血气寒冷,筋脉拘急,均能见效,这也是导引行气治病的一个特色。

又,主治文中"渐渐"二字,值得注意,风冷之病,其来不是一朝一夕,其去当然亦不能立刻见效;何况阴凝之变,拘急疼痛,活动亦多不便,导引弛张,多有一个适应练习的过程,长行久行,功效才能日显,这就必须渐渐除去方妥;其他风冷久病,理亦如此(参阅〈223〉条按语)。

养生方导引法第(10)条,取俯卧位行功,一条有前后两个功式。前一运动,近似于第(6)条一侧的做法,以手倒挽足,主要是活动手足项背部位,先张后弛;而这里挽足极势,又努足趾向外,则运动足部的张力更大,并含引气散气意义。后一运动,伸手摇足,看似活动四肢,其实亦有疏散脊腰风冷作用,因为两足自摇,亦是引气下行,并能散气的。何况手足能够活动,其动力之源,亦来自于脊腰。总之,前后二式,是相互配合,加强作用的。其弛张项背腰脊,是从纵的方面用功;运动手足四肢,是从横的方面加以配伍,两者结合,相得益彰,其去脊腰疼闷风冷,疗效可以肯定。

养生方导引法第(11)条,取站立姿式行功,内容有先后二式。先是正立舒手向后,又屈肘空捺,这是尽力使手反伸,活动肩肘两手的。而后转动腰部,并使手掌四转,又是活动腰脊、手腕关节,而运动的重点均在两手。其所主治风冷的一证,臂内筋急。动以通阳舒筋,宛转以缓拘急,证法相扣,简明扼要,重点突出。

养生方导引法第(12)条,文末"双手前拓,努手合掌向下"二句,是《病源》作者补充的,解释上文"两手长舒,合掌向下"的具体做法。文中"手下至髀,还,上下缓急"三句,亦是补充文字,解释上文"上下摇之"的做法和要求的。语译时已为融合一气。

本条导引功法,与上条基本相同,均取站立姿式行功,均为一法二式。有差异的是,第一步,前条舒两手向后,向下空捺;本条则舒手前托,上下摇之,用力的重点适相反,一向后而下,一向前而上。第二步,前条转腰,转手掌;本条则轻手前后散振,动手则一,动的程度有轻重。但总的目的还是一致的,都对肩臂风冷疼痛筋急为治。正惟同中有异,临床可以斟酌病情的痛势,在前或在后,筋急的程度,或轻或重,分别采用前法或后法,或单用,或合用,求得最佳的疗效。

养生方导引法第(13)条,取站立姿式行功,内容有三种功法:

第一法,一法三式,曲肘进行。先是屈肘、倒掌、握固,两手放在肩井之前,用力使劲。手肘上下傍靠胸部两侧,急速向前向后摆动。而后手不动,用两肘横开,极力上下摆动,如鸟扑翼之状。最后则在原位倒卷两手。活动两腕。这样,其用力点即从肩、至肘、至腕,逐步伸展;而运动方法,又是先向前后,再向上下,又是倒卷,从各个方面活动上肢关节,弛张筋脉,从而缓解肩项部的拘急劳伤。其用意和方法,很有理致可寻。

第二法,两手一式,先后交换行功。一手握固,曲肘,反向左后方,另一手则捉住屈手肘头,拉之向内;向后的下沉,向内的上提，一上一下一时使劲，达到极度。这是从前后上下左右用力，极度伸展肩肘部分。接着屈手散开，放松，并且舒指，松到末端，又是张而后弛，行气散气。如此一紧一松，运动肩肘，并且左右轮番导引，其调和肩肘的筋骨急强，颇有针对性。

第三法，一法三式。先是两手仰掌上托，达到极度，而后下落，如此上下来去活动。接着，手不动，而是把两肘横开上抬，抬高到极度，而后下落，亦是上下来去活动。最后，不动手肘臂，而是转动整个身体，向左右两侧来回转动。其功力点，是从手腕、肩肘到脊椎，逐步展开；运动方法，亦是从上肢的上下振摇，到全身的回转。具有流动气血，松解筋骨，发散风冷邪气的作用。其主治证在颈骨，颈骨与上肢有密切的连属关系，颈骨又为脊椎的上端。导引取上述方法，是对相关各方面疏通其气，从而去除颈骨的风冷邪气拘急。这里亦富有辨证施治的精神。

以上 13 条，是治疗风冷病证的一大套导引行气法。从行功方法来看，有单导引的，有导引行气的，有闭气攻病的；而以导引法为最多，共占 8 条。盖由于风冷为患，多见拘急、强硬、疼痛之症，寒滞筋脉关节，偏于实证者多，治当以动为主，通阳活络。行功姿式，有站立，有平坐，有蹲踞正坐，有俯卧，有侧卧，有仰卧的；其中以站立、蹲踞正坐两项为最多，各占 4 例。说明风冷之证，多为骨节筋脉病变，行功亦当以伸展缓急为宜。从所举病证来看，如脊椎病，从颈项、背脊，以至腰椎；如四肢病，从手、肘、臂、肩以至臀、股、胫、足；如脏腑病，从内脏宿冷，肺气上逆，胃冷呕逆，膀胱内冷，以至血气筋脉寒冷等，虽然严重的可致阴寒厥逆，而多数是以脊椎四肢病为常见。粗略统计，可以综观此候的大略。再从导引的具体内容而论，站立行功 4 条，第(1)条以转身歕势为主，治疗脊骨风冷。第(11)(12)条基本功法略同，不过前者手长舒向后，下按；后者舒手向前，上抬，同中有异，所以主治证同为髀内病，而筋急与疼痛，亦有所殊。(13)条内容具有三法，但大多是运动两手。第一法两手同做，用力从肩至肘至腕；

第二法两手分做,又左右交换,用力先张后弛;第三法不动手肘臂,而是左右转侧,活动身体(与第(1)条略近),亦有同有异,所以主治证总的多在颈项肩肘,而具体见症,亦有细别。再如俯卧位功3条,第(4)条肚腹著席,安徐看气,后又两手拓席,努使臂直,散脊背气向下,所以能除脏腑内宿冷和腰髅风冷。第(6)、(10)条,基本功法略同,不过前者肚腹著席,舒一足努足趾,将一手向背上倒挽足,交番上下来去,用力在后背,在四肢,主治证亦多在项背腰膝肩井。后者两手同做,后又舒手摇足,用力亦在四肢腰脊,但又散气,所以主要治脊腰闷疼风冷。余如蹲踞正坐,同中亦有细别,都反映辨证行功的精神;而且文末更指出,导引行气法十多条,有同有异,有分有合,善于使气的人,能在临床上对证选择,亦能酌量调整,重新组合,可以说富有从经达权的临证素养了。

十五、风气候养生方导引法

(原书卷二第三十八候)

风气者,由气虚受风故也。肺主气,气之所行,循经络,荣脏腑,而气虚则受风。风之伤气,有冷有热,冷则厥逆,热则烦惋[一]。其因风所为,故名风气。其汤熨针石,别有正方,补养宣导,今附于后。

养生方导引法云:一手前拓使急,一手发乳房,向后急挽之,不得努用力气,心开下散;迭互相换手三七。始将两手攀膝头,急捉身向后极势,三七。去腕[二]闷疼,风府、云门气散[三]。〈44〉

校注

[一] 烦惋(wǎn　宛):烦热。

[二] 腕:疑"惋"字之误。

[三] 气散:原无,据正保本,周本补。

语译

养生方导引法说:取蹲踞姿式导引行气,一法二式。首先身体下蹲,腰背伸直,头目平视,闭口微息。而后提起左手,立掌伸向前方,用力伸直;右手亦提起,握拳曲肱,与乳房相平,又从乳房出发,急速倒挽向后,拳心向上,但在反向身后时,要用力适中,不能过分使劲,因为这是反掼动作,过猛用力,要伤筋骨。如此一手向前,一手向后;并更迭左右两手姿势,轮翻进行,各做三七二十一次。前后弛张,能把胸部气机开通,使心胸舒展,风热之郁闷于上的,能泄降消散。然后又将两手攀住两膝头,而上身却用力向后仰,达到极度,又复放松,如此攀膝后仰,张而后弛,亦三七二十一次,更能挺胸曲背,行气散气,加强前法作用。最后恢复原位,静息收功。这种方法,能够去除风热上扰所致心胸烦闷疼痛等症,使邪气尽从风府、云门消散。

按语

风气所指,在此是为气虚而受风邪。风邪伤气,又有两种变化,即为冷或为热。风冷伤人,阳气更虚,阳虚寒甚,即生厥逆;上文风冷为病,即是其中一端。风邪扶热,热又伤气,邪不得散,使人烦闷,这是本候的主要病情。

养生方导引法,取蹲位行功,一法二式,连续进行。蹲踞本有降气作用,风热之邪,大都掀旋上扰,这是上者下之的一法。先是一手前推,一手向后,而且更番进行,具有伸却并用,反复弛张,开展胸肺气机的作用。而后身手并做,攀膝又后仰极势,亦是有张有弛,而重点在于身向后仰极势上。身向后仰极势,挺胸曲背,就能宽胸行气,动摇并能散气,这可以说是上法的加强功。文中亦讲得很清楚,目的是使"风府、云门气散"。风府能散风通窍,云门能理肺通气。气机开通,风邪得散,胸中烦闷疼痛之症,当然亦自解除。

十六、头面风候养生方及养生方导引法
(原书卷二第四十一候)

头面风者,是体虚诸阳经脉为风所乘也。诸阳经脉,上走于

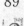

头面,运动劳役,阳气发泄,腠理开而受风,谓之首风[一]。病状:头面多汗,恶风,病甚则头痛。又新沐中风,则为首风。又新沐头未干,不可以[二]卧,使头重身热,反[三]得风,则烦闷[四]。

诊其脉,寸口阴阳表里互相乘[五]。如风在首,久不瘥,则风入脑,变为头眩。其汤熨针石,别有正方,补养宣导,今附于后[六]。

(1)养生方云:饱食仰卧,久成气病,头风[七]。⑩

(2)又云:饱食沐发,作头风[八]。⑪

(3)又云:夏不用露面卧,露下坠面上,令面皮厚,喜成癣。一云作面风。⑫

(4)又云[九]:人常须日已没食讫,食讫即更不须饮酒,终天[十]不干呕。⑬

(5)诸热食腻物[十一],不饮冷醋浆[十二],喜失声、失咽[十三]。⑭

(6)热食枕手卧,久成头风、目涩。⑮

养生方导引法云:(1)一手拓颐,向上极势,一手向后长舒急努,四方显手掌,一时俱极势,四七。左右换手皆然。拓颐手两向共头欹侧,转身二七。去臂髆头风,眠睡[十四]。〈45〉

(2)又云:解发东向坐,握固,不息一通,举手左右导引,手掩两耳。治头风,令发不白。以手复将[十五]头五,通脉也。〈46〉

(3)又云:端坐伸腰,左右倾头[十六],闭目,以鼻内气,自极,七息止。除头风[十七]。〈47〉

(4)又云:头痛,以鼻内气[十八],徐吐出气,三十过休。〈48〉

(5)又云:抱两膝,自弃于地,不息八通。治胸中上至头诸病,耳[十九]、目、鼻、喉痛[二十]。〈49〉

(6)又云:欲治头痛,偃卧[二十一]闭气,令鼻极乃息,汗出乃止。〈50〉

(7)又云:叉两手头后,极势,振摇二七;手掌翻覆安之,二七;头欲得向后仰之,一时一势,欲得歌斜四角,急挽之三七。去头披髆肘风。〈51〉

校注

[一] 首风：即头面风，在此是病名，具体内容包括下文三项。

[二] 以：《圣惠方》卷二十二治头面风诸方作"便"。又，此句下《养性延命录·杂诫忌禳害祈善篇》、《千金要方》卷二十七第三有"湿头"二字，义较明晰。

[三] 反：反复，重复。

[四] 烦闷：《养性延命录》、《千金要方》作"眩闷"，义长。

[五] 寸口阴阳表里互相乘：寸口，为诊脉部位之总称，其中又分寸、关、尺三部，以候脏腑之气而决死生。阴阳表里，是指寸关尺三部所主之脏腑，腑属阳，主表，脏属阴，主里。又，关部以前为阳，关部以后为阴。互相乘，谓阴阳偏胜，互相乘克，如阴部反见阳脉，为阳气偏胜，乘于阴分；阳部反见阴脉，为阴气偏胜，乘于阳分。详参《难经·二十难》、《脉经》卷一第四。

[六] 其汤熨针石，别有正方，补养宣导，今附于后：原书列在养生方第三条"一云作面风"之下，今统一体例移于正文之后。

[七] 久成气病，头风：《千金要方》卷二十七第二作"成气痞，作头风"。

[八] 饱食沐发，作头风：《养性延命录》作"饱食勿沐发，沐发令人作头风"。义较具体。

[九] 又云：此条养生方原书列于养生方导引法第三条，系错简，今按全书体例移正。

[十] 终天：在此意谓终其天年，犹云终身。《千金要方》即作"终身"。

[十一] 诸热食腻物：《千金要方》作"诸热食咸物后"。

[十二] 不饮冷醋浆：《千金要方》作"不得饮冷醋浆水"，义较明晰。

[十三] 失咽：吞咽失常。《千金要方》作"成尸咽"。

[十四] 眠睡：在此指病理性眠睡。如《伤寒论·少阴病篇》："但欲寐"。又，此下本书卷三十一嗜眠候养生方导引法重

91

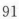

出此文有"寻用,永吉日康"两句。

[十五]㧐(lǚ 旅):本书卷二十七白发候、《外台》卷十五头风及头痛方养生方导引法作"持"。"㧐",摩㧐。《广韵》:"㧐,手㧐也,取也,摩也"。

[十六]倾头:《太清导引养生经·王子乔八神导引法》(《云笈七签》本)作"倾侧"。

[十七]除头风:原在"自极,七息止"句上,文倒,据养生方导引法文例移正。

[十八]气:原无,据文义补。

[十九]耳:原作"取",形近之误,据《太清导引养生经》、正保本、周本改。

[二十]痛:《太清导引养生经》作"邪热";《云笈七签》本作"疾"。

[二十一]偃卧:原错简在"鼻极"之下,文义不通,据养生方导引法文例移正。

[二十二]翻覆安:即反复按摩。"翻"通"反"。"安"通"按"。

语译

养生方导引法说:(1)取站立姿式导引,身体正立,两足站稳,两手自然下垂,舌抵上腭,闭口微息。而后分先后两式行功。先提起一手,仰掌托住下巴,尽量用力往上托;另一手则转向身后,亦尽量伸直,并五指分开,向后上方,手掌向四方显示转动一周,一时间前后两手动作俱用力,达到极度,而后放松。如此为一次,连续运动四七二十八次。然后再交换左右两手姿势,仍如上动作四七二十八次。动作完后,再改变一种姿式,把原先托住下巴和转向身后的两手,同时并举,拱托头部,向左右两边倾侧;并以腰为轴,转动身体,向左向右,各倾侧转动二七一十四次。最后恢复原位,静息收功。这种导引方法,能够去除肩臂风冷,头风病,以及昏睡,神志不清等病。

(2)又说：取端坐姿式导引行气，解开发髻，披头四散，面向东方，端直而坐。两手握固，做不息式吐纳法一通。而后举起两手，向左右两方导引，次数无正限数，以筋脉舒适为度。接着又两手举掌，以掌心捂住两耳，一按一放，连做五通。又用两手十指，稀开如梳，从前往后，梳理头发，连做五通，流通血脉。这种方法，能够治疗头风病，亦能使头发乌黑，不致衰老变白。

(3)又说：取端坐伸腰姿式导引行气，端正坐定，伸直腰部，宁心安神，而后把头部向左右两边倾侧摆动；在摆动时要疾徐适中，并闭上两目。同时调息，以鼻纳气，五息六息，达到极度，然后慢慢吐气。如此，边倾侧头部，边纳气吐气(可在头正时吸气，外摆时呼气，回正时再吸气，外摆时又呼气)，左右摆动和呼吸各一次为一息，连续至七息为止。这种方法，能够去除头风病，尤其是属于虚证的病情。

(4)又说：治疗头痛，可以用吐纳行气法治疗，即安心宁神，专意念气，以鼻纳气，五息六息，而后徐徐吐气，吐故纳新，如此三十遍为止。

(5)又说：取踞坐姿式行功，身体下蹲，脚底和臀部着地而坐，以两手抱住两膝头，自然倾侧，倒卧地上，安心宁神，专意念气，以鼻纳气，五息六息，口鼻俱闭，不使息出，使清气充满于胸腹，并下行于丹田，而后微微呼气，呼出邪热恶浊之气。如此为一通，连续八通。而后起身，恢复原位，静息收功。这种方法，能够治疗胸中以上至头部的诸病，如耳、目、鼻、咽喉各部位的邪热病痛。

(6)又说：欲治头痛，闭气攻病法有效。可选用仰卧姿式进行。端正身体，平直而卧，仰头向上。先行咽气，以鼻纳气，五息六息，口鼻俱闭，不使息出，达到极度时，存念头部痛苦之处，引气往攻之，渐渐觉得局部温热，而后徐徐呼气。如此为一攻。连续咽气、闭气、引气往攻病所，反复进行，十遍、二十遍、三十遍至四五十遍，直至头痛处觉温热，汗出通润为止。这样，正气存处，病邪逐出,头痛亦就向愈了。

(7) 又说:取站立姿式导引,身体正立。两足站稳,两手自然下垂,头目平视,闭口微息,而后举起两手,十指交叉,按于头项之后,用力拉急,以两肘臂往上下摇摆,二七一十四次;然后分开两手,用两手掌反复按摩头后项背部位二七一十四次。接着头部用劲向后仰,两手又按项向前推,一时间头项向前后,手臂向左右,各从相反方向用力,并又向四方倾斜摇摆,使劲动作三七二十一次。最后恢复原先站势,静息收功。这种导引方法,能够去除头项两腋肩肘风邪,如头痛、上肢拘急疼痛等症。

按语

头面风即"首风",后世通称头风、头痛。王冰认为,是中风舍于头部所致。文中指出,其病为体虚而诸阳经脉亦虚,为风邪乘袭的变化,此说源于《素问·风论》。主要症状,为头面多汗、恶风,见风则病甚,病甚则头痛。此病在临床中时可见到。对于新沐发、湿头卧的病因,仅是其中一端,更有个别病例是为体质因素,应与胃风病相鉴别。

养生方导引法第(1)条,一法两式,导引重点在于上部,对诸阳经受病,是有针对性的。先是两手用力,上托后伸,并仰起头项,力点在于向前后伸展,有张有弛,以张为主。接着拱头欹侧,又左右转身,用力是横向转动,与前式相合,则前后左右,四向都活动了,对上部的经脉气血确有推动作用。而四方显手掌,欹侧转身,更有散气、散邪之义。如此则经脉活利,气血周流,扶正祛邪,所以能治肩臂风邪,头面风病。阳气发动,则阴霾自消,所以对于阳为阴遏的嗜眠病,亦然有疗效。

养生方导引法第(2)条,见于《太清导引养生经》宁先生导引法和彭祖导引图,但末了"以手复捋头五,通脉也"二句,是《病源》作者将另一经文移此的。这是真人起居法的内容,并结合不息式吐纳法。解发舒头,可使头部血脉流行舒畅,头脑清醒。东向坐，是吸取王气，以养生气。《元始无量度人上品妙经注》云："向东，为长生之方，召集真气，以生为本"。两手握固，可以安定魂魄，闭气拒邪。不息一通，使清气充满于体内。举手左右导引，能流通上部经脉气血。更以两手掩两耳，一闭一揭，通利孔窍，使耳听更聪。再用两手捋头理发，通脉顺气。如此一连串的活动头部，通利孔窍，畅行经脉气血，其治头风头痛，疗效可必；经脉流通，发有所养，当然乌黑有光，不会衰老变白了。

养生方导引法第(3)条，见于《太清导引养生经·王子乔八神导引法》第十一条。取端坐位行功，且闭目而作，这是属于补法。王氏云"诸欲导引，虚者闭目，实者开目"即是指此而言的。既是虚证用补法，则其头部左右倾侧，就要适度，疾徐得中，千万别急，否则摆动过大过快，反致掉摇，头风又增眩晕了。纳气吐气，亦很注意及此，仅是七息而止。当是一次活动量小些，不妨次数多些，所谓少而频的方法。主要取其活动头颈，流通血脉而已。

养生方导引法第(4)条，可以看作是第〈13〉条的简词，应联系理解，用吐纳行气法治头痛，而且呼吸俱轻微、安徐，这是采用静功，为头痛的虚证病情而设。有些病例，头痛少气，语言无力，恶闻人声，亦不愿与人言，喜闭户独卧，宜静不宜躁，用此方法很好，徐徐呼吸，缓以调元，无论站立、坐、卧，均可应用此法。刘君安云："从朝至暮，常习不息，徐而舒之，常令鼻纳口吐，所谓吐故纳新也。"文中说"三十过休"，可以活看，行气息数，愈多愈佳。〈13〉条云："一息数至十息，渐渐增益，得至百息，二百息，病即除愈。"

养生方导引法第(5)条，见于《太清导引养生经·宁先生导引法》，取踞坐又倒卧的姿式行功。踞坐能引气下行，自弃于地，更能使气下沉，对于上部的邪热诸病，实为上者下之的妙法，首先杀其浮越的炎上之势。不息行气，具有一定的闭气攻病作用；

而引气下归丹田，又能扶正以却邪。如此导引行气，两相配合，降气清火，是治疗上部诸孔窍的热证，实则泻之之义。

"自弃于地"，文中未言弃于左或右，从临床所见头部诸病，亦有偏侧为患的，可以采用相应的侧卧位。否则取男左女右卧位。或者左右反复进行，加强功效亦可。

养生方导引法第(6)条，是闭气攻病法，选用仰卧位，行文较简，是前文〈35〉条的简写，功法可以互参。"令鼻极乃息，汗出乃止"，意即行闭气法，用鼻吸气，咽气后闭气使极，令气往攻病所，到局部有温热感觉时，才徐徐息出，如此反复进行，直至病痛处汗出通润为止，这是闭气攻病的见效，亦是病愈的征兆。这种方法治头痛，对风寒外感病情，最为相宜；其他实证头痛，亦可相机而用。

又，王子乔八神导引法云："闭气治诸病法，欲引头病者仰头。"《太清调气经》更云："咽气毕即闭之，口鼻不动，以心念所苦之处，以意注想攻之。"均在语译中补充，凡用闭气攻病法时，都应注意及此，其详可参阅导论中闭气法一项，并〈35〉条按语。

养生方导引法第〈7〉条，取站立姿式行功，运动重点在头项上肢。其导引方法，用力很大，又手按头后要极势，又要振摇二七，按摩亦要反复二七，并得头欲后仰，还要欹斜四角，急挽之三七，这真正是动功了，功效很强。其治头项肩肘风邪，以风寒、风湿病情，疼痛拘急为最宜；或者暴病，急则治标，可用这种强有力的动作；否则就是顽固之证。如果病涉于虚，尤其上虚的头眩头痛，是不能轻用的，上虚而运动过剧，反致偾事，应加注意。即使体力较差的，亦宜改为坐位行功较妥。

以上养生方导引法7条，为头面风的一整套治疗方法，动静缓急都有，站立、坐、卧姿式齐备。其中(1)、(7)两条，导引主要在头项上肢，运动量大，实证为宜；(2)(3)两条，导引行气并重，亦在上部，针对性亦很强。第(6)条为闭气攻病法，第(5)条的作用亦相近。惟第（4）条单用吐纳法，第（3）条闭目而做，方法较静，尤宜于虚证。综观内容，治疗作用，不仅限于头面风；可以兼及头项上肢胸腋和五官诸病，临床可以灵活变通，随证施功。即在各种功法之间，亦不要分割看待，可以参伍配合，先后调剂，增进疗效。

十七、风头眩候养生方导引法

（原书卷二第四十二候）

风头眩者，由血气虚，风邪入脑，而引目系[一]故也。五脏六腑之精气，皆上注于目，血气与脉并于上系[二]，上属于脑，后出于项中。逢身之虚，则为风邪所伤，入脑则脑转而目系急，目系急故成眩也。

诊其脉，洪大而长者，风眩。又得阳维[三]浮者，暂起[四]目眩也。风眩久不瘥，则变为癫疾[五]。其汤熨针石，别有正方，补养宣导，今附于后。

养生方导引法云：（1）以两手抱[六]右膝，着膺，除风眩。〈52〉

（2）又云：以两手承辘轳[七]，倒悬，令脚反在其上元[八]。愈头眩风癫。坐地，舒两脚，以绳靽[九]之，大绳靽讫，拖辘轳上来下去[十]，以两手挽绳，使脚上头下，使离地，自极，十二通。愈头眩、风癫。久行，身卧空中，而不坠落。〈53〉

（3）又云：一手长舒，令[十一]掌仰，一手提颐，挽之向外，一时极势，二七。左右亦然。手不动，两向侧极势，急挽之二七。去颈骨急强，头风脑旋，喉痹，髀内冷注、偏风。〈54〉

（4）又云：凡人常觉脊背偎强而闷[十二]，不问时节，缩咽髆内，仰面，努髆井向上，头左右两向捼之，左右三七，一住，待血行气动住[十三]然始更用，初缓后急，不得先急后缓。若无病人，常欲得旦起、午时、日没三辰，辰别二七[十四]。除寒热病，脊、腰、颈项痛，风痹，口内生疮，牙齿风，头眩[十五]，众病尽除。〈55〉

97

（5）又云：坐地，交叉两脚，以两手从曲脚中入，低头，叉手[十六]项上。治久寒不能自温[十七]，耳不闻声。〈56〉

（6）又云：脚着项上，不息十二通。愈[十八]大寒不觉暖热，久顽冷，患耳聋目眩病。久行即成法[十九]，法身五六[二十]，不能变也。〈57〉

（7）又云：低头，不息六通。治耳聋，目癫眩，咽喉不利。〈58〉

（8）又云：伏[二十一]，前，侧牢[二十二]，不息六通。愈耳聋目眩。随左右聋伏，并两膝，耳着地牢，强意多用力，至大极。愈耳聋目眩病。久行不已，耳闻十方；亦能倒，头则不眩也。八件有此术，亦在病疾难为。〈59〉

校注

[一] 目系：又名眼系、目本。为眼球内连于脑的脉络。详见《灵枢·大惑论》。

[二] 血气与脉并于上系：《灵枢·大惑论》原文为："筋骨血气之精，而与脉并为系。"

[三] 阳维：原作"阳经"，形近之误，据宋本及《脉经》卷二第四、《外台》卷十五风头眩方改。

[四] 暂起：突然坐起、站立。暂，猝然、突然。

[五] 癫疾：原作"癫以"，"以"字误，据汪本、周本改。

[六] 抱：宋本、《外台》作"拘"。

[七] 承辘（lù 路）轳（lú 卢）：承，接受。《太清导引养生经·宁先生导引法》作"捉绳"，义较明晰。辘轳，井上汲水所用之起重装置。《齐民要术》卷三种葵"井，别作桔槔、辘轳。"注："井深用辘轳，井浅用桔槔（亦称吊杆）。"

[八] 上元：即上头。《礼记·曲礼下》："牛曰一元大武。"郑玄注："元，头也。"

[九] 絆（bàn 半）：同"绊"，缠住。原义指套住马脚之绳。《玉篇》："絆与绊同。"

[十] 上来下去：正保本作"上下来去"。

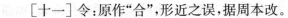

[十一] 令：原作"合"，形近之误，据周本改。

[十二] 而闷：原无，据本书卷一风痹候养生方导引法补。

[十三] 住：本书卷一风痹候、卷二十九风齿候、卷三十口舌疮候养生方导引法均作"定"，义通。住、定，均训"止"。

[十四] 二七：本书卷五腰痛候、卷二十九作"三七"。

[十五] 头眩：此上原有"颈"字，系衍文，据本书卷一、卷二十九删。

[十六] 手：原无，义不可通，据本书卷三虚劳寒冷候养生方导引法重出此文补。

[十七] 不能自温：原作"不然能自湿"，字句有误，据本书卷三、卷二十九耳聋候养生方导引法重出此文改。

[十八] 愈：本书卷二十九耳聋候、《外台》卷二十二耳聋方养生方导引法作"必愈"。又，此下文字原有"又云"二字，并另起一行作别一条，误，据本书卷二十九、《外台》删改。

[十九] 法：佛学术语。法者，梵云达摩，为通于一切之语。

[二十] 法身五六：法身，佛学术语，即佛之真身。但释名变化很多，有二法身、三法身、四种法身、五种法身等。《道教义枢》还有六种法身："本有三称：一者道身，二者真身，三者根身。迹有三名：一者应身，二者分身，三者化身。"

[二十一] 伏：原作"大"，形近之误，据正保本、周本改。

[二十二] 侧牢：《太清导引养身经·宁先生导引法》作"侧卧"。

语译

养生方导引法说：(1) 取下蹲姿式导引，身体下蹲，两手抱住右膝头，并把膝头挽起，顶着胸膺部位，配合行气。这种方法，能够祛除风眩病。

(2) 又说：取头足倒挂姿式导引，即以两手挽住辘轳的绳索，把身体倒挂起来，悬于空中，使两脚反在上头。具体做法是：先坐在地上，舒展两脚，用绳索绊住，待大绳绊好脚后，就可以拖动辘轳,上下来去,像荡秋千那样摆动;并以两手挽住绳索,加强摆动幅度,荡到极高,使脚上头下,倒挂起来,更尽力离开地面,倒挂到极度,如此连续 12 次。然后放慢摆动,离开辘轳,回复坐势,静息收功。这种导引方法,能够治愈头眩,风癫病。如果经久行功,身体对这种摆荡倒挂适应了,就可以倒卧空中,并不坠落,永远不会发生头眩病。

(3) 语译见前偏风候养生方导引法第(1)条(即〈15〉条)。

(4) 语译见前风痹候养生方导引法第(10)条(即〈30〉条)。

(5) 又说:取踞坐姿式导引,身体下蹲,脚底与臀部着地而坐,交叉竖起两脚,以两手从外侧脚弯中伸入,先抱住两腿,而后低头向下屈,尽量深入两腿中间,然后放开两手,改为十指交叉,按在后项之上,挽急,并深长引气,五息六息,而后微微吐气,身体亦渐渐放松,抬起头;而后又低头,叉手按项,长引气吐气。如此反复为之,至疲极汗出为止。这种方法,能够治疗久久寒冷,不能自行恢复温暖,以及耳聋失聪,不闻声音等病。

(6) 又说:在上述踞坐姿式的基础上,坐地,交叉竖起两脚,两手从外侧脚弯中伸入,抱住两腿,低头向下屈,深入两腿中间,改用两手抬起两足,按在后项之上,并做不息式吐纳法一十二通,至疲极汗出为止。这种方法,能够治愈大寒之证,身体寒冷,不得暖热,或者年深日久的顽固风冷病,以及耳聋、目眩等疾病。但本条导引行气方法,难度很大,应得多多练习,坚持去做,才能成功;但一经成功,对身体又大有益处,能修行成为佛法真身。

(7) 又说:取坐地、或踞坐或站立姿式导引行气,安心宁神,低头下视,两目微闭,两手握固,舌抵上腭,专意念气。以鼻纳气,五息六息,口鼻俱闭,不使息出,使清气充满于腹中,并引至头上,而后微微呼气,如此为一通,连续六通。这种方法,能治耳聋、目眩、风癫以及咽喉不利等病。

(8) 又说:取俯卧姿式导引行气,先双膝并拢,跪着地上,解开发髻,披头四散,而后上身俯伏,两手握固,放于头部两侧,面向前方,侧耳而卧,安心宁神,专意念气。侧耳应随着耳聋的一边,紧贴地面,而且要着意多用力,达到最大限度。如果两耳都聋,侧耳就左右交替进行。此时两膝仍然并拢,贴着地面,全身放松,做不息式吐纳法,连续六通。行功完后,恢复原位,静息收功。这种方法,能够治愈耳聋、目眩等病。如果久行不已,则听觉大增,能够耳闻十方;头脑清明,能够倒立,头目亦不会眩晕。以上八条中有类此方法,尤如第(2)条倒悬,均是运动头项部位,功法看似很难,但确能治好这些病证。

按语

头风眩晕,文中责之血气虚损,五脏六腑的精气,不能上荣于脑,注于目,以致风邪乘虚侵袭,入脑而伤目系,所以脑转目系急,头晕而目眩。这种病情,临床较多见。

如果眩晕而脉洪大以长的,为有余之证,这是风火相煽,上偕于头。更有阳维脉浮,不能活动,猝然坐起或站立即头眩目黑的,又为奇经脉虚所致。于此可知,头眩的病情,亦有多端,不能尽责之风虚。但无论何因,风眩病久久不瘥,能变癫疾,成为反复发作的病变。

养生方导引法第(1)条,取下蹲抱膝着膺法行功,盖身体下蹲,则其气下沉;抱住右膝,亦是左升右降。挽起着膺,收引腰脚,有填实下焦之义。如能配合行气,更有补于里,归于丹田的作用。其治风眩,是上病下取法。这里还可酌量病情的虚实,行功时加以调节,如为实证,抱膝着膺,可以有弛有张,反复多次,行气亦用泻法;如为虚证,抱膝着膺,则以意念守住,行气亦用补法。

又,本条与前第⟨7⟩条功法略同,但前者是抱左膝,用力重点不同。左主上升,所以用治下重、难屈伸等病,具有升举之义;这里抱右膝,主治证为风眩,是引气下行,参阅第⟨7⟩条按语。

养生方导引法第(2)条,见于《太清导引养生经·宁先生导引法》,但自"坐地"以下文字,是《病源》作者对原文的解释,说明此功的具体做法和要求，并提出自己的实践经验。以头足倒挂的导引法治头风眩晕，是颇有胆略的。一般所见，头眩病人多怕动，尤其摆动，动则掉摇更甚，恶心呕吐，坐立不稳，势欲跌倒。现在以剧烈动荡，头足倒挂法为治，这是以动制动，有积极意义。《外台》在风头眩方，不录此条，是否有所顾虑？如果在平时多练习，能增强对掉摇的适应性，更可改善平衡能力，亦不会有风眩之来，文末"久行"的效果，即是如此。不过，头眩的病情，有多种多样，其治当然亦不是一法可尽，如果量其所患，能够以动制动的，这种方法就可备一格。

养生方导引法第(3)条，取站立姿式导引，一法两式。先是运动两手，向左右弛张，而且捉颐，有序地活动；而后捉颐旋颈，快速用劲。其目的是流通上肢颈椎的经脉血气，以治头风脑转，颇有法度(参阅〈15〉条按语)。

养生方导引法第(4)条，取站立姿式导引，缩颈抬肩，主要活动颈项，宛转颈椎，流通经脉气血，治疗颈椎性头眩病，与上法作用略同，但功法各有特点，如病情需要，可以配伍运用。但此法活动量较大，行功有严格要求，详参〈30〉条按语。

养生方导引法第(5)(6)两条，可以看作是一法两式，轻重两等。第(5)条见于《太清导引养生经·宁先生导引法》，第(6)条失载，似为遗文。第(5)条又与卷十八之三虫候养生方导引法(即〈187〉条)略同，可以联系理解，语译中已补充其文"长引气，即吐之"两句。本法取踞坐式行功，坐地，交叉两脚，以两手从曲脚中入，用力在下部，作为行功的基础。"肾主腰脚"，有使气下沉，实下补肾之意。又低头，屈于两腿之间，叉手项上，这是引元气上行，使五脏六腑的精气，皆上入于脑，注于目，所谓"还精补脑"。其治头目耳病，当是上病下取法，实下以补上虚的。引气归肾，充实丹田，又引精补脑，这是所谓山泽通气。导引行气，又能通利血脉，调和营卫。如此元气充表，里和，尽管久寒不解，亦无容邪之所，自能恢复温暖。不过要注意，上

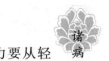

虚下元不足之病,久寒阳气不运的,动作要缓慢,用力要从轻递增,特别是低头,叉手项上,不能过急过猛,因为这里不是泻法,而是补法,最好行功略至疲倦,微微有汗即止,能得阳气渐通,即为佳境。

第(6)条取同上姿式行功,可以看作是进一步的加强功,而导引难度更大。改变叉手项上而为脚着项上,不仅腰背要能更曲,而全身重量几乎都加在臀部,要能坐得稳当;尤其举脚着项上,亦非得肢体柔软不行。而其作用,则是把下部的精气,都倒灌于头脑上去,可以说是"还精补脑"的杰作。导引文中,往往提到"柔转"、"宛转"等词,足见导引家身体骁健,而且矫柔,具有武术家、杂技家功夫,动作灵敏,手足轻捷,非一般常人可比,而多数病员,则是难以立即做到的。所以文中指出,"久行即能成法",要多做,坚持才能成功,这是实践深有体会之言。但对于大寒不觉暖热、久顽冷的病情,却真需要这种功法,难度大,则运动功量亦大,坚持久行,则痼疾久病,亦能发动阳气,去郁除陈,改变病情。何况加上不息一十二通,含有闭气攻病之意,内外兼行,疗效是可以肯定的。至于耳聋目眩病,则如上条所说,当以渐成功。

养生方导引法第(7)条,取低头行气法,低头是为了易于行气受气,引精补脑。不息式吐纳,亦含有闭气攻病之意。这种方法,吐故纳新,引气至头,看似简单,适应证却很广,所以主治证概括头脑、耳、目及咽喉诸病。还可以这样理解,它与(5)(6)两条是为一组行功法,这是个基本法,(5)(6)两法是逐步加深的;或者三法可以斟酌轻重缓急,穿插进行。

养生方导引法第(8)条,取俯伏姿式导引行气。原文见于《太清导引养生经·宁先生导引法》,但从"随左右聋伏"以下文字,是《病源》作者对原文的解释,提出具体做法和临床经验的。伏,白发候有注解,"伏者,双膝着地,额直至地,解发破髻,舒头长敷在地"。俯伏,是低头的更进一步,能使头部易于受气,引精上行。侧耳牢伏,则改变以上倒悬、捉颐、接头等动功,而为集中一点的静听,两相比较,在此有动静,俯仰之异,别具法度。专一静听,静能制动;伏前侧牢,更是引气集中到上部。不息六通,纳新吐故,升清除邪。其治风邪入脑,以及上虚而眩、耳聋诸证,自有益气聪明的功效。

以上8条,动静方法俱备,踞坐、坐地、站立、倒悬、俯伏姿式都有,是风头眩病的一大套治疗方法。当然,风头眩及耳目诸证,病情亦较复杂,诸种方法的缓急轻重,亦有所异;特别诸法之间,有互相联系的,有各自特殊的,能够相机而施用,法外有法,定能获得满意的疗效。

十八、风癫[一]候养生方及养生方导引法

(原书卷二第四十三候)

风癫者,由血气虚,邪[二]入于阴经故也。人有血气少,则心虚而精神离散,魂魄妄行,因为风邪所伤,故邪入于阴,则为癫疾。又人在胎[三],其母卒大惊,精气并居[四],令子发癫。其发则仆地,吐涎沫,无所觉是也。原[五]其癫病,皆由风邪故也。其汤熨针石,别有正方,补养宣导,今附于后。

养生方云:(1) 夫人见十步直墙,勿顺墙而卧[六],风利吹人[七],必发癫痫及体重。⑯

(2) 人卧,春夏向东,秋冬向西[八],此是常法。⑰

养生方导引法云:(1) 还向反望,侧望[九],不息七通。治咳逆,胸中病,寒热癫疾,喉不利,咽干咽塞。〈60〉

(2) 又云:以两手承辘轳,倒悬,令脚反在上元。愈头眩风癫。坐地,舒两脚,以绳绊之,以大绳绊讫,拖辘轳上来下去,以两手挽绳,使脚上头下,使离地[十],自极,十二[十一]通。愈头眩、风癫。久行,身卧空中,而不坠[十二]落。〈61〉

校注

[一] 风癫:病名,俗称为"羊痫风"。

［二］邪：此上《外台》卷十五风癫方有"风"字。

［三］人在胎：此下《外台》有"时"字。

［四］精气并居：谓精气与逆乱之气相并，损及于胎。《素问·奇病论》："精气并居"，张景岳注："惊则气乱而逆，故气上不下。气乱则精亦从之，故精气并及于胎，令子为巅痫疾也"。

［五］原：推究原因。《易·系辞下》："原始要终"，疏："原，穷其事之初始"。

［六］而卧：《养性延命录·杂诫忌禳害祈善篇》作"坐卧"，义长。

［七］风利吹人：谓直墙之风，锐利伤人。

［八］秋冬向西：此下《千金要方》卷二十七第二尚有"头勿北卧，及墙北亦勿安床"两句。

［九］侧望：原无，据《外台》卷九咳逆及厥逆饮咳方养生方导引法补。

［十］使离地：此上原衍"不"字，与上下文导引姿势不合，据本卷风头眩候养生方导引法删。

［十一］二：原作"三"，形近之误，据本卷风头眩候、宋本、周本改。

［十二］坠：本卷风头眩候及周本作"堕"，义通。《广雅》："坠，堕地"。《集韵》："坠，落也。"

语译

养生方导引法说：(1) 取站立姿式导引行气，身体正立，两足站稳，两臂自然下垂，两手握固，头目平视，漱津咽唾，意守丹田，调整姿势，而后缓缓转动头部(身体不动)，向侧向后，回头反看；又渐渐回转，向侧向前，回复向前平视。如此往左往右，向后回顾，连续各 7 次。又安心宁神，闭目吐纳，以鼻纳气，五息六息，口鼻俱闭，不使息出，至闷极之时，才缓缓吐气，如此为一通，连续七通。最后恢复原位，静息收功。这种方法，能够治疗多种病证，如咳逆上气，胸中诸病，寒热病，癫疾，以及喉中不利，咽干噎塞等病。

（2）语译见前风头眩候养生方导引法第（2）条（即〈53〉条）。

按语

风癫候即癫痫，俗称为羊痫风。《难经·二十难》云："重阴者癫。"这里加以发挥，认为是"由血气虚，风邪入于阴经"所致。对于血气虚和阴经所在，文中指出是："心虚而精神离散，魂魄妄行"，其本在于心、肝、肺三脏，少厥、厥阴、太阴三阴经，颇有临床意义。同时还指出，这种病有的是属于先天遗传因素。这样，论证就更全面。其病发作，责之于风邪；发时主证，为突然仆地，口吐涎沫，无所知觉，很符合临床所见。

养生方导引法第（1）条，取站立姿式行功，或用正坐姿式亦可，但无论站立或正坐，均应在平时进行，发作时不能做。法取回头反望、侧望，主要是运动头项，宛转颈椎，疏通上部经脉，流走气血；亦可以锻炼目珠平稳转移，增进对抗癫眩发病的能力。同时继以不息式吐纳，吐故纳新，亦有补于里。此法是先导引，后吐纳，《秘要口诀》云："先导引，后出入，……先导引则秽气随举动散出。"以此为治，可以增强对风邪痉急的抗病能力，缓解癫痫的发作。而上部经脉气血调和，所以对咳逆、胸中病、咽喉病等上部诸变，亦有治疗作用。如果是治咽喉诸病，漱津咽唾次数要多。治寒热之病，寒热每由风邪为患，还向反望亦宜增加次数。

养生方导引法第（2）条，头足倒立，以治风癫，是以动治动，对头部的锻炼，较之还向反望，增强了十百倍。而风癫病的顽固脑病，以此翻江倒海之势，过正矫枉一下，未始不可；临床亦有反复探吐以治此病的。《外台》对于此法，在风头眩病就不用，对风癫病则赏用，亦是有一定见地的。

以上两条，均是治上部病，尤其头目诸病，但有轻重缓急之分。可以斟酌病情，分别用，配伍用，对于风癫，以交替运用为佳。

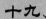

十九、风邪候养生方导引法

（原书卷二第四十六候）

风邪者，谓风气伤于人也。人以身内血气为正，外风气为邪。若其居处失宜，饮食不节，致腑脏内损，血气外虚，则为风邪所伤。故病有五邪：一曰中风，二曰伤暑，三曰饮食劳倦，四曰中寒[一]，五曰中湿，其为病不同。

风邪者，发则不自觉知，狂惑[二]妄言，悲喜无度是也。其汤熨针石，别有正方，补养宣导，今附于后。

养生方导引法云：（1）脾主土，土暖如[三]人肉，始得发汗，去风冷邪气。若腹内有气胀，先须暖足，摩脐上下并气海，不限遍数，多为佳；如得[四]左回右转三七。和气如用，要用身内一百[五]一十三法，回转三百六十骨节，动脉摇筋，气血布泽，二十四气[六]和润，脏腑均调。和气在[七]用，头动转[八]摇振，手气向上，心气则[九]下，分明知去知来。莫问平手、欹腰、转身、摩气、屈蹙回动尽[十]，心气放散，送至涌泉，一一不失气之行度，用之有[十一]益，不解用者，疑如[十二]气乱。〈62〉

校注

[一] 中寒：《难经·四十九难》作"伤寒"，在此义同，"中，伤也"。

[二] 狂惑：即狂乱，精神错乱之意。《说文》："惑，乱也"。

[三] 如：往，至。《尔雅》："如，往也"。在此引申为"至"。

[四] 如得：乃得，始得。本书卷十六腹胀候重出此文时即作始得。"如"、"始"均可训"乃"。

[五] 一百："一"，原书板蚀缺字，据本书卷十六及宋本、汪本、周本补。"百"本书卷十六作"日"。

[六] 二十四气：即上中下二十四真神。上八景为脑、发、皮肤、目、项、脊、鼻、舌神。中八景为喉、肺、心、肝、胆、左肾、右肾、

107

脾神。下八景为胃、穷肠、大小肠、胴中、胸膈、两胁,左阴左阳、右阴右阳神。

〔七〕在:本书卷十六无。

〔八〕转:本书卷十六无。

〔九〕则:本书卷五腰痛候养生方导引法第(1)条、卷十六作"向"。

〔十〕尽:指上述导引行气功法完了。《玉篇》:"尽,终也。"

〔十一〕有:原作"导",据本书卷十六改。

〔十二〕如:而。

语译

养生方导引法说:脾胃主中土,是谷气、卫气的发源地;谷气、卫气即脾胃温和之气,也就是阳气。能够外行于肌肉,则汗出有源,腠理开合如常,此时才能运用发汗方法,通和卫阳,祛除风冷邪气。

如果病人腹内有气胀,则为脾胃受损,中气虚寒,在外的血气亦虚,此时就不能再用发汗方法。必须先为暖和两足,同时按摩脐部上下,并及气海部位,因为四肢和大腹属脾,肾又主腰脚,气海为肾区,丹田所在。暖足、摩腹,则温运脾肾阳气,使中土有权,阳气来复,则内可以消胀,外可以温卫。此时乃得左回右转,活动全身,周流气血,连做三七二十一次。则内外调和,阳气发动,周身充满暖和之气,同样能够祛除风冷邪气。但须注意,暖足最好亦用按摩方法,不用温水或火烤,因为水性多湿,烤火后又易着寒,对腹中气胀不利。按摩脐腹,两手亦要温热,用两掌摩擦令热,而后以掌心从脐腹局部向外延,顺时针方向按摩,又从外再向脐腹中心逆时针方向旋转,如此从内到外,从上到下,从左到右,渐渐按摩,不限遍数,多多益善,摩至腹中觉热,肠鸣转气,是为得效。这就是调和气机。

上文说的左回右转,是以导引为主。要用身内113法,回转活动360骨节,推动经脉的运行,摇动筋膜的缓急,使气血能够布散润泽,上中下三八二十四气和润,五脏六腑均能得到调和。

同时还须加一番功法,导引行气存想相结合;即挪动头部,旋转摇摆,并存想手气向上行,心气向下行,分明知道上行下行的气来来去去,从头至足,周流一身。

最后,不论平手、欹腰、转身、摩气、屈蹙回动等各种导引行气方法,做完以后,都得全身放松,使心气放散,以意念送至足心涌泉,归于丹田。然后静息收功。以上行功,一个一个环节,不能违反元气的运行法度,用之就大有好处;如果不了解运用功法,就会疑而气乱,反生偏差。

按语

风邪候是论邪与正的一般概念。而外风邪气伤人,是由于“血气外虚”,以致邪气乘虚而入,这反映作者具有“百病皆生于虚”的观点。所以对于正气之虚,亦归咎于“居处失宜,饮食不节”,重视内伤。不过,下文接着提出五邪,则上文“风邪”所指,又似为广义邪气。而最后叙述风邪的发病及其症状,又为神志之病,精神失常,与上文不侔。这里三节文字,三个内容,盖是同一名称,而涉及多义的条文。

养生方导引法文字,亦比较特殊,并有误乱之处。从总的来看,可分为四段,主要内容,包括解表与温运中阳两个方面。如第一段发汗去风冷邪气,是论解表法。重视“土暖”,脾胃温和之气的作用,很有见解,但未言及具体功法。第二段暖足摩脐上下,着重论“腹内有气胀”,是重视内伤,温运脾肾阳气,理论功法俱备,的确是治气胀的妙法,所以在本书卷十六腹胀候又重出此文。但“如得左回右转三七”一句,理解就颇费斟酌,在此作发动阳气,解除风冷邪气解释,但在腹胀候就不一定要解表。第三段作为左回右转的具体功法,似较吻合,但“身内一百一十三法”,内容不详。第四段“和气在用”以下,作为加强功,导引行气存想相结合,亦较易理解,但也有问题,如“和气在用”,“手气向上”,文字是否有误,可以斟酌。有些气功家

109

亦并不如此解释,《外台》在风邪方、腹胀方均不引此条文,看来是有些问题的。至于此条内容的主要精神,是应当肯定的,可参阅第〈185〉条按语。

至于行功姿式,文中未指明,但提到平手、欹腰、转身、摩气、屈蹙回动等,功法多种,似以站立姿式进行为宜。

二十、鬼邪候养生方及养生方导引法

(原书卷二第四十七候)

凡邪气鬼物所为病也,其状不同。或言语错谬,或啼哭惊走,或癫狂惛乱[一],或喜怒悲笑,或大怖懼如人来逐,或歌谣啸,或不肯语。

若脉来迟伏,或如鸡啄[二],或去,此邪物也。若脉来弱,绵绵迟伏,或绵绵不知度数,而颜色不变,此邪病也。脉来乍大乍小,乍短乍长,为祸脉[三]。两手脉浮之细微[四],绵绵不可知,俱有阴脉,亦[五]细绵绵,此为阴跷阳跷之脉也。此家曾有病痱风死[六],苦恍惚亡人为祸也。脉来洪大弱[七]者,社祟。脉来沉沉潾潾[八],四肢重[九],土祟。脉来如飘风,从阴趋阳,风邪也。一来调,一来速,鬼邪也。脉有表无里,邪之祟[十]上得鬼病也。何谓表里,寸尺为表,关为里,两头有脉,关中绝不至也。尺脉上不至关为阴绝,寸脉下不至关为阳绝。阴绝而阳微,死不治也。其汤熨针石,别有正方,补养宣导,今附于后。

养生方云:(1)《上清真人诀》[十一]曰:夜行常琢齿[十二],杀鬼邪。⑱

(2)又云:仙经治百病之道,叩齿二七过,辄咽气二七过,如此[十三]三百通乃止。为之二十日,邪气悉去;六十日,小病愈;百日,大病除,三蛊[十四]伏尸皆去,面体光泽。⑲

(3)又云:封君达常乘青牛;鲁女生常乘驳牛;孟子绰常乘驳马;尹公度常乘青骡。时人莫知其名字为谁,故曰:欲得不死,当问青牛道士。欲得此色,驳牛为上,青牛次之,驳马又次之。三色[十五]者,顺生之气也。故云青牛者,乃栖木之精;驳牛者,古之神示[十六]之先;驳马者,乃神龙之祖也。云道士乘此以行于路,百物之恶精、疫气之疠鬼,长摄[十七]之焉。⑳

养生方导引法云[十八]:(1)《无生经》曰:治百病、邪鬼、蛊毒,当正偃卧,闭目闭气,内视丹田,以鼻徐徐内气,令腹极满,徐徐以口吐之,勿令有声;令入多出少,以微为故[十九]。存视五脏,各如其形色;又存胃中,令鲜明洁白如素。为之倦极,汗出乃止。以粉粉[二十]身,摩捋[二十一]形体。汗不出而倦者,亦可止,明日复为之。〈63〉

(2)又当存作大雷电,隆隆鬼鬼[二十二],走入腹中。为之不止,病自除矣。〈64〉

校注

[一] 惽乱:联绵字,同"昏乱"。神昏乱语。

[二] 鸡啄:真脏脉之一种,或称"雀啄"。脉象急数,节律不调,止而复作,如鸡雀啄食之状。

[三] 祸脉:《脉经》卷四第二作一个"祟"字,义同,祸亦祟也。

[四] 两手脉浮之细微:《脉经》卷二第四作"两手阳脉浮而细微"。

[五] 亦:此下《脉经》有"复"字。

[六] 病痱风死:《脉经》作"病鬼魅风死",义长可从。

[七] 弱:《脉经》卷四第二作"嫋嫋"二字。

[八] 澹澹:《脉经》作"泽泽"。

[九] 四肢重:《脉经》作"四肢不仁而重"。

[十] 祟:原书板蚀缺字,据汪本、周本补。

[十一] 上清真人诀:即指《上清真人冯延寿口诀》一书,《真诰》有节引。

[十二] 琢齿:此下《登真隐诀》引有"啄齿亦无限数也"一

句,可参。

[十三]此:原无,脱文,据本书卷二十三伏尸候养生方重出此文补。

[十四]三蟲:即三蟲,长蟲、赤蟲、蛲蟲。《说文》:"蟲,腹中蟲也。"

[十五]三色:原作"二已",形近之误,据本书卷十疫疠病候养生方重出此文改。

[十六]神示(qí 其):本书卷十作"神宗"。神示,又作"神祇",泛指各种神灵。

[十七]摄:本书卷十作"揖"。摄,在此通"慑"。

[十八]养生方导引法云:原作"又云",据本条内容改。

[十九]故:此上原有"之"字,据本书卷二十五蠱毒候养生方导引法重出此文删。

[二十]粉:用为动词。涂抹,义同"敷"。指用止汗粉扑于身上。

[二十一]摩挏:按摩。挏,亦训"摩"。

[二十二]隆隆鬼鬼:本书卷二十五作"隆晃"二字。

语译

养生方导引法说:(1)《无生经》云:治疗百病、邪鬼、蛊毒等病,用闭气内视攻病法,取正卧位姿式行功。正身仰卧,轻闭双目,两手握固,舌抵上腭,闭气不息,意守丹田,同时进行内视。闭气时以鼻徐徐纳气,五息六息,口鼻俱闭,不使息出,待至清气充满于腹中,下归于丹田,并以意念引气往攻病痛之所,而后又徐徐从口吐气,吐去身中一切邪鬼蛊毒之气。这种吐纳,无正限数,反复为之;而且入气出气,要极轻极缓,不能粗草,闻有其气出入的声响,更要入多出少,始终以轻微为宜。引气攻病,亦要十遍、二十遍、三十遍、四五十遍,直至身体感觉温暖,微微汗出为效。在内视之时,存想五脏形色,五脏之神,心、肝、脾、肺、肾,各见其形,各显本色,青、赤、黄、白、黑各色气团,笼罩五脏,出周一身；又存想胃中，鲜明洁白，犹如素绢。如此则魂魄精气神的神舍修明，百脉调和，邪病自无容身之地。这种闭气、内视存想之功，要做到极为疲倦，周身汗大出而止；身温汗大出，为攻病取效的标志。但在汗出以后，要用止汗粉粉扑周身，收敛毛孔，保护卫气；并且轻轻按摩，调和形体，防止受凉感冒。

如果在闭气存视过程中，尚未至汗出，而身体却已困倦，不能继续行功时，亦可随时中止，不要勉强，待到明天再做；否则有病之体，过分疲劳，无益而反有害。

（2）又说：还有一种存想治病方法，即存想作大雷闪电，雷声隆隆，闪电晃晃，走入腹中，大张正气，驱逐邪鬼。如此坚持去做，鬼邪百病，亦自然除去了。

按语

鬼邪证候，名称虽似诞妄，而实际在临床上是较多见的，大都为精神神经病。文中记载，亦较翔实，尤其脉诊，可以研究。

养生方三条，养生方导引法二条，内容亦较特殊。如闭气内视存想攻病法，源于《太清导引养生经·王子乔八神导引法》，《登真隐诀》、《老君存思图》亦有记载。闭气是吐故纳新，发动丹田真气，以祛病邪。存想则以静制动、以神制鬼，均有巧思。精神病人，大多是由情绪委屈中不能解脱出来，情况太复杂了，精神抑郁太甚了，烦恼太多了，或者妄想太多了，魂魄不安，精气神大伤，以致神情混乱，理智丧失，一般治疗，难以奏效，此时另想办法，归本求源，返璞归真，改变一下精神环境，清净无为，自我解脱，是大有好处的。其中闭目内视，意守丹田，闭气令腹极满，是很重要的，具有"虚心实腹"的意义，亦是行气与存想相结合的方法，为此功的重点，宜多加注意（参阅导论行气、闭气、内视存想诸项）。

又如存想大雷电，亦是道家驱邪止鬼的常用方法。存想以巨大的震动影响，震聋发聩，特异的光电闪烁，惊心动魄，从而驱逐鬼鬼祟祟的魔障，辟开精神上的折磨和干扰，虽说是存想，但却能壮胆略,强意念,战胜一切邪恶,未始不是一种法外之法。前人常说:心病要用心药医,这里亦是一种"心药"的方法。

二十一、风瘙身体隐轸候养生方

(原书卷二第五十二候)

邪气客于皮肤,复逢风寒相折,则起风瘙隐轸。若赤轸者,由凉湿折[一]于肌中之热[二],热结成赤轸也。得天热则剧,取冷则灭也。白轸者,由风气折于肌中热[三],热与风相搏所为。白轸得天阴雨冷则剧,出风中亦剧,得晴暖则灭,著[四]衣身暖亦瘥也。

脉浮而洪,浮即为风,洪则为气强[五]。风气相搏,隐轸[六],身体为痒。

养生方云:(1) 汗出不可露卧及浴,使人身振寒热,风轸。㉑

校注

[一]折:《外台》卷十五风搔身体隐疹方、《圣惠方》卷二十四治风瘾疹诸方均作"搏"。下一个"折"字同。

[二]热:此上原有"极"字,但隐疹诸候均无"极热"用词,衍文,据《外台》、《医心方》卷三第十八册。

[三]热:此上《外台》有"之"字。

[四]著:《外台》作"厚"。

[五]脉浮而洪,浮即为风,洪则为气强:《金匮要略》第十四无"强"字。又《外台》作"脉浮而大,浮为风虚,大为气强"。

[六]隐轸:此上《金匮要略》有"风强则为"四字。

二十二、诸癫[一]候养生方

(原书卷二第五十七候)

风癫病,皆是恶风及犯触忌害得之。初觉皮肤不仁,或淫淫苦痒如虫行，或眼前见物如垂丝，或隐轸辄赤黑，此皆为疾始起，便急治之，断米谷肴鲑，专食胡麻松术辈，最善也。

夫[二]病之生，多从风起，当时微发，不将为害。初入皮肤里，不能自觉。或流通四肢，潜于经脉，或在五脏，乍寒乍热，纵横[三]脾肾，蔽诸毛腠理，壅塞难通，因兹气血精髓乖离[四]，久而不治，令人皮肤[五]顽痹；或汗不流泄，手足酸疼，针灸不痛；或在面目，习习奕奕；或在胸颈，状如虫行；或[六]身体遍痒，搔之生疮；或身面肿，痛[七]彻骨髓；或顽如钱大[八]，状如蚝[九]毒；或如梳，或如手，锥刺不痛；或青赤黄黑，犹如腐木之形；或痛无常处，流移非一；或如酸枣，或如悬铃；或似绳缚拘急，难以俯仰，手足不能摇动，眼目流[十]肿，内外生疮，小便赤黄，尿有余沥，面无颜色，恍惚多忘。其间变状多端。

毒虫若食人肝者，眉睫堕落。食人肺，鼻柱崩倒，或鼻生息肉塞[十一]孔，气不得[十二]通。若食人脾，语声变散。若食人肾，耳鸣啾啾，或如雷鼓之音。若食人筋脉，肢节堕落。若食人皮肉，顽痹不觉痛痒，或如针锥所刺，名曰刺风。若虫乘风走于皮肉，犹若外有虫行。复有食人皮肉，彻外从头面即起为疤肉，如桃核小枣。从头面起者，名曰顺风；病从两脚起者，名曰逆风。令人多疮，犹如癣疥，或如鱼鳞，或痒或痛，黄水流出。初起之时，或如榆荚，或如钱孔，或青或白，或黑或黄，变异[十三]无定，或起或灭，此等皆病之兆状。

养生禁忌云：(1) 醉酒露卧，不幸生癞[十四]。㉒

(2) 又云：鱼无鳃，不可食；食之，令人五月发癞。㉓

校注

[一] 癞：即本卷前述之恶风，大风恶疾，类似今称麻风病。

[二] 夫：《圣惠方》卷二十四治大风癞诸方作"大"。

[三] 纵横：恣肆横行，无所忌惮。

[四] 乖离：联绵字。不和。

[五] 皮肤：原无，据《圣惠方》补。

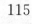

［六］或：原无，据《外台》卷十三诸癞方补。

［七］痛：宋本作"方"。

［八］顽如钱大：此下《圣惠方》有"或如羊掌，渐渐引阔"两句。

［九］蛓（cì　次）：同"蛓"，毛虫，有毒，螫人即起肉疱。

［十］流：《圣济总录》卷十八大风癞病作"浮"。

［十一］塞：原无，据《外台》补。

［十二］得：原无，据《外台》补。

［十三］异：《外台》作"易"。

［十四］醉酒露卧，不幸生癞：《千金要方》卷二十七第二作"醉不可露卧，及卧黍穰中，发癞疮"。

二十三、虚劳候养生方及养生方导引法

（原书卷三第一候）

夫[一]虚劳者，五劳、六极、七伤是也。五劳者，一曰志劳，二曰思劳，三曰心劳，四曰忧劳，五曰瘦劳[二]。又，肺劳者，短气而面肿，鼻不闻香臭。肝劳者，面目干黑，口苦，精神不守，恐畏不能独卧，目视不明。心劳者，忽忽[三]喜忘，大便苦难，或时鸭溏，口内生疮。脾劳者，舌本苦直[四]，不得咽唾。肾劳者，背难以俯仰，小便不利，色赤黄而有余沥，茎内痛，阴湿，囊生疮，小腹满急。

六极者，一曰气极，令人内虚，五脏不足，邪气多，正气少，不欲言。二曰血极，令人无颜色，眉发堕落，忽忽喜忘。三曰筋极，令人数转筋，十指爪甲皆痛，苦倦不能久立。四曰骨极，令人酸削[五]，齿苦痛，手足烦疼，不可以立，不欲行动。五曰肌极，令人羸瘦，无润泽，饮食不生肌肤。六曰精极，令人少气噏噏然[六]，内虚，五脏气不足，发毛落，悲伤喜忘。

七伤者，一曰阴寒，二曰阴萎，三曰里急，四曰精连连[七]，五

曰精少、阴下湿，六日精清[八]，七日小便苦数，临事不卒[九]。又，一日大饱伤脾，脾伤善噫，欲卧，面黄。二日大怒气逆[十]伤肝，肝伤少血目闇[十一]。三日强[十二]力举重，久坐湿地伤肾，肾伤少精，腰背痛，厥逆下冷。四日形寒寒饮伤肺，肺伤少气，咳嗽鼻鸣。五日忧愁思虑伤心，心伤苦惊，喜忘善怒。六日风雨寒暑伤形，形伤发肤枯夭[十三]。七日大恐惧不节伤志，志伤恍惚不乐。

男子平人，脉大为劳，极虚亦为劳。男子劳之为病，其脉浮大，手足烦，春夏剧，秋冬差，阴寒精自出，酸㾓[十四]。寸口脉浮而迟，浮即为虚，迟即为劳，虚则卫气不足，劳[十五]则荣气竭。脉直上者，迟[十六]逆虚也。脉涩无阳，是肾气少；寸关涩，无血气，逆冷，是大虚。脉浮微缓，皆为虚；缓而大者，劳也。脉微濡相搏，为五劳；微弱相搏，虚损，为七伤。其汤熨针石，别有正方，补养宣导，今附于后。

养生方[十七]云：(1) 唯欲嘿气[十八]养神，闭气使极，吐气使微。又不得多言语[十九]，大呼唤，令神劳损。㉔

(2) 亦云[二十]：不可泣泪，及多唾洟[二十一]。此皆为损液漏津，使喉涩大渴[二十二]。㉕

(3) 又云：鸡鸣时，叩齿三十六通，讫、舐唇漱口，舌聊[二十三]上齿表，咽之三过。杀虫，补虚劳，令人强壮。㉖

养生方导引法云：(1) 两手拓两颊，手不动，搂肘使急[二十四]，腰内亦然，住定。放两肘[二十五]头向外，肘臂腰[二十六]气散尽势，大闷始起，来去七通。去肘臂劳。〈65〉

(2) 又云：两手抱两乳，急努，前后振摇，极势，二七。手不动摇，两肘头上下来去三七。去两肘内劳损，散心向下，众血脉遍身流布，无有壅滞。〈66〉

(3) 又云：两足跟相对，坐上，两足指向外扒；两膝头拄[二十七]席，两向外扒使急；始长舒两手，两向取势，一一皆急，三七。去五劳、腰脊膝疼，伤冷脾痹。〈67〉

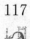

（4）又云：跪一足，坐上，两手髀[二十八]内卷足，努踹[二十九]向下。身外扒，一时取势，向心来去，二七。左右亦然。去五劳，足臂疼闷，膝冷阴冷。〈68〉

（5）又云：坐，抱两膝下，去三里二寸，急抱向身，极势，足两向身起，欲似胡床[三十]。住势，还坐。上下来去，二七。去腰、足、臂内虚劳，膀胱冷。〈69〉

（6）又云：两足相踏，向阴端急蹙，将两手捧膝头，两向极势，捺之二七，竟；身侧两向取势，二七；前后努腰七。去心劳，痔病，膝冷。调和未损尽时，须言语不瞋喜。〈70〉

（7）偏跏，两手抱膝头，努膝向外，身手膝各两向[三十一]极势，挽之三七。左右亦然。头须左右仰扒。去背急臂劳。〈71〉

（8）又云：两足相踏，令足掌合也，蹙足极势。两手长舒，掌相向脑项之后，兼至髀，相挽向头，髀，手向席，来去七；仰手七，合手七，始两手角上极势。腰正，足不动。去五劳七伤，脐下冷暖不和。数用之，常和调适。〈72〉

（9）又云：一足踏地，一足屈膝，两手抱犊鼻下，急挽向身极势。左右换易四七。去五劳，三里气不下。〈73〉

（10）又云：蛇行气，曲卧以正身，复起踞，闭目，随气所在向之[三十二]，不息十二通[三十三]。少食裁通肠[三十四]，服气为食[三十五]，以舐[三十六]为浆，春出冬藏，不财不养[三十七]以治五劳七伤。〈74〉

（11）又云：虾蟆行气，正坐[三十八]，自[三十九]动摇两臂，不息十二通。以治五劳七伤，水肿之病也。〈75〉

（12）又云：外转两足，十遍引[四十]。去心腹诸劳。内转两足[四十一]，十遍引[四十二]，去身一切诸劳疾疹。外转两脚，平踏而坐，意努动膝节，令骨中鼓，挽向外十度，非转也。

校注：

[一]夫：原作"大"，形近之误，据《外台》卷十七五劳六极七伤方、周本改。

〔二〕瘦劳:《千金要方》卷十九第八作"疲劳"。

〔三〕忽忽:不爽貌。

〔四〕舌本苦直:谓舌根病苦强直,活动不利。

〔五〕酸削:酸楚疼痛。与下文"酸嘶"义同。

〔六〕噏噏然:噏噏通"吸吸"。噏噏然,形容少气不足以息,言语时上气不接下气之状。《灵枢·癫狂》:"少气,身漯漯也,言吸吸也。"

〔七〕精连连:此下《千金翼方》卷十五第一有"而不绝"三字。《普济方》卷二百二十七虚劳门作"精漏遗"。精连连,谓经常遗精滑精;连连,通"涟涟",连续不断之意。

〔八〕精清:精液清冷。

〔九〕临事不卒:卒,《文渊阁四库全书》(以下简称"四库本")、《外台》作"举";《医心方》卷十三第一作"毕"。义均可通。全句意指阳痿、早泄。

〔十〕逆:原作"道",形近之误,据宋本、汪本、周本改。

〔十一〕阍:通"暗",不明。《说文》段注:"阍,借以为幽暗字。"

〔十二〕强(qiǎng　抢):勉力;勉强。

〔十三〕发肤枯夭:《外台》作"发落,肌肤枯夭"。谓毛发肌肤憔悴,枯萎而不润泽。

〔十四〕酸嘶(sī　斯):《金匮要略》第六作"酸削不能行"。

〔十五〕劳:原作"浮",误,据《金匮要略》第十三及本条文意改。

〔十六〕迟:《外台》无,义长。

〔十七〕养生方:此下原有"导引法"三字,与内容不协,今移至第三条首。

〔十八〕唯欲嘿气:此上《真诰》卷十引《上清真人冯延寿口诀》有"夫学道"三字。气作"然"。嘿气,静默地调和气息。嘿,静也;同"默"。

［十九］言语：《千金要方》卷二十七第二云："自言曰言,答人曰语。"

［二十］亦云：即"又云"。亦犹又也,亦、又互训。此下文字,《上清真人冯延寿口诀》为另一条文。

［二十一］唾洟（yí　夷,又读 tì　替）：《上清真人冯延寿口诀》洟作"泄"。唾洟,即唾液,鼻涕。

［二十二］喉涩大渴：《上清真人冯延寿口诀》作"喉脑大竭"。此下并有"是以真人道士,常吐纳咽味以和六液"两句。

［二十三］聊：通"撩"；本卷虚劳口干燥候养生方导引法即作"以舌撩口"。《说文》："撩,理也。"在此谓以舌来回舐掠。

［二十四］搂肘使急：原作"楼肚肘使急",楼为"搂"之形误,据《外台》、汪本改；肚,衍文,据本书卷三十喉痹候、《外台》卷二十三喉痹方养生方导引法删。全句意谓两肘用力,搂紧两肋。

［二十五］肘：原作"肋",形近之误,据《外台》改。

［二十六］腰：原脱,据本书卷三十、《外台》补。

［二十七］拄（zhǔ　主）：支撑。《集韵》："拄,掌也"。《外台》作"柱",义通。

［二十八］髀：原作"脾"。《一切经音义》："脾,髀之俗字,非也。"今据改。全书同,不另。

［二十九］踹（shuàn　涮）：足跟。

［三十］胡床：一种可以折叠之轻便坐具,亦称交椅、交床；由胡地传入,故名。《清异录》："胡床,施转关以交足,穿绠绦以容坐。转缩须臾,重不数斤。"在此谓身形犹如胡床。

［三十一］向：原脱,据上文同句例补。

［三十二］随气所在向之：原作"随气所在",文义未完,气,《太清导引养生经》作"王相"。向之二字,据《太清导引养生经》补。

［三十三］十二通：原无,据虾蟇行气、雁行气、龙行气文例补。

［三十四］少食裁通肠：是服气辟谷的要求。《太平经》第一百四十五云："问曰：上中下得道变世者,何食之乎？ 答曰：上第

一者,食风气;第二者,食药味;第三者,少食裁通其肠胃。"裁通
"才"。《说文》裁字段注:"凡才、材、财、裁、缠字,以同音通用。"

[三十五] 食:《太清导引养生经》作"粮",义较明晰。

[三十六] 舐:《太清导引养生经》作"唾",义较明晰。

[三十七] 春出冬藏,不财不养:《太清导引养生经》注云:
"一本作春生夏养,冬合内藏、闭目前光。"

[三十八] 坐:原脱,据《太清导引养生经·宁先生导引法》、
本书卷二十一水肿候养生方导引法重出此文补。

[三十九] 自:原无,据《太清导引养生经·宁先生导引法》补。

[四十] 十遍引:《太清导引养生经·彭祖谷仙卧引法》作
"十通止"。"十遍引",即导引十遍,与"十通"义同。《春秋繁
露·循天之道》:"天气常施于地,是故道者亦引气手足。"

[四十一] 内转两足:此下原衍"各"字,据彭祖谷仙卧引法,
《外台》删。

[四十二] 十遍引:此下原有"去心五息止"五字,彭祖谷仙
卧引法无,与上下文义亦不连属,衍文,今删。

语译

养生方导引法说:(1) 取正坐姿式导引行气,身体正直坐
定,头目平视,安心宁神,全身放松,舌抵上腭,闭口微息,而后举
起两手,托住两颊,手不动,使两肘用力,搂紧两肋;腰部亦如此,
用劲伸直。并以意念守住,定息片刻。然后再放开两肘头向外,
从肘、肩、腰部散气,存想身中尤其是上述部位的浊恶结滞,邪气
瘀血,都被正荣之气荡涤除尽。用气达到大闷之时,又身体站
起,调和一身的气机,是为一通。如此正坐举手托颊,搂肘住气,
又放肘散气,最后起身和气,上下来去,连续七通。这种方法,能
够去除肘臂劳损。

(2) 又说:取同上姿式导引行气,身体正直坐定,头目平视,
全身放松,安心宁神,舌抵上腭,闭口微息,而后举起两手,抱在
两乳部位,用力握住,向前向后推动摇摆,用力达到极度,二七一

121

十四次。暂停一下,改为手不动摇,仍然抱住两乳部位,而是用两肘头抬上下落,上下来去三七二十一次,然后回复原位,静息收功。这种导引方法,能够去除两肘内劳损,并能流散心胸之气向下,使众血脉遍身流布,没有壅滞。

(3) 又说:取正坐又跪姿式导引,身体下蹲,两足跟相对,坐于足跟上,头目平视,而后两足趾又向外扒开,两膝头亦顺势前倾,跪于床席之上,并把两膝头亦向外扒开,尽量伸展腰脊胯腿,伸直上半身。然后又长伸两手,平衡伸向两侧,如此形成蹲跪又张开四肢的姿势。此时足膝腰脊两手,一一都要用力引急,达到极度,而后放松,即为一次。如此一急一松,连续导引三七二十一次。回复正坐,静息收功。这种方法,能够去除五劳,腰脊膝疼,以及伤于风冷,脾痹等病。

(4) 又说:取单足跪姿式导引,一足下跪,身体虚坐于足跟上;另一足屈曲,作为平衡的支撑。而后上身略前倾,两手从大腿下挽起屈足的脚掌,使脚跟向下着力,上身亦向此侧外倾,与跪足拉开,一时间成为上身外倾姿势,然后上身又向内摆动;如此向外又向内,来回摆动二七一十四次。再改换另一足跪势,又如上单足跪,坐上,两手挽屈足脚掌,使足跟向下着力,上身亦向跪足对侧外倾,又复向内来回摆动,亦二七一十四次。最后回复原位,静息收功。这种导引方法,能够去除五劳,足臂四肢疼痛不舒,以及膝冷、阴冷等病。

(5) 又说:取踞坐姿式导引,身体下蹲,两脚底和臀部着地而坐,两膝上耸,用两手抱住两膝下,距离足三里穴二寸处,急速抱向贴身,用力抱紧,两足亦向身提起,形状犹如胡床那样,以臀部为基点,向前后上下来去活动。待抱住一段时间,而后放松,舒开足膝,回复踞坐姿势。如此抱起又放下,上下来去二七一十四次。这种导引方法,能够去除腰部、足部、臂内虚损劳伤,膀胱风冷等病。

(6) 又说:取平坐姿式导引,一法三式。身体平坐于地,两脚平地屈曲,两足掌相对平踏合拢,用两手抓住,急速向会阴部收缩,使臀足收紧,坐稳坐实。而后将两手捧起两膝头,从两侧方向极力张开,又向下按捺,如此捧起,按下,上下来去二七一十四次。活动完后,改换方式,将两手抓住合掌的两足,而上身向左向右的摇摆,亦二七一十四次。接着又向前挺胸,向后曲背,活动腰部连续7次。最后恢复平坐位,静息收功。这种导引方法,能够去除心脏劳损、痔疮、膝部风冷等病。但在调理诸病尤其心劳,尚未安全恢复的时候,还当在言语交往中,不怒不喜,和平养气,这于心劳之病,甚为重要。

(7)又说:取单盘膝坐姿式导引,即盘膝而坐,以一侧足背压于对侧的大腿之上,使足掌上仰。而后两手抱起两膝头,努力使膝向外张开,此时上身、两手、两膝从各自方向用力伸展,达到极度,然后放松,如此一挽急,一放松,为一次,连续三七二十一次。再交换压于对侧大腿上的一足,又如上运动一遍。然后又手足不动,保持原势,而把上身改为向左向右摆动,并手足亦用力;在摆动时头部尚须向左向右仰起向外,同样连续活动三七二十一次。最后恢复单盘膝坐,静息收功。这种导引方法,能够去除背部拘急,两臂劳损。

(8)又说:取同上平坐姿式导引,身体平坐于地,两脚平地屈曲,两足掌相对平踏合拢,并向会阴部收缩,使臀足尽量收紧,能够坐稳坐实。而后两手伸直,并向上举,手掌相对,屈肘移向后脑项上,并至肩部,此时两手十指交叉,按在头后,连带肩部两手,一齐用力,压使低头下倾,叩向床席,然后又放松,仰头坐起,如此一压一放,上下来去,连续7次。接着放开两手,做仰掌势7次,又合掌势7次,活动手腕。最后两手从头部两侧举起,犹如头上长着两角那样,举到极度为止,然后放松,收功。须加注意,做上述运动时,腰部要端正伸直,两足不能移动,以便承受上身两手的活动。这种导引方法,能够去除五劳七伤,脐下冷暖不和。时常运用此法,还能使身体常和,调顺舒适。

(9) 又说：取踞坐姿式导引，身体下蹲，两脚底和臀部着地而坐，两膝上耸，调整姿势，而后一足仍然踏地，一足屈膝提起，两手抱住此足膝胫足三里部位，急速用力挽起，向身贴紧，达到极度，而后放松，又挽起拢紧，又放松，如此左右两足交换进行，各做四七二十八次，最后恢复原位，静息收功。这种导引方法，能够去除五劳、三里之气不得下行等病。

(10) 又说：蛇行气导引行气法，先取侧位曲卧姿式，安心宁神，全身放松，待曲卧一段时间后，转为正身仰卧，片刻后，又复起身，改为踞位，身体下蹲，这些行动，都要迅捷，立足于动。而后闭上双目，面向当王阳盛之气，做不息式吐纳法十二通。这里又转为静。同时，还要按导引服气法修养，少进饮食，才能使服气通过肠胃，下达丹田；而服气是以元气为粮食，以舐略唾液为水浆的。日常生活中，春天应该多多外出，吸取春升生发之气；到了冬天，又应闭藏于室内，避免肃杀严寒之邪，保养真阳之气。不贪图财物，不过分俸养，法于阴阳，和于术数，恬惔虚无，保精守真。如此就能彻底治疗五劳七伤之病。

(11) 又说：虾蟇行气法，取正坐姿式导引行气，先行正坐，并拢两膝头和两足，身体下蹲，而后移动两足十趾相对，足跟外扒，坐上，少欲安稳；又再挪动两足跟向内相对，足趾外扒，再坐上。如果两足感觉闷痛不舒，即放松一下，渐渐举起身体，腾空虚坐于上。待两次坐上适应后，再把两足十趾着地，竖起两足跟，坐在上面，两足十趾再转向外扒。如此为正坐完成，已经坐稳。然后再自动摇摆两手臂，缓缓向上下摇摆 12 次。又放手按在腿膝上面。做不息式吐纳法十二通，最后静息收功。这种导引行气法，亦是模仿虾蟇的活动，可以治疗五劳七伤，以及水肿等病。

(12) 又说：取平踏而坐姿式导引，身体下蹲，坐于地上，两足亦平放于地，头目平视，安心宁神，舌抵上腭，闭口微息。而后着意外转两足,并引气下达涌泉,待至两足有受气感时,放松收回,如此导引 10 遍;再着意内转两足,并引气下达涌泉,待至两足有受气感时,复放松收回,亦如此导引 10 遍。坚持锻炼,平坐踏地,外转内转两足,能够去除身内一切劳损疾病。但须注意,上文所说的"外转两足",是指用意努动膝关节,使膝骨用力,挽足向外 10 度;内转两足,亦是如此;作用是张后弛,但并非把整个两脚向内向外来去转动。

按语

本候内容相当于虚劳病的概论,而以五劳六极七伤为重点。对上述三者,列举主证,分属于五脏、五志、五体;七伤尤重视于肾。并叙述各种脉诊,又泛及表里上下和时令的变化。这是较为系统的传统的虚劳文献。

养生方导引法第(1)条,取正坐姿式行功,重点是运动两手,一法三式。先是上托两颊,下搂两肋,并以意念守住,这是直达病所,运气攻病的;而后放开两肘,从肘、肩、腰部散气,既是使气遍行,亦使邪有出路。最后站立起来,调和一身气机。这种重点突破,又调和全身的导引行气,虽然是去肘臂的劳伤受损,更体现出整体观念的精神(参阅〈266〉条按语)。

第(2)条与上条取同样姿式行功,重点亦是运动两手,并及胸部,一法二式。先是紧抱乳房,前后振摇;而后用两肘头,上下来去,力点集中于上部。其去两肘内劳损,很易理解;而前后上下的活动,弛张缓急,大能扩展胸部,流通气血,其去心胸的病变,尤其是瘀滞郁积,如胸痹心痛等证,亦是理所当然。所以又能"散心向下,众血脉遍身流布,无有壅滞",这是气行血行,达到去痹止痛的效果。

以上两条,大法相近,对于上肢诸病,可以联合运用,增强疗效。但各具特点,如上部胸中之病,或肺或心,尤如心痹痛,以后法为佳。

养生方导引法第(3)条,取正坐姿式导引,先蹲后跪,四肢均向外展开,力点多在脊腰腿臂。蹲跪是引气下沉,四肢外展则敷布阳气。"脾主四肢","肾主腰脚",重点是伸展脾肾之阳气的。阳气来复,能温煦筋脉骨节,其治劳伤,亦从根本上着眼。尤其行功的一急一松,一张一弛,活动筋骨,流走气血,对五体之劳伤,拘急疼痛,颇有功用,所以能去五劳、腰脊膝疼。伸展阳气,风冷亦自消除。运动四肢,振奋中阳,当然亦治脾痹。而总的精神,这种导引,是为恢复脾肾之阳。

养生方导引法第(4)条,取单足跪姿式导引,两足交替,一虚一实,行功是有重点的。一足跪下,身体坐于足上,一侧脚膝要承受全身重量,这是着意运动一足的。上身向外又向内摆动,固然可以分散重量下压之势,但努踹向下,而后身外扒,又向心来去,又是一种下静上动功法,能使足膝腰脊,有缓有急,一张一弛,流通经脉,活动气血,起到导而引之的作用。这就是全功的重点所在。其治五劳,足臂疼闷,膝冷阴冷,作用亦在于此。本条与上条,主治功用略同,但功法各有特点,前者全身外张,由张而弛;后者两足交替,上身摇摆,两者各有发挥,但可以互相补充,参合运用,增进疗效(参阅〈92〉条按语)。

养生方导引法第(5)条,取踞坐姿式行功,以腰臀部位为基点,充分运动四肢,用两手抱足膝,行动急速,抱欲极势,两足亦提起,功力集中在下部,具有强力专攻作用,其治腰足臂内劳损,膀胱风冷,正是法病相当,简要明白。但须注意,这里近似泻法,对于暴病或顽固病情较适宜。急病可以急攻,顽证亦非大力不能推动。

如与(3)(4)两条比较,总的坐势相近,蹲踞则引气下沉,填实下焦;上下来去则活动经脉气血,去除冷疼,机理亦是略同的。不过,用力的重点较下移,移至腰臀。而运动方式,前两条是横向左右弛张,重视外扒;本条则纵向前后起落,要急抱极势。同中见异,各有特点,可以随证选用,更可以有机配合。

养生方导引法第(6)条，取平坐姿式导引，一法三式。运动是先捧两膝向上下，而后上身左右倾侧，又加前后努腰，活动比较全面，重点都在于下，是开合下焦，振奋肾气的。其治痔病，膝冷，很易理解。其去心劳，是肾气通于心。而上身的左右倾侧，亦能够宽胸理气，流通血气，交济心肾，对改善心脏劳损，肯定有利。文末"调和未损尽时，须言语不瞋喜"。是《病源》作者补充的，为针对心劳的康复保养而言。多言喜怒，均能伤气伤心，提出这一点很重要。反观〈278〉条重出此文治疗痔病时，就不提及了，足证病源作者的用心至深。

养生方导引法第(7)条，原与第(6)条合合在一起，但功法与主治证均不同，今为析出另立。此条取偏跛姿式导引，方法是抱膝努之向外，手与身膝各两向用力，一挽一放，左右皆然，并使头部左右仰扳。其法比较简单，仅与前条的第一节导引相近。身手膝一齐用力，导引当然对各部位均能见功；头又左右仰扳，则胸背亦自舒展，所以背急劳损亦愈。

养生方导引法第(8)条，亦取平坐姿式导引，举手按向脑后肩项，并交叉十指，压使头肩前倾，下叩至床席，上下俯仰来去；又举手仰掌合掌，这是高度的平坐俯仰起伏运动。最后伸举两手极势，又是先屈后伸。这种运动，是强度的屈伸躯体，斡旋一身气机，又内以按摩脏腑，调动自身的抗病能力。其益气康复的作用亦是很大的，所以功能亦遍及五劳七伤、脐下冷暖不和。生命之源，在于运动，劳损寒热，亦只有从全身的锻炼中得以调和，因此"数用之，常和调适"，就不是两句套话，而是康复虚劳的真谛。

这里取平坐姿式，亦很有用意，五劳七损病人，需得高度的俯仰起伏，才能康复，但站立、蹲踞、卧位，均不能运行此功，只有平坐，运动才有基础，而且亦最安全，文中指出，"两足相踏，令足掌合也，蹙足极势"，已经注意及此，使坐得更稳更实。从此可知，对于练功，选取哪种姿式，亦是一个重要问题，顺此加以拈出。

养生方导引法第(9)条,功法与第(5)条略同。不过,前者以臀位为基点,抱起两膝,又复下落,前后上下来去,犹如活动的交椅,动的程度较大;这里是以一足及臀部为基点,左右交换抱起另一足,一挽一放,动的程度较小,同中有异,所以主治证亦有些区别。同时两手抱犊鼻下,亦有着意重点行功之意,所以又能治三里气不下。但从总的来看,两者可以酌情配伍,作为轻重两等,或交替运用(参阅〈274〉条按语)。

养生方导引法第(10)条,蛇行气的导引服气法,见于《太清导引养生经》导引服第十条。并注明文字记载,与《道林导引要旨》略有出入。此法行功,先曲卧,转正身仰卧,又起身,复下蹲,而后闭目,向王气,做不息式吐纳法,完全是模仿蛇的活动,左右曲折,迅速起伏,又复静息吐纳,所以名之为蛇行气。这与五禽戏用意略同,而又有特点,盖和龟鳖、虾蟆、龙、雁行气等为一套,是导引服气的另一流派,但都是仿生运动。而且早见于《太清导引养生经》、《道林导引要旨》,是古仙经的成就。此下少食通肠,服气咽唾,春出冬藏,不财不养,是服气辟谷,道戒百病的要求,是治疗五劳七伤的另一套方法,尤其五志之劳伤神,七伤之伤于肾精,颇有针对性。《高上玉皇心印经》云:"上药三品,神与气精。"其用意盖渊源于此。

养生方导引法第(11)条,虾蟆行气法,见于《太清导引养生经·宁先生导引法》。在《病源》书中,前后三见此法,此后第二十一卷水肿候的虾蟆行气,是重出此文;此前卷一身体手足不随候的虾蟆行气,是注文中提出的,功法与此完全不同,《太清导引养生经》亦不载此法,是名同而实异的另一种功法。此法正坐,反复向外向内转动足趾足跟,最后竖起足跟而坐,又自动摇两臂,以及不息十二通。此是模仿虾蟆的动作。运动四肢于外,不息行气于内,内外兼调,动静相合,能够调和阴阳,增强体质,所以可治五劳七伤;发动阳气,可以破阴化水,所以又能治水肿。而与上条蛇行气比较而言，则前者偏于动，而后者则着意于动静相合，各具特点，可以随证选用，亦可以互相配合。

养生方导引法第(12)条，见于《太清导引养生经·彭祖谷仙卧引法》，但这里文字较具体。又，原书此前有"外转两脚，平踏而坐，意努动膝节，令骨中鼓，挽向外十度，非转也"6句25字，另立一条，但不能作为独立的一种导引法，彭祖谷仙卧引法亦不载此文，反复琢磨，领悟是《病源》作者对此条经文的注释，说明"外转两足"的具体做法，和"转"字的实际意义，移入此条之下，连贯起来看，则文顺义明，功法亦更全面正确，特为移正，并结合起来语译。尚有外转、内转10遍引下的主治文，这里是分别提出的，而彭祖谷仙卧引法只在外转内转最后提出"復诸劳"一句，较为合理。这里虽然分列"去心腹诸劳"与"去身一切诸劳疾疹"，但实际并无多大区别，更不能反映外转与内转有什么各别的作用。何况外转与内转连作，弛张宛转，强度更大，功效亦更著，可从彭祖合为一句较洽。

至于外转内转导引两足10遍，为什么能去心腹诸劳？其机理，一方面是两足外展内收，张而后弛，具有开合下焦，引气补肾的意义；而另一方面，引气下达涌泉，则有"内气向下，使心内柔和适散"(〈33〉条语)的作用，从而调治心肾。因为"肾主腰脚"，心肾相通，所以运动腰脚，内治其肾，并能及于心，而心腹诸劳，亦自就愈。《明医论》云："疾之所起，自生五劳；五劳既用，二脏先损，心肾受邪，腑脏俱病"(见《养性延命录》卷下)。此篇虚劳病候的导引行气，多运动腰脚部分，是有其理论和实践意义的。

内外转其两足各10遍，治虚劳，在《道枢·太清养生下篇》亦有具体做法，可供参考，如云："劳复者，治之之法，大坐，徐徐导引左右各四十九过，鼻徐徐长取其清气，口徐徐长吐之。吐则咽其津满一百二十过，有余力则进而至于二百四十、三百六十之数尤佳也。然后舒左足,以左手按其足上,以其足左右转之四十九过;其右亦然。日再为之,则愈矣。故彭祖曰:'内外转其二足各十过,可以止诸劳',盖谓此也。"

以上养生方导引法 12 条,为虚劳病的一大套治疗方法。其中行功姿式,以坐位为最多,计有 9 条。坐的形式亦多,有端坐、平坐、正坐、踞坐、单盘膝坐等,这与虚劳病人的体力较差,是相适宜的。其余尚有蹲踞、卧、起、踞连作、单足跪;还有先蹲后跪,先坐后起等。尤其导引四肢的各种姿势,或伸或抱,或前或后,或上或下,或外或内,丰富多彩,真是曲尽奥妙,任其所用。而且以导引为多,这于五劳七伤亦有利,"逸者行之"、"劳者温之",均具深意。文中行气方法虽然较少,但有引气达涌泉,服气辟谷,顺应四时,恬惔自守等要求,从精、气、神上疗养,又是富有积极意义的。"超乎象外,得其环中",这亦是治疗虚劳的一种上乘方法。而坐位多,运动四肢多,又是注重在脾肾上着意,兼调心肾,于此可知,养生导引,亦富有理论意义。

二十四、虚劳羸瘦候养生方

(原书卷三第二候)

夫血气者,所以荣养其身也。虚劳之人,精髓萎竭,血气虚弱,不能充盛肌肤,此故羸瘦也。其汤熨针石,别有正方,补养宣导,今附于后。

养生方云:(1) 朝朝服玉泉,琢齿[一],使人丁壮[二],有颜色,去虫[三]而牢齿也。玉泉,口中唾也。朝旦未起,早漱津令满口,乃吞之[四],辄琢齿二七过[五],如此者三,乃止,名曰练精。㉗

(2) 又云:咽之三过,乃止。补养虚劳,令人强壮。㉘

校注

[一] 琢齿:原脱,据《千金要方》卷二十七第一引彭京言补。

[二] 丁壮:联绵字。强壮。

［三］去虫：《千金要方》作"去三虫"。

［四］朝旦未起，早漱津令满口，乃吞之：原作"朝未起，早漱口吞之"，据《千金要方》补改。

［五］过：《外台》卷十七虚劳羸瘦方作"遍"，义同。

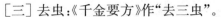

二十五、虚劳寒冷候养生方导引法

（原书卷三第六候）

虚劳之人，血气虚竭，阴阳不守，脏腑俱衰，故内生寒冷也。其汤熨针石，别有正方，补养宣导，今附于后。

养生方导引法云：坐地，交叉两脚，以两手从曲脚中入；低头，又手项上。治久寒不能自温，耳不闻声。〈77〉

语译

养生方导引法，语译见前风头眩候养生方导引法第（5）条（即〈56〉条）。

按语

虚劳寒冷候，责之血气虚弱，阴阳不守，脏腑俱衰，而内生寒冷，即通称之虚寒证。虚寒病情，都是内脏的温煦作用丧失，即元气衰弱的反应。前人常说："五脏之病，穷必及肾"，又说："元气以肾为窟宅，"回阳补肾，这是治疗虚劳寒冷的最重要一法。养生方导引法亦含有这种意义。

本法蹲坐于地行功，既有引气下沉，实下补肾的作用；又低头又手项上，长引气吐气，可引元气上行，还精补脑。如此则引气归肾，充实丹田，又引精补脑，上下丹田相通，元气自能流行于一身。元气来复，真阳归宅，阳回则阴消，虚寒亦自解除，这是从根本上着手的。不过，虚弱到这种程度，导引行气，亦不是能够立刻见效；尤其长引气吐气，须得内外气兼行，亦非一日之功，须要多行久行，才能斡旋阳气，振奋脏腑，再生气血，达到振废发痼的功效。尚有一些注意事项，参阅〈56〉条按语。

二十六、虚劳少气候养生方导引法

(原书卷三第十四候)

虚劳伤于肺,故少气。肺主气,气为阳,此为阳气不足故也。其汤熨针石,别有正方;补养宣导,今附于后。

养生方导引法云:(1)人能终日不涕[一]唾,随有漱漏咽之。若[二]恒含枣核而咽之,令人爱[三]气生津,此大要也。〈78〉

校注

[一] 涕:原脱,据《养性延命录》补。

[二] 随有漱漏咽之。若:原脱,据《养性延命录》补。

[三] 令人爱:原作一个"受"字,有误脱,据《养性延命录》、《神仙绝谷食气经》改补。

语译

养生方导引法说:人们最好能够从早到晚,整天不涕不唾;假如玉泉漱漏出来,便即咽下。如果经常口中含个枣核,使生津液,含而咽之,这是爱惜精气,常生津液的一种好方法,而且是至关重要的大事情。

按语

虚劳少气之证,病情为阳气不足,而且重点在肺,这是本候的主要精神。

养生方导引法,治以爱气生津方法,具有积极意义。道林早已提出,《养性延命录》、《神仙绝谷食气经》等,都很重视此法的作用,所以强调"此大要也"。人有六液,曰精曰泪,曰唾曰涕,曰汗曰溺,同是一身之元气所化,而分配于五脏六腑,九窍四肢。学道之人,常能终岁不泄,终日不涕唾,就是爱惜精气。而漱津咽唾,又是漱醴泉,并尊称之为"金浆"、"玉液",能够灌溉五脏,润泽周身,通宣百脉,化养万神,支节毛发,坚固长春。可以养神明,补元气(《元气论》道林语)。真是大有道理。

二十七、虚劳里急候养生方导引法

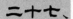

(原书卷三第十七候)

虚劳则肾气不足,伤于冲脉。冲脉为阴脉之海,起于关元,关元穴在脐下,随腹直上至咽喉。劳伤内损,故腹里拘急也。

上部之脉微细,而卧引里急,里急心鬲上有热者,口干渴。寸口脉阳弦下急,阴弦里急。弦为胃气虚,食难已[一]饱,饱则急痛不得息。寸微关实、尺弦紧者,少腹腰背下苦拘急痛,外[二]如不喜寒,身愦愦[三]也。其汤熨针石,别有正方,补养宣导,今附于后。

养生方导引法[四]云:(1) 正偃卧,以口徐徐内气,以鼻出之。除里急饱食。后小咽气数十,令温中[五]。若气[六]寒者,使人[七]干呕腹痛,从口内气七十所,咽,即[八]大填腹内,除邪气,补正气也[九]。后小咽气数十,两手相摩,令极热,以摩腹,令气下[十]。〈79〉

校注

[一]已:《外台》卷十七虚劳里急方作"用",义同。《经传释词》:"目,或作以,或作已。"《说文》:"以,用也。"

[二]外:《圣惠方》卷二十七治虚劳里急诸方作"也",连上句读。

[三]身愦愦:形容身心烦乱不安。

[四]导引法:原无,据下文内容补。

[五]中:原无,据本书卷十六腹痛候养生方导引法重出此文补。又《神仙食气金匮妙录·治万病诀》作"为度"二字。

[六]若气:原无,据《太清导引养生经·王子乔八神导引法》(《云笈七签》本)补。

[七]使人:原无,据《太清导引养生经》补。

[八]咽,即:原无,据《太清导引养生经》(《云笈七签》

本)补。

〔九〕内,除邪气,补正气也:原无,据《神仙食气金匮妙录·治万病诀》补。

〔十〕后小咽气数十,两手相摩,令极热,以摩腹,令气下:此段文字,《太清导引养生经》、《神仙食气金匮妙录·治万病诀》均为另一条文。

语译

养生方导引法说:取正身仰卧姿式导引行气,端正身体,平直仰卧,轻闭双目,两手握固,舒臂伸足,安心宁神,调和气息,全身放松,处于入静状态,专意思念行气,先慢慢漱咽醴泉 3 次,而后以口徐徐纳气,使清气充满于腹中,下达于丹田,再从鼻缓缓吐出,吐出恶浊伏邪之气。如此纳新吐故,10 次、20 次、30 次,至腹中宽舒,气和为止。这种正身仰卧吐纳法,能够祛除腹中拘急,饱食腹痛等病。以后再小咽气数 10 次,增强温中益气作用,使感觉到腹中温和为止,则里急腹痛可以痊愈。

如果是腹中寒气为患,尤其是寒伤冲脉之气,则寒气与冲脉之气上逆,可以使人干呕;内寒则络脉拘急,更能导致腹痛。此时可再从口纳气 70 次,随即咽下,使清气大大填满于腹内,充实下元。这种连续纳气、咽气方法,可以祛除邪气,补益正气,温中降逆,阳气来复,即可以止呕,可以止痛。

或者接着小咽气数 10 次之后,以两手相摩擦,摩到手掌热极,用以按摩腹部,30 转、50 转,多至 100 转、200 转,温运中阳,行气散寒,摩至腹中感觉温暖转气为效,能够驱逐寒气下行,得失气而寒邪亦即排泄。

按语

虚劳里急,病由肾虚而冲脉上逆,这是里急腹痛,逆气上冲的重证。但在脉诊几条中,又补充几种病情,如里急不能卧,而心鬲有热,心烦口渴的,这是下寒上热的病变。有胃气虚损,不能饱食,饱食则腹中急痛,不得喘息的,又为本虚标实的变化。

更有少腹腰背下拘急而痛，恶寒，心中烦乱的，这是上中下三焦不和，而又内外寒热不调所致。如此等等，虚劳里急腹痛之证，病情亦很复杂，临床应过细辨认。

养生方导引法，取正身仰卧吐纳法，是以温中补益为主，一条三法，吐纳、咽气、摩腹，都有益气温中的作用。第一法，是纳气多，出气少，又加以小咽气。气为阳，谓之"令温中"，主旨很明确。第二法，"内气七十所，大填腹内"，亦云除邪气，补正气，这是填补下元，要定冲脉的。第三法，咽气又加摩腹，内外并重，按摩脏腑，斡旋阳气，使寒气下行，折其逆上之势，其效当更佳。

此条内容较易理解，但在文字上，稍有错乱，虽经校勘，略为通顺，但尚有一些问题，如以口内气，以鼻出气的"口""鼻"二字，《云笈七签》和《神仙食气金匮妙录》均作"鼻""口"。从口内气七十所的"口"，亦作"鼻"。这是一点分歧。又如口纳气鼻出气和摩腹，诸本均无次数，这里可能有脱文。又如第三法文字，在此可以联成一篇，内容亦更充实，而《太清导引养生经》、《云笈七签》、《神仙食气金匮妙录》、《道枢·太清养生篇》等均为另立一条，以治"胁皮肤痛"。这里可能为《病源》作者的学有经验，灵活运用，移缀于此的，于义无妨，但应拈出（当然，亦可能《病源》作者所见的版本即如此）。总之，《病源》作者，是养生导引的行家，或有所发挥，或者认为不是什么问题，不必过细交代；而我们读来，一时感到龃龉，似有问题，但逐渐熟悉了，亦自能通。

又，"冲脉为阴脉之海"的说法，源出《脉经》卷二第四："冲脉者，阴脉之海也。"冲脉亦称血海，血为阴，故此称阴脉之海。冲脉为十二经脉气血会聚之要冲，有调节诸经气血的作用。此外，冲脉尚有以下诸说：《灵枢·海论》：谓"为十二经之海"；《灵枢·逆顺肥瘦》、《甲乙经》卷二第二：谓为"五藏六府之海"；《灵枢·五音五味》又谓："冲脉、任脉者……为经络之海"；《素问·痿论》则谓："冲脉者，经脉之海也"等等，可以互参。

二十八、虚劳体痛候养生方导引法

(原书卷三第三十七候)

劳伤之人,阴阳俱虚,经络脉涩,血气不利。若遇风邪与正气相搏,逢寒则身体痛,值热则皮肤痒。

诊其脉,紧濡相搏,主体节痛[一]。其汤熨针石,别有正方,补养宣导,今附于后。

养生方导引法云:(1)双手舒指向上,手掌从面向南,四方回之,屈肘上下尽势,四七;始放手向下垂之,向后双振,轻散气,二七;上下动两髀,二七。去身内、臂、肋疼闷。渐[二]用之,则永除。〈80〉

(2)又云:大踑坐,以两手捉两[三]足五趾,自极,低头,不息九通[四]。治颈、脊、腰、脚痛,劳疾[五]。

(3)又云:偃卧,展两足趾右向,直两手身旁,鼻内气七息。除骨痛。〈82〉

(4)又云:端坐,伸腰,举右手,仰其掌;却左臂,覆左[六]手。以鼻内气,自极,七息,息间稍顿[七]左手。除两臂、背痛。〈83〉

(5)又云:胡跪,身向下,头去地五寸,始举头,面向上。将两手一时抽出,先左手向身前[八]长舒,一手向身后长舒[九],前后极势,二七。左右亦然。去臂、骨脊、筋阴阳不和,疼闷疠[十]痛。〈84〉

(6)又云:坐一足上,一足横铺,安膝下押[十一]之;一手捺上膝向下,急,一手反向取势长舒;头仰向前,共两手一时取势,捺摇二七。左右迭互亦然。去髀、胸、项、披脉血迟涩,挛痛闷疼。

双足互跪,安稳,始抽一足向前,极势,头面过前两足趾,上下来去三七。左右换足亦然。去臂、腰、背、髀、膝内疼闷不和,五脏六腑气津调适。

一足屈如向前,使膀胱著膝上;一足舒向后,尽势,足趾急

努。两手向后,形状欲似飞仙,虚空头昂,一时取势二七,足左右换易一过[十二]。去遍身不和。〈85〉

(7)又云:长舒两足,足趾努向上;两手长舒,手掌相向,手指直舒;仰头努脊,一时极势;满三通。动足相去一尺,手不移处,手掌向外,七通。须臾,动足二尺,手向下拓席,极势,三通。去遍身内筋节[十三]劳虚,骨髓疼闷。长舒两足[十四],向身角[十五]上,两手捉两足趾急搦[十六],心不用力,心气并在足下,手足一时努纵,极势,三七。去踹、臂、腰疼。解溪蹙气,日日渐损。〈86〉

校注

[一] 紧濡相搏,主体节痛:《圣惠方》卷二十九治虚劳身体疼痛诸方作"紧者,则肢体疼痛也"。

[二] 渐:积渐。谓日积月累,功深则效著。

[三] 两:原无,据《太清导引养生经》补。

[四] 低头,不息九通:《太清导引养生经》作"低头至地,不息十二通"。

[五] 劳疾:此下《太清导引养生经》有"又令人耳目聪明"一句。

[六] 左:原作"右",形近之误,据本书卷十三结气候养生方导引法第一条类同文例改。

[七] 顿:通"扽",抖擞,振动。《广雅》:"古无扽字,借顿为之。今振物使直使平即曰扽。"

[八] 前:原作"用",形近之误,据下文"前后极势"句义改。

[九] 一手向身后长舒:原作"一手向后身用长舒",文句有误,据下文"前后极势"句义改。

[十] 疞(jiǎo 绞):"疞"之俗字。《广韵》:"疞,腹中急痛;俗作疞。"

[十一] 押:通"压";《正字通》:"押与压通。"

[十二] 一过:原作"一寸",文字有误,据文义改。

[十三] 节:本书卷五腰痛候养生方导引法作"脉"。

137

［十四］足：原作"手"，误，据本书卷五、周本腰痛候改。

［十五］角：原作"用"，形近之误，据本书卷五改。

［十六］两手捉两足趾急搦：原作"两手足足指急捆"，文义不明，有误，据本书卷五改。搦，持也；捉也。《广韵》："搦，捉搦。"

语译

养生方导引说：(1) 取站立姿式导引行气，一法三式。身体正立，面向南方，头目平视，两足站稳，两手自然下垂，安心宁神，舌抵上腭，闭口微息，调整姿势，首先两手舒展十指，从头部两侧举起向上，手掌随着面部向南方，并向上下左右回转，即四方显手掌。接着两肘屈曲，一上一下，尽力活动四七二十八次。然后放松两手，向下垂直，又双双向后抖动，并存想从两臂向下，直至手心劳宫，轻轻散气，身中、臂、肋的浊恶结滞，邪气瘀血，都被正荣之气荡涤而去，如此连作二七一十四次，又手臂下垂。最后耸动两肩，一上一下，亦二七一十四次。回复原位，静息收功。这种方法，能够去除身体之内、两臂、两肋的疼痛不舒。如果能够坚持去做，则日积月累的功效，能使上述诸证，永久除根。

(2) 又说：取"大踑坐"姿式导引行气，即大坐地上，两脚伸直岔开，形状犹似簸箕。而后上身前俯，以两手抓住两足五趾，用力抓紧，并把头部下垂，直叩至地，以鼻纳气，五息六息，口鼻俱闭，不使息出，至闷极之时，才缓缓从口呼气，而后放松，抬头还起，如此为一通；连续进行九通，回复原位，静息收功。这种导引行气方法，可以治疗头颈、背脊、腰部、两脚疼痛，以及劳伤诸病。

(3) 又说：取仰卧姿式导引行气，正身仰卧，两目轻闭，安心宁神，舌抵上腭，闭口微息，两手握固，两臂伸直，放于身体两旁，展开两足，十趾均侧向右方，并以意念守住。而后以鼻纳气，五息六息，使清气充满于身中，归于丹田，并下行至涌泉、足趾,散气除邪,从两足十趾外出,而后放松,如此为一息,连续进行七息。回复正卧位,静息收功。这种方法,能够去除骨痛。

(4)又说:取端坐姿式导引行气,端正坐平,伸直腰部,头目平视,舌抵上腭,闭口微息。而后举起右手,仰掌向上;后却左臂,覆掌向下。两手臂掌,形成右上左下,交叉伸展的姿势。同时吐纳行气,以鼻纳气,五息六息,达到极度,使清气充满于腹中,存想往至病痛之所,而后呼气,如此为一息,连续七息,而在息与息之间,即在纳气自极至呼气之时,稍稍抖擞左手,意念轻轻散气,从手指端而出。这种方法,能够去除两臂及背部疼痛。

(5)又说:取胡跪姿式导引,即跪右膝着地,竖左膝危坐。而后一法两式,先是上身前俯向下,两手亦伸向膝前,撑于地上,头部低垂,叩至距离地面五寸时,再起身举头,仰面向上,身体回复原位。然后改换一式,将两手一齐抽出,先用左手向身前舒展伸长,接着又用右手向身后舒展伸长,向前向后均用力到极度,而后放松,回到身体两旁,如此一伸长,一回缩运动,连作二七一十四次;再交换两手先后伸缩动作,同上再作二七一十四次。最后回复原位,静息收功。这种导引方法,能够去除两臂、骨脊、筋脉阴阳表里之气不和,疼痛不舒,甚至疬急而痛等症。

(6)又说:用导引法治疗虚劳体痛,常法有以下三种:第一法,取蹲踞姿式导引,先踞后单足跪。身体下蹲,踞于地上,臀部虚坐于左足之上;右足抽出,改为横向铺于地上,安在左膝前下方,左膝又跪下压之。左手捺住上面膝头(即跪膝)向下,用力使急;右手则反向身后,尽量伸长舒展。同时头面上仰向前,和左右两手,一时间从各自方向用力,使上身前面尽量张开,又捺膝,又摇摆身手,动作二七一十四次。再交换左右手足位置,同上活动二七一十四次。最后回复原位,静息收功。这种方法,能够去除两腿、胸部、颈项,两腋部位的血脉迟涩,筋脉挛急,疼痛不舒等证。

第二法,取双足交互下跪姿式导引,先一足胡跪,后又交换一足跪,待全身安稳,开始抽出一足,伸向前方,尽量伸直;同时两手向前,撑于地面,带动头面胸部,均尽力前倾,要超过伸足的足趾,几乎达到前倾的极度,偏侧俯伏姿势,而后放松,又仰起坐直,两手亦收回,放于身旁。如此一前倾,一仰起;上下来去三七二十一次。又交换两足位置,再如上一倾一仰三七二十一次。回复原位,静息收功。这种方法,能够去除两臂、腰、背、腿、膝之内的疼痛不舒,经脉不和症状,并且能使五脏六腑的气血津液,调和适度。

第三法,取飞仙姿式导引,先一足屈曲下蹲向前,上身亦稍稍前倾,使膀胱小腹部分贴着膝上;另一足则长舒向后,尽量伸直,使足趾亦绷急。而后两手伸向身后,几如身上张开两翼,整个形状,似乎敦煌壁画上的飞仙,昂首凌空,几欲飞去。一时间两足两手头部各个用力,一飞一敛,一张一弛,连作二七一十四次;再交换两足位置,仍如上运动一遍。然后回复原位,静息收功。这种方法,能够去除遍身拘急不适。

(7)又说:取平坐姿式导引,一条两法。第一法,又一法三式。坐于床席之上,平行伸长舒展两脚,足趾均向上竖起;两手亦平行伸长舒展,手掌相向,手指舒展伸直。同时仰头努脊挺直,一时间头手足都使劲用力,达到极度,而后放松;如此一急一松,做满三通,休息片刻。然后挪动两足,向两侧外移,中间相距一尺,两手保持平行长舒原势,不要移动,而是把两手掌转向外,手足一时间俱用力,达到极度,而后放松,如此一急一松,连作七通,休息片刻。再挪动两足,向两侧外移,中间相距二尺,几乎又开两脚;两手转向下垂,托于席上,似乎欲撑起身体的姿势,达到极度,而后放松。如此一急一松,连续三通为止。回复原位,静息收功。这种导引方法,能够去除通身的筋脉骨节劳损,骨髓疼痛不舒。

第二法，仍取平坐姿式导引，坐于床席之上，伸长舒展两脚，返向身体跷上举起，用两手捉住两足五趾，用力搦紧，形成四肢伸展又挽急之势。此时心中不要用力，而是存想心气一齐走向足下涌泉穴，待有气感，一时间手足都尽量放松。而后手足又挽急，心不用力，存想心气又一齐下走足心涌泉，放松。如此一急一松，连作三七二十一次。回复原位，静息收功。这种导引行气方法，能够去除两足、两臂、腰部疼痛。解溪部位的迫促气滞，都能一天一天的渐渐减轻。

按语

虚劳病人的身体疼痛，有它的特殊性，主要是因为其人阴阳俱虚，经脉血气运行不利，又被风邪乘袭所致。邪正搏击，寒伤经络，所以身体疼痛。它的脉诊，亦与一般疼痛不同，虽有风寒所伤的紧脉，同时又见血气不足的濡脉，即脉紧又按之无力。论述是很具体的。

养生方导引法第（1）条，取站立姿式导引行气，一法三式。第一式：双手先举后屈，舒指、转掌、屈肘，逐节放散。第二式：双手下垂，向后双振散气。与前式相合，一前一后的放散，一上一下的走向。第三式：最后又耸动两肩。这样，上下屈曲，向前向后，由手指、掌、腕到肘、肩，全面而周遍的活动；既尽势，又轻轻散气，缓急弛张亦俱备了，其流通经脉血气，活动肢节，扶正祛邪，而治身内臂肋的疼闷，疗效是可以肯定的。"渐用之，则永除"，实践亦证明了这一点。

养生方导引法第（2）条，见于《太清导引养生经》，取"大踦坐"姿式导引行气，而是以臀位为基础，全身环曲的运动。长伸两脚，并且岔开，以张为用，下身之气得到极度舒展；接着俯身向前，两手抓住两足五趾，并且用力，又低头至地，则上身从头项至背至腰，全都伸张，其气亦极度舒张。如此一身屈曲，并进行不息式吐纳法，既是吐故纳新，亦具闭气攻病意义，对后半身的作用很大。伸张在于缓急，用力亦是祛寒，从头项背脊腰臀，至于两手两足都运动起来，特别这种坐地又低头还起的动作，具有引气下沉归肾，又引精上行补脑的作用，这是固其根本。其去头颈背脊腰臀部两脚拘急疼痛，疗效是可以肯定的。其治劳疾，亦有标本兼顾的作用。这种导引行气法，确为"经络脉涩，血气不利，逢寒则身体痛"的根本疗法。

养生方导引法第(3)条，取仰卧姿式行功，重点是展两足十趾向右，并以意念守住，有引气下行之意。鼻纳气七息，鼻吸鼻呼吐纳，作用在肾，扶正祛邪，其治骨痛，盖亦"肾主腰脚"之义。

又，本条可与后〈93〉、〈97〉条合参，内容基本相同，相互参阅则功法作用更明。

养生方导引法第(4)条，取端坐伸腰姿式行功，端坐是平正身体，伸腰是舒展肾气，具有治本补虚的意义。举右手仰掌，却左臂覆手，是升降阴阳之气，流通经脉的。加以纳气自极，顿手散气，则清气充，丹田实，而浊气自散，其治两臂及背部疼痛，颇易理解。而这种臂背之痛，当亦属于劳伤所致，本元不足。

又，本条文字，与《太清导引养生经·王子乔八神导引法》第九条基本相同，仅举手却臂左与右之异。王文在本书卷十三结气候引用，而本条则《太清导引养生经》失载，显属遗文，被《病源》保存而流传下来了，殊为宝贵（参阅〈139〉条按语）。

养生方导引法第(5)条，取胡跪姿式行功，先是上半身的俯仰活动，俯仰幅度较大，头倾要去地五寸，举头又欲仰面向上，这是强度的一屈一伸。接着是两手前后长舒，左右皆然，亦是张极而后弛。但两者均是纵向运动，用力点在脊椎上肢，所以能治两臂骨脊筋脉之病。"痛则不通"，疼闷气滞，表里阴阳不和，所以治法亦以动为主，这是法病相当的。

本条与第(2)条相比，方法上有些近似之处，都是纵向运动，力点在于脊椎四肢；其区别点是坐与跪相异，并有动静攻守之别；但可以相机参合。

又,本条与前〈33〉条第二式互勘,在上半身的俯仰活动,适相反,这里是"身向下,头去地五寸,始举头,面向上",先俯后仰,以俯为主;〈33〉条则"仰眠,头不至席,两手急努向前,头向上努挽",仰倒又复仰起,以仰为主。但其治腰脊之病,却有异曲同工之妙,可以辨证应用,亦可先后配合。

养生方导引法第(6)条,一条包有三种方法,导引姿式,主治证候,均不相同。如第一法:取蹲踞姿式导引,又先踞后单足跪。这对两脚的运动难度较大,用力亦虚实错杂,有动有静,而且还要承受全身的重量和摇摆活动,这是开合下焦,流通肾气的,为全功的基础。而后一手捺膝向下,一手反向长舒,又头仰向前,这把上身前部,既两向拉开,又向前挺起。这是尽量伸展头项胸腋,通流经脉血气的。与下身比较,又是收引与开张相结合。左右迭互,再捺摇二七,则把一身之气有收有散,有静有动,都活动起来了,其活血舒筋,理气止痛,功效之佳,可想而知。正因为运动的重点在于两腿胸前,所以主治证亦在相应部位。

第二法:先双足互跪,又一跪一伸,这是尽力活动两足,屈伸筋骨,通和血脉,健肾补虚的。互跪是交替胡跪,较之双膝下跪,用力用时多,并有虚实屈伸交互用劲的运动过程,所以互跪之后,又有一个身体安稳的要求,也就是略为休息片刻之意。这里运动两脚,较之第一法,动势较多,有伸有屈,不像前者偏于收引。继之"头面过前两足指,上下来去",与第一法第二段比较,屈伸适相反,一仰一俯,而且是大功量的上下来去,对于臂、腰、背、髀、膝的活动,可以说到了极度。先俯曲极势,又放松复仰,这种上下弛张,在外是对项背腰脊的运动,在内又能按摩五脏六腑,发动阳气,宛转筋节,其功兼扐内外,所以治疗亦兼五体与脏腑气血津液,这较前法之去胸项腋病者,又涉及面大了,下及腰背与腹部。舒筋活络是共同的,而调适气血津液,又从按摩脏腑的功效得来,比观一下,更能了解导引的精义。

第三法:身体下蹲,一足屈曲向前,一足长舒向后,左右交换，这是两足的前后屈伸运动。接着昂首向前，两手向后，又是一组前后伸展。连续起来运动，真似一个飞仙，凌空几欲飞去。这种上下左右前后的活动，斡旋阳气，流通经脉，能治遍身不和，很易理解。

上述一、二、三法，各有特点，运动的力点不同，功效亦有区别。第一法重点在胸腋，第二法广及上下肢腰背，第三法更广及遍体。三者之间，并无先后连续的衔接关系，亦不似一法的三个环节，而是一条包含三条，可以随证施治，分别选用。当然，其治虚劳体痛的大范围是一致的，所以合在一起介绍。

养生方导引法第(7)条，一条亦包有两法，但总的导引姿式是相同的，均取平坐式，均是以手足相互导引，一紧一松；不过第二法兼用存想行气。第一法又有三种姿式。第一式，伸足伸手，仰头努脊，都是纵向活动，向前用力；而且"足趾努向上"，"手指直舒"，舒展到了四肢末端，《胎息口诀》云："展两脚及两手，令气遍身，阳气布也。"这是全法的基点，首先针对全身"蹙气"的。第二式，在第一式的基础上，移足外掌，稍有外展，固然是伸展肢节，而更主要的是渐渐散气。第三式，动足更向外，手下向托席，这在第一式的基础上，又向两侧向下作势，散气到末端。三式的转移，似乎较缓，中间并有间歇，但都有张有弛，以张为主。这是导引中的逐步推进法，与主治证的遍及身内筋节劳虚，骨髓病变有关。这种广泛性的慢性病，只能缓以取之，欲速是不达的。平坐亦是为了求稳。着重活动指趾，还别有用意，这是三阴三阳经脉的发源处，又是引气通彻，散气外出的经路；而且运动面不大，于多病久病之体，尤为相宜，设想亦是很周到的。

第二法，主要伸展手足，又加挽急，是一个全身的环曲运动，亦有张有弛；特别在挽急时交代，心不用力，而是存想行气，下归于足心，有引气补肾之意，亦是补精还丹，更于虚劳有益。主治证仅云去踹臂腰疼，解溪蹙气，这是承上文而突出一点的，应全面理解。虽然，长舒两足，向身角上，两手提两足趾急搦，其功与主治证是完全符合的;引气下归足心,则效果更佳。但从两法合在一起来看,还是以补虚补下为重点。

以上养生方导引法 7 条,共 10 法,为虚劳体痛候的一整套治疗方法。其中有站立、大箕坐、仰卧、端坐、胡跪、蹲踞、飞仙、平坐等各种姿式。功法亦有简有繁,有缓有急,有点有面,可以任便采择。例如第一条的活动两手,从指至腕,至肘,至肩,逐节运动;第(2)条的两手捉足趾,又低头,头手足环曲;第(3)条的仰卧展足趾向右、行气;第(4)条的端坐伸腰,两手一举一却,一仰一覆,行气散气;第(5)条的胡跪,先俯仰,又前后活动,一身四张反极;第(6)条的手足各自屈伸,纵横活动;手足头的纵向上下来去,以及似飞仙形状。第(7)条的重点活动手足指趾,又似第(2)条的两手捉足趾,并引心气下行足下等,真是式样多端,可以满足虚劳身体痛各种具体形证的要求。其间还可根据病情需要和体力情况,以一二法参合用,交替用,间歇用,殊别五体之劳,顾及五脏之虚,培本益气,补精还丹,方法面面俱备。

二十九、虚劳口干燥候养生方导引法

（原书卷三第三十九候）

此由劳损血气,阴阳断隔,冷热不通,上焦生热,令口干燥也。其汤熨针石,别有正方,补养宣导,今附于后。

养生方导引法云:(1) 东向坐,仰头不息五通,以舌撩口中,漱[一]满,二七咽。愈口干舌苦[二]。引肾水,发醴泉,来至咽喉。醴泉甘美,能除口苦,恒香洁,食甘味和正。久行不已,味如甘露,无有饥渴。〈87〉

(2) 又云:东向坐,仰头不息五通,以舌撩口,漱满,二七咽。治口苦干燥。〈88〉

校注

[一] 漱:《太清导引养生经·宁先生导引法》作"沫",并在

此断句。

[二] 舌苦:原作一个"若"字。据《太清导引养生经·宁先生导引法》补改。

语译

养生方导引法说:(1) 取端坐姿式导引行气,面向东方,端正而坐,仰起头部,进行不息式吐纳法五通。而后以舌撩口中齿表,使津液满口,分作3次,慢慢咽下,如此为一通,连续漱咽二七一十四通。这种方法,能够治愈口干舌苦之证。上述咽津方法,是下引肾水,上发醴泉,来到咽喉之间。醴泉既甘又美,能够去除口干苦,使口中常香清洁,吃食有甘味,而且食味和正。如果持久行此方法,而不间断,则口中如有甘露,而无饥无渴。

(2) 语译同上。

按语

虚劳病的口干燥证候,是由于劳伤血气,津液亏损而致此。但究其变化,根本是水火不济,冷热不调,上焦虚火生热,下焦水不上承,所以发生口干燥。这种论述,与虚劳的五劳六极七伤,抓住心肾水火为中心,认识是一致的。

养生方导引法,见于《太清导引养生经·宁先生导引法》,但文字从"引肾水,发醴泉"以下,是《病源》作者补充的。阐发咽唾方法及其精义,说明了服气家是很重视于此的,并有很多美称,现摘录《养性延命录》一节文字,以示概略,《老君尹氏内解》曰:"唾者,凑为醴泉,聚为玉浆,流为华池,散为精浮,降为甘露。故口为华池,中有醴泉,漱而咽之,溉脏润身,流利百脉,化养万神,支节毛发,宗之而生也。"

三十、虚劳膝冷候养生方导引法

(原书卷四第六十五候)

肾弱髓虚,为风冷所搏故也。肾居下焦,主腰脚[一],其气荣润骨髓,今肾虚受风寒,故令膝冷也。久不已,则脚酸疼屈弱。其汤熨针石,别有正方,补养宣导,今附于后。

养生方导引法云:(1)两手反向拓席,一足跪,坐上,一足屈如,仰面,看气道众处散适,极势,振之四七。左右亦然。始两足向前双踏,极势,二七。去胸腹病,膝冷脐闷。〈89〉

(2)又云:互跪,调和心气,向下至足,意想气索索然[二]流布得所,始渐渐平身[三]。舒手傍肋,如似手掌内气出气不止[四],面觉急闷,即起背[五]至地,来去二七[六],微减去膝头冷,膀胱宿病,腰[七]脊强,脐下冷闷。〈90〉

(3)又云:舒两足坐,散气向涌泉,可三通,气彻到[八]。始收右足屈卷,将两手急捉脚涌泉,挽足踏手。手挽足踏[九],一时取势,手足用力,送气向下,三七,不失气之行度[十]。数寻[十一],去肾内冷气,膝冷脚疼。〈91〉

(4)又云:跪一足,坐上,两手髀内卷足,努踹向下,身外扒,一时取势,向心来去,二七。左右亦然。去痔、五劳,足臂疼闷,膝冷阴冷。〈92〉

(5)又云:卧,展两胫,足十指相柱,伸两手身旁,鼻内气七息。除两胫冷,腿骨中痛。〈93〉

(6)又云:偃卧,展两胫两手,足外踵,指相向[十二],亦[十三]鼻内气,自极,七息。除两膝寒,胫骨疼,转筋。〈94〉

(7)又云:两足趾向下柱席,两涌泉相拓,坐两足跟头,两膝头外扒,手身前向下,尽势,七通。去劳损、阴疼、膝冷,脾瘦肾干。〈95〉

(8)又云:两手抱两膝,极势,来去摇之七七,仰头向后。去膝冷。〈96〉

(9)又云:偃卧,展两胫,两足指左向,直两手身旁,鼻内气七息。除死肌及胫寒。〈97〉

(10)又云:立,两手搦腰遍,使身正,放纵,气下使得所。前后振摇,七七;足并头两向振摇,二七;头上下摇之七。缩咽举两

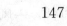

髀,仰柔脊。冷气散,令脏腑气向涌泉通彻。〈98〉

(11) 又云:互跪,两手向后,手^[十四]掌合地,出气向下,始渐渐向下,觉腰脊大闷,还上,来去二七。身正,左右散气,转腰三七。去脐下冷闷,膝头冷,解溪内疼痛^[十五]。〈99〉

校注

[一] 肾居下焦,主腰脚:《素问·金匮真言论》:"病在肾,俞在腰股。"王冰注:"腰为肾府,股接次之,故兼言之。"所以言肾主腰脚。

[二] 意想气索索然:索索然,象声词。谓意念存想气之流动,有如风吹树叶索索作声。

[三] 平身:原作"平手",误,据本书卷十五膀胱病候养生方导引法重出此文改。平身,即起立。凡行跪拜礼,由跪而起立谓平身。《元史·礼乐志》:"曰拜、曰兴、曰平身。"

[四] 止:原作"上",形近之误。据本书卷十五改。

[五] 背:周本作"脊"。

[六] 二七:周本作"三七"。

[七] 腰:此下原有"内"字,据本书卷十五删。

[八] 到:原作"倒",形近之误。据本书卷十三脚气缓弱候、《外台》卷十八脚气论养生方导引法、周本改。

[九] 手挽足踏:原作一个"挽"字,据《外台》改补。

[十] 不失气之行度:原作"不失气",词义不明,句有脱字。本书卷二风邪候、卷十六腹胀候养生方导引法均有"不失气之行度"句,据补整。

[十一] 数(shuò 朔)寻:谓多次使用这种方法。寻,用也。周本作"数行",义近。

[十二] 足外踵,指相向:原作"外踵者相向",误,据本书卷一风不仁候养生方导引法改。

[十三] 亦:本书卷一作"以",义同。《古书虚字集释》:"亦,犹以也。亦,以一声之转。"《易·未济象传》:"濡其尾,亦不知极也。"

[十四] 手:原脱,据本书卷十二冷热候养生方导引法重出此文补。

[十五] 疼痛:原作一个"病"字,据本书卷十二改。

语译

养生方导引法说:(1) 取单足跪姿式导引行气,并先跪后坐,一法二式。先是一足跪下,臀部坐于足上,另一足则屈膝竖起,两足成为一虚一实之势。而后两手反向身后,撑于席地上面,上身亦顺势稍向后仰。同时仰面向上,轻闭双目,存想看气,看到元气流散各处,患部感到舒适,达到极度时,把手、足、头面一齐抖动一下,如此为一次,连续抖动四七二十八次;再交换两足位置,如上运动一遍。然后改为坐姿,臀部由坐于足上改为坐于地上,两手仍用原势,两足则平行向前,用力蹬踏二七一十四次。最后恢复原位,静息收功。这种方法,能够去除胸腹部疾病,两膝发冷,脐下闷胀不舒等病。

(2) 又说:取互跪姿式导引存想行气,一法三式。先是右膝下跪着地,左膝竖起端坐,倦则两膝姿式互换,是为互跪。调整姿式,进行调气,安心宁神,舌抵上腭,闭口微息,先引气下行,使心气向下,行至足底涌泉;并存想下行之气索索然,流布各处,遍及到患病之所,是为气行已经彻到。而后渐渐起身,改为站立姿式,身体正立,舒展两手,傍肋自然下垂,全身放松,又继续行气,引气从下上行,至于两手,感觉到手掌内纳气出气不止;更向上行,至于头面,面部感觉引急闷热,这些均为受气征象。这样,其气从心至足,又从足至手、至头面,为气行周遍,上、中、下三丹田之气交通,敷布一身上下。再改换一种姿式,即俯仰导引。以腰为轴,弓起背脊,低头向下,至接近地面时,又仰起头部,回复站势。如此上下俯仰,弛张腹背筋骨血气,来去二七一十四次。最后回复平正站立,静息收功。这种方法,能够减轻膝头寒冷,膀胱宿病,腰脊强硬,脐下风冷,闷胀不舒等病。

(3) 又说:取平坐姿式导引行气,一法二式。先是平坐于

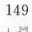

地,舒展两足,全身放松,安心宁神,专意念气,散气下行,走向足心涌泉,如此为一通,可连续三通,待足心有受气感时,即为气行达到通彻。再改换一种姿式,即收回右足,屈曲卷起,将两手急速抓住足心涌泉,把它踏于手掌中。而后手挽住足向上拉,足踏手中往下蹬,一时间各从相反方向用力,并着意送气向下,归于丹田,然后放松。如此一挽急,一放松,连续行气三七二十一次,静息收功。须加注意,行功时不能违反送气下行的法度,一定要行气彻到,丹田足实,其功乃显。如果经常运用此法,而不间断,能够去除肾内冷气,膝冷脚痛等病。

(4)语译见前虚劳候养生方导引法第(4)条(即〈68〉条)。

(5)又说:取仰卧姿式导引行气,正身仰卧,两目轻闭,安心宁神,闭口微息,两手握固,两臂伸直,放于身体两旁;舒展两足,十趾均相竖起,直立如柱,并以意念守住。而后以鼻纳气,五息六息,使清气充满于腹中,归于丹田,并下行至涌泉、足趾,散气除邪,从两足十趾外出,而后放松,如此为一息,连续进行七息。回复正卧位,静息收功。这种方法,能够去除两脚寒冷,腿骨中痛等症。

(6)语译见前风不仁候养生方导引法第(1)条(即〈18〉条)。

(7)又说:取蹲踞姿式导引,身体下蹲,两足十趾向下,柱着地面,撑起全身,而两足底涌泉,相对合拢,臀部坐于两足跟头上。而后两膝头又向两侧扒开,并把两手和上身前俯向下,尽量俯曲,达到极度时,又放松仰起,如此下俯仰起为一通,连续进行七通。这种方法,能够去除五体劳损,阴部疼痛,两膝寒冷,四肢肌肉消瘦,肾脏精液枯槁等病。

(8)又说:取踞坐姿式导引,身体下蹲,两脚底和臀部着地而坐,两手抱起两膝,尽力抱紧,使贴向于身。同时以腰臀为基点,头部仰起向后,亦尽量伸展,达到极度,而后慢慢放松,回复原位,如此为一次。继又抱起膝、头后仰,再放松,又回复,一起一落,来去摇摆,连作七七四十九次。最后恢复踞坐,静息收功。

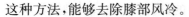

这种方法，能够去除膝部风冷。

（9）又说：取仰卧姿式导引行气，正身仰卧，两目轻闭，安心宁神，舌抵上腭，闭口微息。两手握固，两臂自然伸直，放于身体两旁；舒展两脚，十趾均侧向左方，并意念守住。同时以鼻纳气，五息六息，使清气充满于身中，归于丹田，并下行至涌泉、足趾，而后呼气，散气除邪，从两足十趾外出，放松，如此为一息，连续进行七息。最后恢复原位，静息收功。这种方法，能够去除死肌及两足寒冷等症。

（10）又说：取站立姿式导引行气，一法五式。身体正立，头目平视，安心宁神，舌抵上腭，闭口微息。调整姿势，而后用两手按搦腰部，周遍数过，整理身体，使之全都放松，而肾气亦易于畅行。并存想行气，内气向下，流布各处，达到病痛之所，此为行气已通。然后身体向前向后摆动，七七四十九次；两足和头部，又向左右两侧摇摆二七一十四次；又单独活动头部，向上向下，俯仰7次。最后，下缩咽喉，耸举两肩，上仰下缩，宛转颈项脊骨。如此先行气，又导引，前后左右上下的活动，气行遍至，筋骨血脉流利，阳气来复，扶正祛邪，当然能使风冷之气消散，脏腑之气流向涌泉，一身元气通彻了，虚劳诸证，都能得到康复。

（11）又说：取互跪姿式导引行气，一法二式。先互跪，一足下跪，一足竖膝端坐，倦则两足姿式交换，待身体安稳，而后将两手反向身后，手掌合在地上，存想内气往下行，从手掌劳宫而出，为行气已通。此时上身即渐渐后倾倒下，至腰脊感觉大闷不舒的时候，上身再回复仰起，如此为一次；继又上身后倾倒下，又复还上，连续来去二七一十四次。然后回复互跪，正身端坐，又存想从身旁左右两侧散气，并向左右转动腰部三七二十一次，使气散通彻。最后恢复原位，静息收功。这种方法，能够去除脐下寒冷不舒，膝头作冷，两足解溪内疼痛等症。

按语

虚劳膝冷，文中责之"肾弱髓虚，又为风冷所搏"，要言不繁。

151

因为肾主腰脚。肾气是荣润骨髓的,现在肾气虚而骨髓弱,本身已经不足,再被风冷侵袭,正不胜邪,阳虚阴盛,所以膝冷。

养生方导引法第(1)条,行功取单足跪式,并先跪后坐姿式进行,重点亦是温运肾气的;尤其两足的一虚一实,交替用力,更有开合下焦,流通气血,补肾生髓之意。仰身仰面,存想看气,这又从头上引气,下补于肾,使元气众处散适,则胸腹以至膝部,都受其益,气行则邪散,邪散则舒适,这是存想行气的功效。最后两足向前双踏,既是伸展足膝,亦有散气并生阳除冷意义。此法先动后静又动,导引行气,动静结合,以动为多,与风冷病情很适宜,所谓"动胜寒"。与仰身仰面配合,则胸腹受气而舒展,所以能治胸腹诸病。

养生方导引法第(2)条,一法三式。先取互跪姿式,而后起身站立,最后俯仰上下来去。前二者以行气为主,引气下行,又引气上头,使元气环周一身;第三式纵向导引,升降腹背阴阳。功法比较复杂,要求亦比较高。互跪是引气下行的,从心至足,即纳气归肾。存想气行流布得所,又有存想行气攻病之意。这里以调补心肾为主,是治虚劳病的基本功。起身站立后行气,又是引气上行,从足至头,亦是引精补脑。上行至手,即感手掌纳气出气不止,是涌泉之气上至劳宫;又上行至头,即感面觉急闷,是下焦之气上至明堂。二者均为气已彻到的反应。这样,从心至足,又从足至头,是元气环周一身,上、中、下三丹田贯通,遍行全身。正气存处,哪里还有邪气容身之地?最后低头弓背,下俯至地,又复仰起正立,纵向导引,大幅度的上下来去,活动筋骨血脉,升降通利腹背阴阳表里之气,其法可谓全面了。所以其治亦从腰脊、脐下、膀胱及于膝头;还可以治疗头项胸背诸病,文中虽未提及,但从功法可以了解。

这里须注意的,行气是行内气,所以言"调和心气,向下至足",言"手掌内气出气不止",言"面觉急闷";而不言口鼻呼吸。内气就非一日之功,所以主治文中用"微减"二字,就很可玩味,

行功要有修养,行功要常久,不能便易视之。又,这里是先行气后导引的方法。(参阅〈171〉条按语)

养生方导引法第(3)条,取平坐姿式导引行气,一法二式。先是平坐而散气向涌泉,引气下行,下归于肾,温补下焦丹田。而后收起右脚,捉住涌泉,与劳宫相对,手挽足踏俱用力,送气向下。这里,既能发动阳气,又是交济心肾,更是增进其纳气归肾的作用。而且右足为命门所主,则补肾温阳之义更明。所以主治诸证,都是温肾除寒,去肾内冷气,膝冷脚疼的。方法简要明白。

养生方导引法第(4)条,取单足跪姿式导引,身体虚坐足上,又左右交换进行,用力是递相转移的,有开合肾气的用意。又两手髀内卷足,努踹向下,上身向外向内摇摆,其舒筋通脉,流走气血的功用更多。这里腰膝是个重点,着意温肾通阳,是从根本上治疗五劳、足臂疼闷、膝冷阴冷的;其去痔疾,功在开阖肾气,又能流通血脉上(参阅〈68〉条按语)。

养生方导引法第(5)条,取仰卧姿式导引行气,重点放在两脚,尤其两足十趾,以意念守住,一方面是引气归肾,亦候气至,另一方面又可散气。纳气用鼻息,引气补气,纳新祛邪,重点亦在下肢。导引行气于下,补肾温阳,所以能治两胫作冷,腿骨中痛。法简易行,突出重点。此法偏于静功。

又,本条与前〈82〉条和后〈97〉条,大体相同,同中略有异,可以互参。

养生方导引法第(6)条,亦取仰卧姿式导引行气,内容基本与上相同,但对两足是"足外踵,指相向",与"足十趾相柱"略异。但这种差异,可以相机活用,如交替用,或连续用,肯定能够增进疗效。原文比次罗列,亦很有用意。所以两条的主治证亦相近,去除两膝寒冷,胫骨疼痛,转筋等证。不过,"足外踵,指相向",改变平足姿势而为一外一内,又有旋转足三阳三阴筋脉的作用,旋转活络筋脉以治转筋,这里是个特点。

153

又，本条是〈17〉条的重出，而前条云"除死肌，不仁，足寒"，这里则云"除两膝寒，胫骨疼，转筋"，似不相侔，可以这样理解，后者是前者的补充，此功能够兼治诸证。

养生方导引法第(7)条，取蹲踞姿式行功，对两足特意用力，以足十趾向下，柱着地上，承受全身重量，并以两足掌相对合拢，形成倒向合掌举趾姿势。两足十趾用劲，涌泉相对，有引气下沉至趾，并通透左右肾水火阴阳之气的作用。这种功法，是着意开合下焦，补肾纳气的。两膝外扒，手身前向下尽势，又复放松还起，前俯后仰，这又是尽力向左右前后上下，弛张身体四肢，发动阳气，活动筋骨血气的，与两足的柱趾合掌连作，又是动静相合，通阳祛寒之意。所以其治劳损、阴疼、膝冷、肉瘦精伤，亦很易见功。因为"肾主腰脚"，"脾主四肢"，抓住脾肾以治诸证，导引用药，于理一致。不过，"两足十趾向下柱席，两涌泉相拓，坐两足跟头"，难度较大；在这样姿式上还要"手身前向下"，更为难作。一定要坚持练习，才能做到，不能操之过急，否则容易跌倒，应加注意。

养生方导引法第(8)条，取踞坐姿式导引，两手抱两膝，仰头向后，来去摇之，内容与〈69〉条略同。前者描写得生动具体，抱膝向身起，上下来去，欲似胡床；本条文字则较简，但功法是基本相同的。不过，活动次数增加，要作七七四十九次。这样，功效亦增大。但主治文仅云"去膝冷"，而实际功用，还不止于此，可与〈69〉条合看，如腰足臂内虚劳，膀胱冷等，亦有一定作用的。

养生方导引法第(9)条，取仰卧姿式导引行气，重点是展两胫，两足十趾左向，并用鼻吸鼻呼吐纳，补肾祛邪，从足趾外出。其治死肌胫寒，是法病相当，重点突出的。

又，本条与前〈82〉条、〈93〉条为一组导引行气法，大体相同，不过用趾有别，如〈82〉的右向，〈93〉的柱趾，本条的左向，各有特殊要求。足趾右向与左向不同，盖右为命门主阳气，左为肾主阴血。如此则前条之治骨痛，当为肾阳虚而风冷相搏；本条之治死肌、胫寒,当为阴血不能荣养于肌肉胫骨。至于〈93〉条的柱趾,则病涉阴阳气血,治亦兼顾了。不过,病位大体相同,病情亦可能互相影响,有时不能截然分割。因此,三者病情错杂时,三法亦可以参互运用,其疗效当更佳。

养生方导引法第(10)条,取正立姿式导引行气,其导引方法,从腰部开始,身体向前后左右摆动,头项又特意向上下左右摆动,前至胸腹,后到腰背,一身的经脉关节气血都活动了。行气亦从腰部发动肾气开始,全身放松,存想气行得所,遍及全身。其能散冷气,令脏腑气向涌泉,通彻一身,很易理解。而且活动上起头部,下至足;行气亦全身放松,下彻涌泉,亦是"上引泥丸,下达涌泉"的方法。至于整个运动,偏于动,偏于行散,是一种松散功法,而行气是放松存想,又偏于静,这样的动静结合,很适宜于虚劳病情。此条列于虚劳膝冷候,是从根本上设法;而全功作用,不止治疗膝冷一症,可以作为虚劳诸症的共同康复疗法。

养生方导引法第(11)条,取互跪姿式行功,一法二式。互跪而两手向后,手掌合地出气,是引气下行的;而气从劳宫出,为引心气向下。同时活动腰部,后仰又还上,一下一上,又是屈伸腰脊,斡旋肾气,从下以接应于心,沟通心肾之气。又左右散气,更转腰,又使气从横向散适,与前交通心肾,出气向下相合,正好纵横四散,一身元气通彻了。这种导引行气散气,别有特点,与上条比观,又是一种形式,真是多姿多彩,诸法大备。其治脐下冷闷,膝头冷,解溪内疼痛,以下腹下肢为主,固然是可以见效的;但其功亦不止此,上肢与胸腹腰背之病,亦可运用,例如此条与前(1)(2)两条有近似之处,所治病证,亦可互参。

以上为虚劳膝冷候的一大套养生方导引法,行功姿式,有胡跪、互跪、平坐、仰卧、蹲踞、踞坐、站立七种。单导引者只有三条,大都是导引行气相结合,这与虚劳病情相适宜。功法有的较简易,重点突出,如第(5)、(6)、(8)、(9)条,其他则较复杂。又如其中胡跪的有四条,三条重在行气。行气方法,又内外兼备,如第(1)、(2)、(3)、(10)、(11)条,均为行内气,第(5)、(6)、(9)条,为行外气,而且反映行气上的多种方法。加之导引行功,亦是屈伸缓急,弛张上下,多形多姿,为临床上的辨证施功,提供了丰富的治疗方法,颇堪研究。

三十一、虚劳阴萎候养生方

(原书卷四第六十九候)

肾开窍于阴,若劳伤于肾,肾虚不能荣于阴器,故萎弱也。诊其脉,瞥瞥如羹上肥[一],阳气微;连连如蜘蛛丝[二],阴气衰。阴阳衰[三]微,而风邪入于肾经,故阴不起,或引小腹痛也。

养生方云:水银不得近阴,令玉茎消缩。㉙

校注

[一] 瞥瞥如羹上肥:瞥瞥,《脉经》卷四第一作"潗潗"。全句形容阳气衰微的脉象,浮虚无力,不耐寻按。瞥瞥,轻浮之意;又不定貌。《注解伤寒论·辨脉法》:"脉瞥瞥如羹上肥者,阳气微也。"注:"轻浮而主微也。""羹上肥",即羹汤上漂浮的油脂。

[二] 连连如蜘蛛丝:连连,《伤寒论》作"萦萦"。全句形容阴气衰少的脉象,细微如蜘蛛丝。连连,犹连续也。

[三] 阴阳衰:原无,据《外台》卷十七虚劳阴萎方补。

三十二、虚劳阴痛候养生方导引法

(原书卷四第七十候)

肾气虚损,为风邪所侵,邪[一]气流入于肾经,与阴气相击,真邪交争,故令阴痛。但冷者唯痛,挟热[二]则肿。其汤熨针石,别有正方,补养宣导,令附于后。

养生方导引法云:两足趾向下柱席,两涌泉相拓,坐两足跟头,两膝头外扒,手身前向下,尽势,七通。去劳损,阴疼膝冷。〈100〉

校注

[一] 邪:原无,据《外台》卷二十六阴痛方补。

[二] 热:此下《外台》有"者"字。

语译

养生方导引法,其语译、按语参前虚劳膝冷候养生方导引法第(7)条(即〈95〉条)。

三十三、虚劳阴下痒湿候养生方导引法

(原书卷四第七十三候)

大虚劳损,肾气不足,故阴冷,汗液自泄[一],风邪乘之,则搔痒。其汤熨针石,别有正方,补养宣导,今附于后。

养生方导引法云:偃[二]卧,令两手布膝头,取[三]踵置尻下。以口内气,腹胀[四]自极,以鼻出气,七息。除阴下湿,少腹里痛,膝冷不随。〈101〉

校注

[一] 故阴冷,汗液自泄:《外台》卷二十六阴下痒湿方作"故阴汗阴冷,液自泄";《圣惠方》卷三十虚劳阴下湿痒生疮诸方作"故阴汗自泄也"。

[二] 偃:原脱,据本书卷十四诸淋候、《外台》卷二十七诸淋方养生方导引法补。

[三] 取:本书卷十四作"邪",义可两通。

[四] 腹胀:本书卷十四、《外台》作"振腹",义同,养生导引文"腹胀"与"振腹"二词时有互用。

语译

养生方导引法说:取仰卧姿式导引行气,正身仰卧,轻闭双目,舌抵上腭,闭口微息。而后使两腿屈曲,两足收拢,把两足跟斜向置于臀部之下,又把两手按在膝头上,以意念守住,并随之行气,以口纳气,五息六息,吸至极满,腹部鼓起,使清气充满于

157

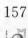

身中,闭而不息,引至病痛之所,达到极度,然后缓缓从鼻出气,腹部放松,如此为一息。连续进行七息。最后恢复正卧位,静息收功。这种方法,能够去除阴下湿,少腹里急,膝冷,不能随意活动等病。

按语

阴下痒湿,文中责之大虚劳损,肾气不足,又受风邪乘袭所致,颇符临床所见。肾虚阳微,阴寒胜则阴冷;肾虚湿胜,又受风邪,风湿相搏,湿郁化热,则阴下痒湿,这是一般病理变化。下附养生导引法,亦是法病相当的。

养生方导引法取正身仰卧姿式行功,是放松全身,平和气机的。而后屈腿张膝,收足斜踵置尻下,两手按于膝头上,又是着意收引下焦,突出病位所在,和导引行气的重点,要下彻于足踵。行气"以口内气,腹胀自极,以鼻出气",近似张腹吸腹功法,王子乔八神导引法说:"若中寒身热,皆闭气张腹",〈194〉条亦云:"腹有疾者,张吸其腹,热乃止。"在此亦为引清去浊,闭气攻病,并从足踵散气之意。同时口吸鼻出为补法,导引行气重点又在下焦,具有纳气归肾,培补本元的作用。其治阴下湿,少腹里痛,膝冷不随,都为通行肾气,扶正祛邪方法,所以首见于此(下文尚有四处重出),值得注意。

三十四、风虚劳候养生方导引法

(原书卷四第七十五候)

风虚者,百疴之长[一]。劳伤之人,血气虚弱,其肤腠虚疏,风邪易侵。或游易[二]皮肤,或沉滞脏腑,随其所感,而众病生焉。其汤熨针石,别有正方,补养宣导,今附于后。

养生导引法云:(1)屈一足,趾向地,努之使急,一手倒挽足解溪,向心极势,腰、足、解溪、头[三],如似骨解气散;一手向后拓席,一时尽势,三七。左右换手亦然。去手、足、腰、髀风热急

闷。〈102〉

（2）又云：抑头却背[四]，一时极势，手向下至膝头，直腰面身正，还上，来[五]去三七。始正身纵手向下，左右动腰，二七。上下挽背脊七。渐去背脊、臂髆、腰冷不和。

头向下，努手长舒向背上，高举手向上，共[六]头渐渐五寸，一时极势，手还收向心前；向背后，去来和谐，气共力调，不欲气强于力，不欲力强于气，二七。去胸背前后筋脉不和，气血不调。〈103〉

（3）又云：伸[七]左胫，屈右膝，内压之，五息止。引肺[八]去风虚，令人目明。依经为之，引肺中气，去风虚病，令人目明，夜中见色，与昼无异。〈104〉

校注

[一] 风虚者，百痾（kē　苛）之长：意即"风为百病之长"。痾，病。

[二] 游易：游行；出没。一作"游奕"。

[三] 头：此上似脱"膝"字。

[四] 抑头却背："抑"原作"仰"，形近之误。据周本改。却，训"仰"。《仪礼·士昏礼》："启会却于敦南"，疏："郤，仰也。"全句意谓低头弓背。

[五] 来：原无，不成文，据以下同类例句补。

[六] 共（gǒng　巩）：通"拱"。环抱；拱卫。《论语·为政》："譬如北辰，居其所，而众星共之。"

[七] 伸：《太清导引养生经·彭祖谷仙卧法》作"掩"。

[八] 引肺：此下《太清导引养生经》《云笈七签》本）有"气"字。

语译

养生方导引法说：（1）取蹲踞姿式导引，身体下蹲，屈曲一足，提起足跟，使足趾向地，并努使竖直，又用同侧一手，倒挽足踝关节处，尽力向上拉，这样，足趾向下，足踝上拉，都从各自方向用力，达到极点，使腰部、足部、足踝、膝头，拉到象骨节解开，气向外散。此时另一只手，要伸向身后，撑住地面，支持全身平衡。一时间各个用力，达到极度，再慢慢放松，如此为一次，连续进行三七二十一次。再交换左右手足位置，如上重复三七二十一次。最后回复原位，静息收功。这种方法，能够去除手、足、腰、肩部位的风热邪气，拘急不舒。

（2）又说：取站立姿式导引行气，本条具有两条内容。第一条，又一法三式。首先身体正立，两足站稳，舌抵上腭，闭口微息，低下头，弓起背，一时间要达到极度，即低头时上身要略向前倾，两手下垂达到膝头，而后才直起腰，还向上，面向前方，身体正直。如此一低头，一上仰为一次，上下来去三七二十一次。然后改换一式，身体正立，两手放松下垂。以腰为轴，向左向右转动腰部二七一十四次。又改一式，以背脊为重点，向上向下挽急导引7次。回复原位，静息收功。这种方法，能够逐渐去除背脊、肩臂、腰部寒冷，筋脉不和。

第二条仍取同上站立姿式导引，身体正立，自然呼吸，低头向下，两手向后伸展，伸向背后上方，高高举起，手势向上，拱于头部两侧，渐渐靠近于头，相距5寸，一时间低头与举手背后，用力均达到极度，然后放松，把两手收回，放于心胸之前，如此为一次。又再用力反向背后，放松收回胸前，一来一去，动作要和谐协调，特别用气用力要调和，不要用气强于用力，也不要用力强于用气，使活动发生偏差。连续活动二七一十四次。最后恢复原位，静息收功。这种方法，能够去除胸背前后的筋脉不和，气血不调。

（3）又说：取仰卧姿式导引行气，身体正直，自然仰卧，安心宁神，两目轻闭，舌抵上腭，闭口微息。而后舒展左脚，自然放松，屈曲右膝，收足向内，压于臀部下方。以鼻纳气，五息六息，口鼻俱闭，不使息出，待清气充满于胸中，并下行于肾，充实丹田，然后微微呼气，如此为一息，连续进行五息。这种方法，能够引伸肺气，沟通肺肾，去除风虚病，并能使人眼目清明。实践证明,这种方法是有效的,只要依照仙经方法去做,确实能够引伸肺中清气,补益肾气,去除风虚病。清气上行,肾气充足,并能使人目视清明,晚上亦可辨认五色,而且同白天一样,没有差别。

按语

风虚劳候,是病因、病情的统论,未及具体证候。大意是说,风为百病之长,而劳伤病人,血气虚弱,卫外不固,尤易感受风邪。及其为病,有的在外游走于皮肤,有的入里留滞于脏腑,表里都能为病。这是《素问·风论》内容的略言。

养生方导引法第(1)条,取蹲踞姿式导引,重点在于四肢,尤其两足。蹲踞力点本在两足,行功要屈一足,趾向地,努之使急,又要一手倒挽足解溪,向心极势,与足趾相反方向用力;而且不是一般用力,要拉到腰、足解溪、膝头象骨解气散那样,把紧张度推到最高峰。可想而知,这种动作,振动的作用很大,是把经脉血气关节都活动起来了,所以能治手足腰肩的风热,拘急不舒。功用是疏通气血,以散风热,弛张活动筋脉关节,于理易解。

养生方导引法第(2)条,一条包含两条内容,但都是取站立姿式导引。前一条又一法三式。先是低头弓背,而低头时手向下要至膝头,再还上,伸直腰,面身正。但这里俯仰的重点在头背部。而后又正身,放松两手,左右转腰,这里的重点又在于腰部。然后又从背脊,挽之上下,这里重点又在背脊。如此反复活动头背腰脊,重点很明白,其势则由上向下,反复弛张,作用亦是很易理解的。其去背脊臂肩腰冷,筋脉不和,法病相当。这种功法形式,近似乎前〈98〉条,但这里活动的范围较小,集中在上半身,亦不行气,所以主治证亦比较局限,不如前者能通彻五脏六腑之气;但方法形式有可互参之处。

后一条亦为正身站立,低头弓背姿式,但手势却相反,而为后举又收向前;后举要高高举起手向上,拱于头部两侧,一时极势,这种功法,难度较大。手向背后,又收向身前,这是伸展胸背筋脉,又升降气机的。文中"去来和谐,气共力调,不欲气强于力,不欲力强于气"之论很重要。一方面,功法难度越大,越要注意用气用力的动作和谐,才能功到法成;另一方面,风虚劳病人,筋脉不和,气血不调,亦不是朝夕之变,过急反致损伤形气,过缓又力不及彀,缓以持之,柔转散适,最为合度,这是行家、专家的经验,颇足珍视。至于去胸背之病,此法是最合机宜的。

养生方导引法第(3)条,见于《太清导引养生经·彭祖谷仙卧引法》第七条,但文字从"依经为之"以下,是《病源》作者对仙经的补充,说明实践经验和具体效果的。其法取卧引,是平和气机。放松左脚,屈曲右膝,收足向内压之,这是开合下焦,补益肾气,为全功的基础;尤其放松一脚,有引气下行的作用。而主要是行气,行气五息,引伸肺气,既是纳新吐故,亦使肺肾相通,金旺生水,水旺生木。如此则肾气充,肺气清,肝气柔;这种效果,都从吐纳清气而致,金能生水,所以突出"引肺"一点,并从此获得去风虚,令人目明的疗效。

以上3条,实际内容有四,第(1)条,重点是导引手足腰肩之病;第(2)条有两条内容,其中①是治背脊、肩臂、腰部病;②是治胸背前后病。第(3)条导引行气,是引申肺气,以去风虚,令人目明。行功姿式亦有三种,蹲踞、站立、仰卧。这里总的目的是治诸虚为病,所以多用"急闷"、"不和"、"不调"等词,只有最后一条提到"去风虚",临床可以随证施治。

三十五、腰痛候养生方及养生方导引法

(原书卷五第一候)

肾主腰脚,肾经虚损,风冷乘之,故腰痛也。又,邪客于足太阴之络[一],令人腰痛引少腹,不可以仰息[二]。

诊其尺脉沉,主要背痛。寸口脉弱,腰背痛。尺寸俱浮,直上[三]直下,此为督脉腰强痛[四]。

凡腰痛病有五:一曰少阴,少阴申[五]也,七月万物阳气

伤[六]，是以腰痛。二曰风痹，风寒著腰，是以痛[七]。三曰肾虚，役用伤肾，是以痛。四曰臀腰[八]，坠堕伤腰，是以痛。五曰寝卧湿地，是以痛。其汤熨针石，别有正方，补养宣导，今附于后。

养生方云：(1) 饭[九]了勿即卧，久成气病，令腰疼痛。㉚

(2) 又曰：大便勿[十]强努，令人腰疼目涩。㉛

(3) 又云：笑多，即肾转腰痛。㉜

(4) 又云：人汗次[十一]，勿企床[十二]悬脚，久成血痹，两足重及腰痛。㉝

养生方导引法云：(1) 一手向上极势，手掌四方转回，一手向下努之；合手掌努指，侧身欹形，转身向似看，手掌向上，心气向下，散适，知气下缘上，始极势，左右上下四七亦然。去髀井、肋、腰脊疼闷。〈105〉

(2) 又云：平跪，长伸两手，拓席向前，待腰脊须转，遍身骨解气散；长引腰[十三]，极势。然始却跪使[十四]急，如似脊内冷气出许，令臂搏[十五]痛，痛欲似闷痛，还坐[十六]，来去二七。去五脏不和，背痛闷。〈106〉

(3) 又云：凡人常[十七]觉脊强，不问时节，缩咽髆[十八]内，仰[十九]面努搏[二十]井向上也。头左右两向[二十一]接之，左右三七，一住，待血行气动定，然始更用。初缓后急，不得先急后缓[二十二]。若无病人，常欲得旦起、午时、日没三辰如用，辰别三七[二十三]。除寒热，脊、腰、颈痛。〈107〉

(4) 又云：长[二十四]舒两足，足趾努向[二十五]上；两手长舒，手掌相向，手指直舒；仰头努脊，一时极势，满三通。动足相去[二十六]一尺，手不移处，手掌向外，七通。更[二十七]动足二尺，手向下拓席，极势，三通。去遍身内筋脉虚劳，骨髓疼闷。长舒两足，向[二十八]身角上，两手捉两足趾急搦，心不用力，心气并在足下，手足一时努纵，极势，三七。去踹、臂、腰疼，解溪蹙[二十九]气，日日渐损。〈108〉

(5) 又云：凡学将息人，先须正坐，并[三十]膝头足。初坐，先

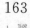

足趾趾相对,足跟外扒,坐上少欲安稳;须两足跟向内相对,坐上,足趾外扒[三十一],觉闷痛,渐渐举身似欹便,坐[三十二]足上,待共两[三十三]坐相似不痛,始双竖足跟向[三十四]上,坐上[三十五],足趾并反而向外。每坐常学,去膀胱内冷,面冷风、膝冷、足疼,上气腰疼,尽自消适也。〈100〉

校注

[一]邪客于足太阴之络:太原作"少",误,据《素问·缪刺论》、《甲乙经》卷五第三、《太素》卷二十三量缪刺,《医心方》卷六第七改。

[二]不可以仰息:《素问·缪刺论》王冰注:"受邪气则络脉拘急,故不可以仰伸而喘息也。"又云:"《刺腰痛篇》中无息字。"按:今本《素问》缺足太阴腰痛。

[三]直上:原无,据《脉经》卷二第四补。

[四]腰强痛:《脉经》作"腰背强痛,不得俯仰"。义长。

[五]申:原作"肾",据《太素》卷八经脉病解篇改,方与太阳寅、少阳戌,阳明午、太阴子、厥阴辰相协。

[六]七月万物阳气伤:七月原作"十月",误,据《太素》改。伤,《太素》作"皆伤",《外台》卷十七腰痛方作"皆衰"。本句杨上善注:"七月秋气始至,故曰少阴。十一月少阴之气大,三月少阴已厥,故少阴至肾七月之时,三阴已起,万物之阳已衰,太阳行腰,太阳既衰,腰痛也。"

[七]痛:此上《外台》、《医心方》均有"腰"字。以下三"痛"字同此。

[八]臏(kuì 溃)腰:病名,突然坠堕,腰部受伤而疼痛。

[九]饭:《外台》作"饮食"二字。

[十]大便勿:此下《千金要方》卷二十七第二有"用呼气及"四字,义较具体。

[十一]汗次:谓汗出之际,次训"时"。

[十二]企床:垂足坐于床上,足跟不着地。企通"跂",《养

性延命录》、《千金要方》即作"跂"。

[十三] 长引腰：伸展腰部。引，伸展。《易·系辞》："引而伸之"。

[十四] 使：原作"便"，形近之误，据导引姿势改。

[十五] 臂搏：即"臂膊"，搏通"膊"。《周礼·秋官·掌戮》："而搏"，《释文》注："搏作膊"。

[十六] 还坐：谓恢复平跪。古人席地而坐，双膝跪地，臀部靠在足后跟上。耸身为跪，跪可言坐，坐不可言跪。因此这里的"坐"是言跪，即回复平跪姿势。

[十七] 凡人常：此下原有"须"字，衍文，据本书卷一风痹候养生方导引法第(10)条删。

[十八] 髀：原作"转"，形近之误，据本书卷一、卷二风头眩候养生方导引法第(4)条改。

[十九] 仰：原作"似回搏内似"五字，误，文不成句，据本书卷一、卷二改。

[二十] 搏：搏通"膊"、"髀"，本书卷一、卷二即作"髀"。

[二十一] 向：原作"句"，形近之误，据宋本改。

[二十二] 不得先急后缓：原无，据本书卷一、卷二补。

[二十三] 三七：本书卷二十九风齿候同，卷一风痹候、卷二风头眩候、卷三十口舌疮候作"二七"。

[二十四] 长：原无，据本书卷三虚劳体痛候养生方导引法第(7)条补。

[二十五] 向：原无，据本书卷三、正保本、陆心源《群书校补·诸病源候论校》(以下简称陆心源校)校补。

[二十六] 去：原作"向"，误，据本书卷三改。

[二十七] 更：本书卷三作"须臾"。

[二十八] 向：原无，据本书卷三补。

[二十九] 蹙：原作"足"，据本书卷三改。

[三十] 并：原无，据本书卷二风冷候、卷十三上气候养生方

导引法补。

[三十一] 外扒:原作一个"抶"字,误,据本书卷二、卷十三改。

[三十二] 坐:原作"两",误,据本书卷二、卷十三改。

[三十三] 两:原无,据本书卷二、卷十三补。

[三十四] 向:原作"而",误,据本书卷三、卷十三改。

[三十五] 坐上:原无,据本书卷二、卷十三补。

语译

养生方导引法说:(1) 取站立姿式导引行气,一法二式。身体正立,头目平视,舌抵上腭,闭口微息,安心宁神,意守丹田,而后左手向上升举,达到极度,手掌四方回旋一转;右手则向下按,亦用力下捺,手掌亦向四方回旋一转。如此即两手反向上下伸展到极度。然后又收回两手,屈肘合掌,拱于胸前,十指亦伸直合拢,平举移向身体左侧,形成为侧向姿势。在转侧身体的同时,要存想看气,存想手掌中气向上行,而心气向下行,元气上下布散,全身调适;而这种上下行气,分明知其去来,其气向下,则达到涌泉,又缘着行气路径,向上则到达泥丸。如此则元气通彻,周行一身,是为一次;连续进行四七二十八次。再改换左右手和转侧方向,如上重复四七二十八次。最后恢复站姿,静息收功。这种方法,能够去除肩井、胁肋、腰脊等部位的疼痛不舒。

(2) 又说:取平跪姿式导引行气,并先跪后俯,又上下来去。两足平跪,伸直腰部,而后伸长两手,向前按着地席上面,如此则上半身前俯,成为手膝架空的俯伏姿势。此时要转动腰脊,转动幅度,可由小逐渐增大,转动到全身骨节犹如被解开一样,散气外出;又纵向牵拉一下腰部,引伸到极度。前后两者相合,是纵横两向活动腰部。然后仰起,回复跪姿,上半身竖直,此时脊骨之内,似乎有些冷气外出,肩臂部分,亦感到疼痛,而且又痛又胀不舒。如此一俯一起,上下来去,连续二七一十四次。最后还复平跪,静息收功。这种方法,能够去除五脏之气不和,腰背痛胀不舒等病。

（3）语译见前风痹候养生方导引法第(10)条（即〈30〉条）。

（4）语译见前虚劳体痛候养生方导引法第（7）条（即〈86〉条）。

（5）语译见前风冷候养生方导引法第(8)条（即〈38〉条）。

按语

腰为肾之外府。腰痛为病，是肾经虚损，又遭风冷乘袭所致。但这是一般而言，如果邪气客犯足太阴的络脉，则络脉拘急；肾气虚寒，又尺脉见沉；阳气不足，又寸口脉弱，以及督脉为病等，均能引起腰痛。而且各自兼证不同，应加区别。

临床分证，可以分为五类：一是少阴腰痛，即上文所言的病情。二是风痹腰痛，即肾着为病。三为劳伤腰痛，是肾虚而劳伤过度所致。四为臂腰，是坠堕伤腰。五为寝卧受湿，是起居不慎致病。

养生方导引法第（1）条，取站立姿式导引行气，一法二式。先是上下反向伸展两手，达到极度，这从纵势伸张腰部，舒展肾气，并缓解肩、臂、胁肋的筋脉拘急。接着合掌举手，转侧腰部，又是从横向弛张腰部，并且散气的。与上相合，则从上下左右四方散气，腰部的邪气滞着，可以得到导引而解。再结合看气，上行泥丸，下至涌泉，以腰为主而通彻上下，元气旺盛，邪气自除，则腰痛当然可愈。其能兼治肩井、胁肋之病，这是两手上下伸展，并四方回转，又侧身欹形的效果。

又，本条的"手掌向上，心气向下，散适，知气下缘上"的看气，可与〈62〉条的"和气在用"一节（和气在用，头动转摇振，手气向上，心气则下，分明知去知来。）互参，对于行气治病方法则更明。

养生方导引法第（2）条，取平跪姿式行功，并先跪后俯，又上下来去，反复为之，这里的重点，是活动腰部。活动方式，先是手膝撑起上身，架空俯伏，使腰部具有宽广的活动余地。因为转动的要求较高，要转动到全身骨解气散，没有这个架空俯伏姿势是做不到的。接着又纵向牵拉腰脊,要引伸到极度,这与横向转动相合,又是对腰部的纵横弛张。然后又回复平跪,上半身竖直,由俯而仰,上下纵横转动,竭尽活动腰部的能事了。它的作用亦出现了,阳气来复,则能胜阴邪,所以脊内感到冷气出许;筋脉肢节恢复知觉,即有痛有胀。这些似乎是活动用力的反应,而实际是导引的见功,正气祛邪的反映,不要误解为病态;导引后有疲软而舒适感,有痛胀感,往往是得气散气的象征。如此反复活动,二七一十四次,对于腰背疼闷的疗效,很易理解;能去五脏不和,亦是导引到全身骨解气散的效果,因为在外的形体活动,亦有按摩内脏的作用。

养生方导引法第(3)条,取站立姿式导引,重点在头颈胸部。缩咽下移,仰面努肩井向上,是上下牵引头颈胸部,活动筋脉气血;又挪动头部,向左右两侧转动,如此则对该部分做纵横四向转动了,活动量较大。文中交代要注意,"一住,待血行气动定,然始更用。初缓后急,不得先急后缓"。这是注意行功安全,亦防止过多过急的活动,损伤筋骨。本法重点在颈项,但腰背连项,脊骨相通,所以对腰脊痛亦有效(参阅〈30〉条按语)。

养生方导引法第(4)条,本条包括两种导引法,但均取平坐姿式导引。第一法又有三式:一式长伸四肢,在手足十指用力,一紧一松;二式仰头努脊,极势后松;三式两次动足外移,又手掌先外向,后又拓席。均是一张一弛,以张为主。从头脊到四肢,几乎周身活动遍了,所以其治亦是去遍身内筋脉虚劳,骨髓疼闷,当然包括腰痛在内。

第二法伸展四肢,又两手捉两足趾急搦,形成一身环曲姿势。但文中交代"心不用力,心气并在足下,手足一时努纵",这是张而后弛,行气达涌泉。此法环曲一身,尤其在背面,所以其治亦遍及踹、臂、腰疼,解溪蹙气。纵观两法,行功比较复杂多样,但多徐缓,特别交代"心不用力,心气并在足下",这是导引行气中的补法。如果两者合作，更有内外兼调意义（参阅〈86〉条按语）。

养生方导引法第（5）条，主要是论正坐姿式的要求及其所起的治疗作用。因为正坐的着力点在下焦，尤其腰脚，所以有补益下元、温肾纳气的功用。其治腰痛，当然亦为肾虚而风冷乘袭的病情，在此可以说是正治法。

以上5条，是腰痛候的一组导引行气法。导引姿式，有站立、平跪、平坐、正坐等。导引重点，第（1）条上下左右，纵横活动腰部。第（2）条架空俯伏，又俯仰活动腰部，这是重点突出，法病相当的。第（5）条取正坐法，更为治疗腰痛的正法。第（3）条导引重点在头颈胸部，因为胸椎腰椎脊骨相连，所以亦能治腰痛。第（4）条一条两法，从内外兼调，能治遍身筋脉虚劳，骨节劳损，当然亦包括腰痛，属于补法。临床可以随证施治，并可相机参用，增进疗效。

三十六、腰痛不得俯仰候养生方导引法

（原书卷五第二候）

肾主腰脚，而三阴三阳、十二经、八脉[一]，有贯肾络于腰脊者。劳损于肾，动伤经络，又为风冷所侵，血气击搏，故腰痛也。阳病[二]者不能俛，阴病[三]者不能仰，阴阳俱受邪气者，故令腰痛而不能俛仰。

养生方导引法云[四]：伸两脚，两手指[五]著足五趾上。愈腰折不能低著[六]，唾血、久疼愈[七]。长伸两脚，以两手捉足[八]五趾，七通。愈折腰不能低仰[九]也。

校注

[一] 八脉：此上《圣惠方》卷四十四腰痛强直不能俯仰诸方有"奇经"二字。八脉，即奇经八脉。

[二] 阳病：指三阳经病。诸阳经脉，分布于四肢外侧和

背部。

［三］阴病：指三阴经病。诸阴经脉，分布于四肢内侧和胸腹。

［四］养生方导引法云：原作“又云”，误，此前无养生方导引法条文，又云，即无所承接，今据本书体例改。此下又有“又云”二字，亦是衍文，据本书卷二十七唾血候养生方导引法重出此文删。

［五］指：原无，据本书卷二十七、《太清导引养生经》补。

［六］低著（zhuó 酌）：《太清导引养生经》作“低仰”。低著，即向低处。著，语助词。

［七］唾血、久疼愈：《太清导引养生经》作“若血久瘀，为之愈”。

［八］足：原无，据上文补。

［九］低仰：同“俯仰”。又，此下本书卷二十七有“若唾血久疼、血病、久行，身则可卷转也”三句，可参。

语译

养生方导引法说：取平坐姿式导引行气，身体下蹲，平坐于地席之上，头目平视，放松腰部，宁心安神，自然呼吸。而后伸长两脚，又伸出两手，带动上身前倾，两手十指抓住两足的五趾，并以意念守住；此时腰部成为环曲拉急姿势。待有气感，然后放松，又仰起上身，回复平坐。如此一俯一仰，捉足趾又放松，连续进行七通。这种方法，能够治愈腰痛如折，不能俯仰的病情；余如唾血、久瘀疼痛等病，亦能治愈。如果坚持进行这种运动，则四肢强健，腰背活络，身体可以踡曲反转自如。

按语

腰痛发展，至于不得俯仰，文中责之肾虚而邪气痹着，三阴三阳经脉俱受病，这是要言中肯的。

养生方导引法，原文见于《太清导引养生经·宁先生导引法》，但文字从“长伸两脚”以下，是《病源》作者补充的，元本分为两条,不对,此文在本书卷二十七唾血候重出时即已合为一条。并且讲得更具体,谓"若唾血、久疼、血病,久行,身则可卷转也"。这里合在一起语译,则文气、功法更完整。补充之文,是谓"伸两脚",要长伸两脚;"两手着足五趾上",要以两手捉足五趾,七通;"愈腰折不能低著",是愈腰折不能低仰。如此注释,则经文所云,明白如画了,这是经验之谈。此法平坐行功,是首先平和一身气机,使无逼蹙,对于腰痛来讲,半身之中痹着,不能上下,正需要宽松一下体气。而重点是以手捉足五趾,并以意念守住,而且俯仰七通。手足指相交,有沟通三阴三阳之气的意义,因为诸经脉均发端于指趾。亦从此发动诸经之气,发挥"贯肾络于腰脊"的功能,使气血流通,经络和调,则腰痛自能痊愈。至于治疗唾血、瘀血久疼,仍然是交通阴阳诸经,和调血气的功用。正因为有上述功用,如果再加久行锻炼,则经络气和,血气通利,筋骨强健,当然腰部能够活动自如,转侧屈伸随意了。

三十七、胁痛候养生方导引法

（原书卷五第十候）

邪气客于足少阳之络,令人胁痛,咳,汗出。阴气击于肝,寒气客于脉中,则血泣[一]脉急,引胁与小腹[二]。

诊其脉弦而急,胁下如刀刺,状如飞尸[三],至困[四]不死,左手脉大,右手脉小,病右胁下痛。寸口脉双弦[五],则胁下拘急,其人濇濇[六]而寒。其汤熨针石,别有正方,补养宣导,今附于后。

养生方导引法云:(1)卒左胁痛,念肝为青龙,左目中魂神,将五营兵千乘万骑,从甲寅直符史,入左胁下取病去。〈111〉

(2)又云:右胁痛,念肺为白虎[七],右目中魄神,将五营兵千乘万骑,从[八]甲申直符吏,入右胁下取病去。〈112〉

(3)胁侧卧[九],伸臂直脚,以鼻内气,以口出之,七息止[十],

171

除胁皮肤痛。〈113〉

（4）又云：端坐伸腰，右顾视目^[十一]，口徐^[十二]内气，咽之三十。除左胁痛，开目。〈114〉

（5）又云：举手交项上，相握自极。治胁下痛。坐地，交两手著不周遍，握当挽。久行，实身如金刚，令息调长，如风云，如雷。〈115〉

校注

[一] 血泣：泣同"涩"，《续字汇补》："泣，与涩同。"血脉凝涩不畅通。《素问·五脏生成篇》："血凝于脉者为泣，"王冰注："泣，谓血行不利。"

[二] 引胁与小腹：《素问·举痛论》作"胁肋与少腹相引痛矣"。义长。

[三] 飞尸：尸原作"户"，形近之误，据宋本改。飞尸，病名。本书卷二十三有飞尸候。

[四] 困：病重。《广韵》："困，病之甚也。"

[五] 双绐：《金匮要略》第十作"弦者"。

[六] 濇濇：恶寒瑟缩貌。《注解伤寒论·太阳病篇上》"啬啬恶寒"，注："啬啬者，不足也，恶寒之貌也。"濇通"啬"。

[七] 虎：原作"帝"，据正保本改。

[八] 从：原无，据上条文例及湖本改。

[九] 胁侧卧：《太清导引养生经·王子乔八神导引法》文字与本条略异，如云："右胁侧卧，以鼻内气，以口小咽气，数十。两手相摩，热，以摩腹，令其气下出之，除胁皮肤痛，七息止。"

[十] 七息止：此句原在全文之末，文义不顺，据《道枢·太清养生上篇》移正。

[十一] 目：原作"月"，形近之误，据《太清导引养生经·王子乔八神导引法》改。

[十二] 徐：原无，据《太清导引养生经》补。

语译

养生方导引法说：（1）如果突然左胁作痛，可以用闭目内视,存想思念方法治疗。存念肝脏魂神名青龙神,从左目中出,将率五营兵千乘万骑,以甲寅值日官为先导,直入左胁之下,将胁痛病魔取而去之。

(2)又说:如果是右胁作痛,亦可以用闭目内视,存想思念方法治疗。存念肺脏魄神名白虎神,从右目中出,将率五营兵千乘万骑,以甲申值日官为先导,直入右胁之下,将胁痛病魔取而去之。

(3)又说:取侧卧位姿式导引行气,身体侧卧,随着胁痛病情的在左或在右,取左侧或右侧卧位。伸展两臂,放直两腿,均偏向一侧,使侧卧欲得安稳。而后专意行气,以鼻徐徐内气,五息六息,使清气充满于身中,达到胁痛部位,往攻其病,然后以口小小吐气,吐出身中恶浊结滞之气。如此连续七息为止。这种方法,能够去除胁肋与皮肤疼痛。

(4)又说:取正坐姿式导引行气,身体下蹲,正坐于两足跟上,伸直腰部,使腰肾之气舒展。头部微向上仰,两目顾视右方,安心宁神,专意念气,以口徐徐纳气,五息六息,并咽气 30 次。此法要开目行功。这种方法,能够去除左胁作痛。

(5)又说:取平坐姿式导引,身体坐于地上,举起两手,交叉项上,两手相握,但十指并不握紧,而是互相挽住,与项争相用力,即握手挽项向前拉,颈项用力向后仰,前后相争使急,达到极度,而后放松。如此一挽一松,反复为之,并无正限数,愈多愈佳,以不致过劳过度。这种方法,能够治疗胁下作疼痛。如果坚持这种锻炼,大有好处,能使身体结实,坚强像金刚;并且能够气息调和,深长有力,行动敏捷,犹如风云变幻,如迅雷骤起,又活泼有劲。

按语

胁痛病情,是由于邪客于足少阳经的络脉,这在临床上最多见。并可兼见咳嗽,咳引胁肋而痛更甚,亦时汗出,又是少阳病的常见之证;胁痛甚则汗更易泄。其所以致痛,大都是阴寒之

173

气,搏击于肝,肝络不舒,血脉凝涩,不通则痛;其痛常胁与少腹相引,是为肝胆部位均病。

胁痛在脉诊上亦有反映,如果刀刺样痛,发作迅疾;或者病在一侧;或者胁下拘急,并且漓漓恶寒,脉诊各有特点,文中均加指出。

养生方导引法第(1)(2)条,是运用闭目内视,存想思念治疗。存想的方法很多,从此二条内容看,盖是《正一真人口诀》之类内容,治病制鬼方法。《登真隐诀》云:"官将及吏兵人数者,是道家三气应事所感化也,非天地之生人也。"因为左胁痛是肝病,所以存思魂神青龙,从目中出;右胁痛与肺气有关,所以存思魄神白虎,从目中出。闭目即见自己之目,目又为肝之外候,所以在此存想治病制鬼方法亦从两目而出。同时,存思亦多取目,如左目出日,右目出月,目出二十四神等,所以有时又称为看气,可参阅导论内视存想一章。

养生方导引法第(3)条,原文为《太清导引养生经·王子乔八神导引法》第六条,但内容略有出入,而《病源》文字义长。胁痛取侧卧行功,有意守病位之义。并吐纳除病,亦近似闭气攻病法,可以参阅前〈35〉条;不过,这里侧卧是伸臂直脚,吐纳亦仅七息为止,未讲"自极"、"闭气",行功当是弛张相合的。

养生方导引法第(4)条,原文为《太清导引养生经·王子乔八神导引法》第三十四条,但内容略有出入,而《云笈七签》本与《太清导引养生经》在文字上亦不尽相同。这里从《病源》原文语译。本条与前条,是分治左胁痛与右胁痛的;而行功姿式不同,前者取侧卧位,这里取正坐位。这里的"左胁痛"《太清导引养生经》又作"病在右",与"右顾视目"相一致。其开目行功的意义,王子乔八神导引法云:"诸欲导引,虚者闭目,实者开目"。

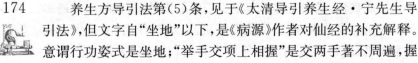

养生方导引法第(5)条,见于《太清导引养生经·宁先生导引法》,但文字自"坐地"以下,是《病源》作者对仙经的补充解释。意谓行功姿式是坐地;"举手交项上相握"是交两手著不周遍,握

当挽。而且久行此法，能实身如金刚，令息调长，如风云如雷。说明临床效果很好，是信而有征的。此功用力点在两手和颈项。上举两手，可以上下开阔两胁，伸展颈项，亦能扩胸张胁，尤其手与项争相用力，弛张筋脉，流动气血，大能改善颈项胸胁的活动。所以能治胁下痛。而且这种导引，扩胸行气的作用甚佳，元气充，动作快，自能实身息长，这是补出此功的更多效用，亦是经验之谈。

以上 5 条，是胁痛候的一组养生方导引法，内容有存思法、导引法、导引行气法。姿式有仰卧、侧卧、端坐、坐地。行气亦有鼻纳口吐，口纳咽气等。方法较多，可以适应各种病情的需要。

三十八、消渴候养生方及养生方导引法
（原书卷五消渴病第一候）

夫消渴者，渴不止，小便多[一]是也。由少服五石诸丸散[二]，积经年岁，石势[三]结於肾中，使人下焦虚热。及至年衰，血气减少，不复能制于石。石势独盛，则肾为之燥，故引水而不小便[四]也。其病变多发痈疽，此坐热气[五]，留于经络不引[六]，血气壅涩，故成痈脓。

诊其脉，数大者生，细小浮[七]者死。又沉小者生，实牢大者死。

有病口甘者，名为何，何以得之？此五气[八]之溢也，名曰脾瘅。夫五味入于口，藏于胃，脾为之行其精气。溢[九]在脾，令人口甘，此肥美之所发。此人必数食甘美而多肥，肥者[十]令人内热，甘者令人中[十一]满，故其气上溢，转[十二]为消渴。

厥阴之病，消渴重[十三]，心中疼[十四]，饥而不欲食，甚则欲吐蚘[十五]。其汤熨针石，别有正方，补养宣导，今附于后。

养生法云：人睡卧，勿张口[十六]，久成消渴及失血色[十七]。㉞

养生方导引法云[十八]：(1) 赤松子云：卧，闭目不息十二通，治饮食不消。〈116〉

（2）法云：解衣惔卧，伸腰，膜少腹[十九]，五息止，引肾，去消渴，利阴阳。解衣者，使无罣碍。惔卧者，无外想，使气易行。伸腰者[二十]，使肾无逼蹙。膜者，大努使气满小腹者，即摄腹牵气使上，息即为之[二十一]。引肾者，引水来咽喉，润上部，去消渴枯槁病。利阴阳者，饶气力也[二十二]。此中数虚[二十三]，要与时节而为避，初食后、大饥时，此二时不得导引，伤人。亦避恶日，时节不和时亦避。导已，先行一百二十步，多者千步，然后食之。法不使大冷大热，五味调和，陈秽宿食，虫蝎馀残，不得食。少眇[二十四]著口中，数嚼少湍咽[二十五]，食已，亦勿眠。此名谷药，并与气和，即真良药。〈117〉

校注

[一] 小便多：本候下文、《外台》卷十一消渴方、《医心方》卷十二第一、《圣惠方》卷五十三治消渴诸方均作"不小便"。

[二] 五石诸丸散：指以五种热性矿物药为主的丸散制剂，又名寒食散。五石之组成，诸方有差异。如本书卷六寒食散发候记载之《寒食散对治方》为钟乳、硫黄、白石英、赤石脂、紫石英；《抱朴子·金丹》作丹砂、雄黄、白礜、曾青、磁石。

[三] 石势：石药之势力，犹谓作用。《淮南子·修务训》："各有其自然之势"，注："势、力也"。本卷渴利候、内消候又作"石热"。"石势""石热"二词，书中往往互用，均指石药之毒副作用。

[四] 不小便：在此指小便少，乃与消渴小便过多相对而言，非谓小便不通。《圣惠方》即作"小便少"，可征。

[五] 此坐热气：《圣惠方》作"此由滞于血气"。坐，由于。

[六] 留于经络不引：《外台》、《医心方》作"留于经络，经络不利"。不引，即不退。引训"却"。却训"退"。

[七] 浮：此下《脉经》卷四第七有"短"字，义长。

[八] 五气：在此指脾气。一说是五味所化之气，亦通。

[九] 溢：《素问》作"津液"，《太素》作"液"。"液"与"溢"

义通。

[十]肥者:原无,据《素问》及上下文义补。

[十一]中:原无,据《素问》、《甲乙经》卷十一第六、《外台》补。

[十二]转:原无,据《素问》、《甲乙经》、《太素》补。

[十三]重:《伤寒论·厥阴篇》作"气上撞心",《外台》作"气上冲"。

[十四]疼:此下《伤寒论》有"热"字。

[十五]甚则欲吐蚘:《伤寒论》作"食则吐蚘"。

[十六]人睡卧,勿张口:《千金要方》卷二十七第二作"暮卧常习闭口,口开即失气,且邪恶从口入。"

[十七]色:《养性延命录》、《外台》作"也"。

[十八]养生方导引法云:原无,据下文内容补。

[十九]膜(chēn 嗔)少腹:《太清导引养生经》(《云笈七签》本)作"瞑少时"。膜,原作"瞋",形近之误,据《外台》改。膜,鼓起,胀起。《说文》:"膜,起也"。

[二十]者:原无,据《外台》补,足句。

[二十一]摄腹牵气使上,息即为之:《外台》作"摄腹牵气,使五息即止之。"摄,原作"腰",形近之误,据《外台》改。摄,收。摄腹,即收缩小腹部。

[二十二]也:原无,据《外台》补,足句。

[二十三]数虚:数处。虚,处所;所在地。

[二十四]少眇(miǎo 秒):少少。联绵字,眇,亦谓微少。

[二十五]少湍咽:咽,原作"洇",形近之误,据周本改。少湍咽,意即不要急咽,要慢慢吞下。湍,疾急。

语译

养生方导引法说:(1)赤松子云:取仰卧姿式导引行气,正身仰卧,安心宁神,两手握固,轻闭双目,专意念气,以鼻纳气,五息六息,口鼻俱闭,不使息出,使清气充满于身中,下归于丹田,而后微微呼气,呼出恶浊之邪。如此为一通,连续进行十二通。这种方法,能够治疗饮食不消之病。

(2)又法云:取仰卧姿式导引行气,端正身体,宽解衣带,恢然仰卧,安心宁神,两手握固,舌抵上腭,闭口微息。伸展腰部,鼓起少腹,以鼻纳气,五息六息,引气归于丹田,如此为一息,连续五息,并鼓漱唾液,引来肾水,频频咽津。这种方法,能够去除消渴,交通阴阳水火之气。上文提出的宽解衣带,目的是宽松形体,使气行无有障碍。恢然仰卧,是安静卧下,绝思亡虑,神不外驰,使元气易于流行。伸展腰部,是使肾气无有逼蹙,可以引气直入丹田。䐜起少腹,是使清气充乎一身,而满于小腹,尽归于丹田;丹田气满,又收缩小腹,引气上行,使元气能够通彻于上下,这要长息才能做到。所谓引肾,即引升下焦肾水,来至咽喉,滋润上部,谓之漱醴泉,能去除消渴枯槁病。所谓利阴阳,是使清气下行,肾水上行,阴阳之气相交,水火既济,则其人气力倍增。此法能够除损补虚,但有几点,亦须注意,如行功的时间和一些避忌。如刚刚饮食之后,或大饥之时,这两个时间就不能做功,否则反而伤害于人。还要避开坏天气、时节不和等。即导引行气完毕以后,亦要先缓行 120 步,多的可以行走千步,然后才能进食。即在饮食,亦不能大冷大热,要五味调和,一切陈腐秽臭的宿食,虫蝎所食的残余,都不能吃。在平时饮食,亦要少少入口,多嚼少咽,特别不能急咽。食过以后,亦不能随即眠卧,以免饮食不消,形成食积。这种养生饮食宜忌,名为谷药,并使胃气中和,对于养生防病,谓之真正的良药。

按语

消渴病,文中责之下焦虚热,这是从水火阴阳之变立论的,沿用至今,仍具有临床意义。同时指出,尚有脾瘅,厥阴病,亦见消渴,但这是证,不能作为一个独立的病,却有鉴别诊断意义。

消渴病晚期并发痈疽,此为独特之论,对临床颇多贡献。

至于脉诊,关键在于虚实二字,亦可参考。

养生方导引法第（1）条，取仰卧位姿式行功。主证是饮食不消，方法则行气实丹田，温运脾胃而消谷化食。此法可能是本书卷三虚劳胃气弱不能消谷候的养生导引法错简于此的，不是治消渴病的。

养生方导引法第（2）条，取仰卧姿式导引行气，原文为《太清导引养生经·彭祖谷仙卧引法》第一节，但自"解衣者"以下文字，是《病源》作者对仙经的解释，并提出一些导引行气的注意事项。全文重点在行气，而行气重点又在引气入丹田，又引肾水来咽喉，这是交通阴阳水火，以治消渴，具有还精归肾，以水胜火，治病之本的作用。下文对恢卧、伸腰、膜、引肾、利阴阳的解释，是导引行气的基本功和一些专门术语，很重要，其义不仅在本条，前后条文涉及上述诸点的都适用；亦只有按照解释的方法和用意去做，才能合乎规矩。至于注意事项和一些禁忌，更有普遍指导意义。

三十九、伤寒候养生方导引法

（原书卷七第一候）

经言，春气温和，夏气暑热，秋气清凉，冬气冰寒，此则四时正气之序也。冬时严寒，万类深藏，君子固密，则不伤于寒；夫触冒之者，乃为伤寒[一]耳。其伤于四时之气，皆能为病，而以伤寒为毒[二]者，以其最为杀厉之气[三]也。即病者，为伤寒；不即病者，其寒毒藏于肌骨中[四]，至春变为温病；夏变为暑病。暑病者，热重于温也。是以辛苦之人，春夏必有温病者[五]，皆由其冬时触冒之所致，非时行之气也。其时行者，是春时应暖而反寒，夏时应热而反冷，秋时应凉而反热，冬时应寒而反温，非其时而有其气，是以一岁之中，病无少长，多相似者，此则时行之气也。

夫伤寒病者，起自风寒，入于腠理，与精气[六]交争，荣卫否隔，周行不通。病一日至二日，气[七]在孔窍皮肤之间，故病者头

179

痛恶寒,腰脊强重,此邪气在表,洗浴发汗即愈。病三日以上,气浮在上部,胸心填塞,故头痛、胸中满闷,当吐之则愈。病五日以上,气深结在脏,故腹胀身重,骨节烦疼,当下之则愈。

养生方导引法云:(1)端坐伸腰,徐以鼻纳气,以右手持[八]鼻,闭目吐气。治伤寒头痛洗洗[九],皆当以汗出为度。〈118〉

(2)又云:举左手,顿左足,仰掌,鼻内气四十息之[十]。除身热背痛。〈119〉

校注

[一]寒:原无,据《伤寒论·伤寒例》补。

[二]毒:毒害。《说文》:"毒,厚也"。是深重、至极之义。

[三]杀厉之气:寒为阴,阴主杀,阴寒为病,所以最为肃杀毒厉之气。

[四]肌骨中:《伤寒论》作"肌肤"二字。

[五]必有温病者:《伤寒论》作"多温热",义长。

[六]精气:同"正气"。

[七]气:指邪气。以下"气浮在上部"及"气深结在藏"之"气"字,义均同此。

[八]持:握。本书卷二十九鼻息肉候养生方导引法重出此文作"捻",义亦相近。

[九]洗(xiǎn 显)洗:寒貌。同"洒洒"。《集韵》:"洗,通作洒。"

[十]之:语助词,通"所"。《经词衍释》:"之,犹所也。"又云:"止,亦或作之。"周本即作"止"。义均可通。

语译

养生方导引法说:(1)取正坐姿式导引行气,身体下蹲,正坐于两足跟上,伸直腰部,安心宁神,轻闭双目,两手握固,舌抵上腭,闭口微息。而后徐徐以鼻纳气,五息六息,口鼻俱闭,不使出,并以右手捏住鼻子,助其闭住气息,达到极度,然后慢慢吐气。如此反复为之,闭气到大汗出为止。这种方法,能够治疗伤寒病,见头痛恶寒等症。

(2) 又说:取站立姿式导引行气,一法二式。身体正立,两足站稳,头目平视,舌抵上腭,闭口微息,而后举起左手,仰掌向上;同时左足频频踩地,使从上向下散气,片刻后,全身放松,安心宁神,徐徐以鼻纳气,五息六息,又从鼻慢慢吐气,如此连续吐纳四十息为止。这种方法,能够去除身热背痛之病。

按语

本候全文等于是伤寒病的总论,这里仅录其一二两段,以示此病的概略,尤其初病之证,与下文养生方导引法相吻合。

养生方导引法第(1)条,见于《太清导引养生经·王子乔八神导引法》第四条,取正坐姿式导引行气,这是闭气攻病法。此法能治多种疾病,亦有多种姿式,如〈20〉条治湿痹,取仰卧位;〈35〉条治风冷,取侧卧位;治股胫手臂痛,取仰卧位;〈50〉条治头痛,取仰卧位;〈63〉条治鬼邪,取仰卧位;这里治伤寒,又取正坐位。在功法和文字上,亦互有详略。宜前后互参,则行功取效,可以更佳(参阅导论的闭气攻病法和第〈246〉条按语)。

养生方导引法第(2)条,取站立姿式行功,一法二式。先举手顿足,是伸展半身,引申阳气,又振动散气的。鼻吸鼻呼,纳新吐故,有扶正祛邪作用。这样,动静两套,攻补结合,而以祛邪为主,所以能除身热背痛。这种功法,举手顿足要用力,最好能动到汗出,并且左右迭互为之;鼻吸鼻呼四十息,本是补法,纳气再能与闭气相结合,则其除身热背痛的效果当更好。

四十、时气候养生方导引法

(原书卷九第一候)

时行病者,是春时应暖而反寒,夏时应热而反冷,秋时应凉而反热,冬时应寒而反温,此[一]非其时而有其气,是以一岁之中，病无长少，率相似者，此则时行之气也。从立春节[二]后，其中无暴大寒，不冰雪，而人有壮热为病者，此则属春时阳气，发于冬时，伏寒变为温病也；从春分以后，至秋分节前，天有暴寒者，皆为时行寒疫也，一名时行伤寒。此是节后有寒伤人，非触冒之过也。若三月、四月有暴寒，其时阳气尚弱，为寒所折，病热犹小轻也；五月、六月阳气已盛，为寒所折，病热则重也；七月、八月阳气已衰，为寒所折，病热亦小微也。其病与温及暑病相似，但治有殊耳。

养生方导引法云：清旦初起，以左右手交互从头上挽两耳，二七[三]，又引鬓发，举之一七[四]，即血气[五]流通，令头不白，耳不聋。

又，摩手掌令热，以摩面，从上下，二七止[六]。去汗[七]气，令面有光。

又，摩手令热，雷摩身体，从上至下[八]，名曰干浴。令人胜风寒时气，寒热头痛，百病皆愈。〈120〉

校注

[一] 此：原无，据《伤寒论·伤寒例》补。

[二] 立春节：原作"春风"，据《伤寒论》改。

[三] 二七：原无，据《养性延命录·导引按摩篇》补。

[四] 举之一七：原作一个"举"字，据《养性延命录》补。

[五] 血气：原无，据《养性延命录》补。

[六] 止：原作"正"，形近之误，据《外台》、周本改。《千金翼方》卷十二第一作"过"，亦通。

[七] 汗：原作"肝"，形近之误，据《外台》改。又《养性延命录》作"邪"，《千金翼方》作"肝"，义亦可通。

[八] 雷摩身体，从上至下：原作"令热从体上下"，义欠明确，据《养性延命录》改。

语译

养生方导引法说：清晨起身，以左右两手交互从头上挽起对侧耳朵,拉住耳廓上端,一举一放,连续二七一十四次。《千金要方》称为"拔耳"。次又以两手梳引头面两侧鬓发,举起7次。这种方法,能使头面血气流通,头发不白,耳亦不聋。

又法:摩擦两手掌,摩至发热,用以按摩面部,随着面形的高低,从上向下,按摩二七一十四次。这种方法,能够去除汗气,使面色有光泽。

又法:摩擦两手,摩至发热,用以按摩身体,从上到下,按摩多遍,无正限数,愈多愈佳。这种方法,称为"干浴"。能够使人胜任风寒、时气的侵袭,发生寒热头痛等症;坚持去做,即使身患多种疾病,都能治愈。

按语

时气候,即时行病,一年四季都有,是暴感时行不正之气而病,临床一般称为四时感冒;假如病情较重的,又为四季的时气病。

养生方导引法,以拔耳、举发、摩面、干浴等方法,发动阳气,防治结合;尤其平时养生,增强抵御外邪的能力,是大有益处的。此法早见于《养性延命录》,亦见于《千金翼方》,《病源》更加推广应用,足见其为人们所欣赏。

四十一、热病候养生方

(原书卷九热病第一候)

热病者,伤寒之类也。冬伤于寒,至春变为温病,夏变为暑病。暑病者,热[一]重于温也。

养生方云:三月勿食陈齑[二],必遭热病。㉟

校注

[一]热:此下《伤寒论·伤寒例》有"极"字。

[二]齑(jī　基):细切的酱菜或腌菜,或捣碎的姜、蒜、韭菜等辛辣之品。

四十二、温病候养生方导引法

（原书卷十第一候）

经言春气温和，夏气暑热，秋气清凉，冬气冰寒，此四时正气之序也。冬时严寒，万类深藏，君子固密，则不伤于寒；触冒之者，乃为伤寒[一]耳，其伤于四时之气，皆能为病，而以伤寒为毒者，以其最为杀厉之气焉。即病者为伤寒；不即病者，为寒毒藏於肌骨[二]中，至春变为温病。是以辛苦之人，春夏必有温病者，皆由其冬时触冒[三]之所致也。凡病伤寒而成温者，先夏至日者为病温，后夏至日者为病暑。其冬复有非节之暖，名为冬温之[四]毒，与伤寒大异也。

养生方导引法云：（1）常以鸡鸣时，存心念四海神名三遍，辟百邪，止鬼，令人不病[五]。

东海神名阿明　　　南海神名祝融

西海神名巨乘　　　北海神名禺强〈121〉

（2）又云：存念心气赤[六]，肝气青，肺气白，脾气黄，肾气黑，出周其身，又兼辟邪鬼。〈122〉

（3）欲辟却众邪百鬼，常存心为炎火如斗，煌煌光明[七]，则百邪不敢干之[八]，可以入温疫之中。〈123〉

校注

[一]寒：原脱，据《伤寒论·伤寒例》、《外台》卷四温病论补。

[二]肌骨：《伤寒论》作"肌肤"。

[三]触冒：此下《外台》有"寒气"二字。

[四]之：原脱，据《外台》、宋本补。

[五]辟百邪，止鬼，令人不病：《黄庭遁甲缘身经》作"四海大神，辟百鬼，荡凶灾，急急如律令！"

[六]存念心气赤：此上本卷疫疠病候有"延年之道"一句。

[七]煌煌光明:此下《太清导引养生经》导引服思第二十五条有"辟恶气"一句。

[八]之:《养性延命录》作"人"。

语译

养生方导引法说:(1)用存想方法治疗温病,先存四海神。当以清晨鸡鸣的时候,正身仰卧,闭目内视,存心念四海神名三遍,如此能够辟除百邪,止制鬼魅,使人不病。四海神为:

东海神名阿明,南海神名祝融,

西海神名巨乘,北海神名禺强。

(2)又说:存想五脏法。正身仰卧,闭目内视,看到五脏如悬挂的磬石,五色了了分明,心气色赤,肝气色青,肺气色白,脾气色黄,肾气色黑,各色气团,笼罩五脏,并外出周遍于一身,五脏神气,把全身包护起来,百邪就不敢侵犯;即在温病流行的时候,亦能辟除邪鬼。

(3)又法:存想心为炎火,能辟却众邪百鬼。正身仰卧,闭目内视,看到心火炎炎,气团几如斗大,阳气旺盛,气色煌煌光明,照耀一身,如此则正气光明正大,众邪百鬼,见之生畏,不敢侵犯于人;其人亦可通行于瘟疫流行地处,无有妨碍。

按语

温病是冬伤于寒,不即发病,至春阳气升发,而其病发作,此犹后世所称的伏邪温病。

养生方导引法用存想方法治疗,第(1)条为存四海神法。《上清黄庭养神经》云:"右此一首,常密念之,令熟,勿令出声,不要他人知。或遇疫病,晨日数数存念之心。叩齿三下,当诵三遍,念四海神名:东海神名阿明,南海神名祝融,西海神名巨乘,北海神名禺强。四海大神,辟百鬼,荡凶灾,急急如律令!"文与《病源》颇合,其具体存念方法可参。

养生方导引法第(2)条,为存想五脏神法,其法与前鬼邪候养生方导引法第(1)条(即〈63〉条)略同,存想五脏之气,即五脏之神，卫护一身，能够辟邪止鬼，对温病亦具有防治作用。

养生方导引法第（3）条，存想心为炎火法，原文见于《养性延命录》。心为火，火为阳，存想心火炎炎，阳气大旺，笼罩全体，则一身正气，阳能克阴，众邪百鬼，自然不敢侵犯；而其人亦能行于瘟疫流行的地区，无所妨碍。

四十三、疫疠病候养生方及养生方导引法

（原书卷十疫疠病第一候）

其病与时气、温、热等病相类，皆由一岁之内，节气不和，寒暑乖候[一]，或有暴风疾雨，雾露不散，则民多疾疫。病无长少，率皆相似，如有鬼疠之气，故云疫疠病。

养生方云：封君达常乘青牛，鲁女生常乘驳牛，孟子绰常乘驳马，尹公度常乘青骡。时人莫知其名字为谁，故曰：欲得不死，当问青牛道士。欲得此色，驳牛为上，青牛次之，驳马又次之。三色者，顺生之气也。云古之青牛者，乃栢木之精也；驳牛者，古之神宗[二]之先也；驳马者，乃神龙之祖也。云道士乘此以行于路，百物之恶精，疫气之厉鬼，将长揖[三]之焉。㊱

养生方导引法云[四]：延年之道，存念心气赤，肝气青，肺气白，脾气黄，肾气黑，出周其身，又兼辟邪鬼。〈124〉

欲辟却众邪百鬼，常存心为炎如斗，煌煌光明，则百邪不敢干之，可以入温疫之中。〈125〉

校注

[一]乖候：不合时令的反常气候。

[二]神宗：本书卷二鬼邪候养生方作"神示"。

[三]揖：本书卷二作"摄"。揖，退让。

[四]养生方导引法云：原无，据前温病候养生方导引法补。

语译

养生方导引法第（1）条，语译见前温病候养生方导引法第

(2)条(即〈122〉条)。

(2) 语译见前温病候养生方导引法第(3)条(即〈123〉条)。

按语

疫疠病候,相当于临床所见的急性烈性传染病。其病有流行性,病例多,发病急,传染快,为害亦很大。书中所论,以天花、瘴气为重点。

养生方和养生方导引法共 3 条,为前鬼邪候、温病候养生方导引法的重出,作者认为,这些疾病,有它一定的类似之处,可以用共同的方法去治。而这些方法,存想思念,主要是从精神上振足,以正压邪,以阳克阴;如果能加上辟温祛邪的具体措施,则更安全有效。

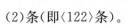

四十四、病热候养生方导引法

(原书卷十二冷热病第一候)

夫患热者,皆由血气有虚实。邪在脾胃,阳气有余,阴气不足,则风邪不得宣散,因而生热,热搏于府脏,故为病热也。

诊其脉,关上浮而数,胃中有热;滑而疾者,亦为有热;弱者无胃气,是为虚热。趺阳脉数者,胃中有热,热则消谷引食。趺阳脉粗[一]而浮者,其病难治。若病者苦[二]发热,身体疼痛,此为表有病,其脉自当浮,今脉反沉而迟,故知难差;其人不即得愈,必当死,以其病与脉相反故也。其汤熨针石,别有正方,补养宣导,今附于后。

养生方导引法云:(1)偃卧,合两膝,布两足[三]而伸腰,口内气,振腹自极[四],七息。除壮热疼痛,通两胫不随。〈126〉

(2) 又云:覆卧去枕,立两足。以鼻内气四十所[五],复以鼻出之。极令微,气入[六]鼻中,勿令鼻知。除身中热,背痛。〈127〉

(3) 又云:两手却据,仰头向日,以口[七]内气,因而咽之,数十。除热,身中伤,死肌。〈128〉

校注

〔一〕脉粗：即脉大。粗，犹大也。

〔二〕苦：原作"若"，形近之误，据周本改。

〔三〕合两膝，布两足：本书卷二风痹候养生方导引法第(2)条作"合两膝头，翻两足"。

〔四〕自极：原无，据卷二补。

〔五〕四十所：《太清导引养生经·王子乔八神导引法》作"四四所"，《道枢·太清养生篇》亦作"十有六所"。所通"许"。《经传释词》："许、所，声近而义同"。《金匮要略》第二十二"妇人年五十所"。

〔六〕入：原作"人"，形近之误，据《太清导引养生经》、周本改。

〔七〕口：《太清导引养生经》(《云笈七签》本)、《神仙食气金匮妙录·治万病诀》作"鼻"。

语译

养生方导引法说：(1) 语译见前风身体手足不随候养生方导引法第(2)条(即〈12〉条)。

(2) 又说：取俯卧姿式导引行气，身体俯卧，撤去枕头，头面转向一侧，两臂自然伸直，放于身旁，两手握固；两脚伸直并拢，脚趾顶住床席，足跟倒立。安心宁神，轻闭两目，进行调息，以鼻纳气，五息六息，复从鼻呼出，如此连续四十多次。此时鼻吸鼻呼，气息的出入，要极度轻微，如吸气入鼻，要鼻中毫无知觉。这种方法，能够去除身体中发热，背部作痛等证。

(3) 又说：取踞坐姿式导引行气，身体下蹲，足底和臀部着地而坐，两手向后向下，按在地上，上身略略后倾，头部仰起，两目轻闭，面向太阳光芒，以口纳气，吸受日精光，随即咽下，如此连续数十次。这种方法，能够去除热证，身中外邪所伤，肌肉死板等症。

按语

病热候，从其大体而言，是由阳气有余，阴气不足，风邪不散,郁而生热的。文中责之邪在脾胃,即阳明主肌肉,阳明主热之义。这种病热,还是外感之病,但已传于阳明。

文中又指出,其热还有表里虚实之分,生死之别,这样,发热所指,就较复杂,非仅在阳明,亦不能简单从事。但下文养生方导引法只有3条,不一定有广泛适应性。

养生方导引法第(1)条,取仰卧姿式行功,以振腹自极,从口纳气七息为重点,充分吸纳清气,排除邪浊,导引行气相结合,有扶正祛邪的作用。而且着重在脾胃,更有从内以达外之意,与发热的一般病情,自相吻合(参阅第〈12〉条按语)。

养生方导引法第(2)条,原文见于《太清导引养生经·王子乔八神导引法》第八条。取俯卧姿式行功,俯卧则气沉于里,立两足则引气下行,并有从足趾散气的意义。行气鼻纳鼻呼,纳气至四十所,是充分吸纳清气,从而排除邪浊的。《太清导引养生经》作"四四所",四四一十六息,亦可考虑。而吐纳之气要求极轻微,则不伤正气而益元气,亦有增强扶正祛邪的作用。

养生方导引法第(3)条,原文见于《太清导引养生经·王子乔八神导引法》第十六条,取踞坐姿式行功,仰头向日,内气咽气,主要咽日精光。宁先生导引法亦有吸日精光法。如云:"日初出,日中、日入,此三时向日正立(此下《摄生纂录·食日月精法》有"展两手"一句,可参),不息九通,仰头吸日精光,九咽之,益精百倍"。吸纳日精光,能大张正阳之气,能"益精百倍",与病情的身中外邪所伤、阴气不足,正好相合,亦是一种扶正祛邪方法。同时,踞坐又身后倾仰头,亦是屈伸相合,引气下沉,又散气向外,姿式与内气咽气亦是相得益彰的。

又,《登真隐诀》亦载吸日精法,"裴君曰:欲得延年,当洗面精心,日出二丈,面向日,口吐死气,鼻吸日精,须鼻得嚏便止,是为气通,以补精复胎,长生之方也。"并注云:"口常吐四时死浊之气,鼻吸引丹霞之精,须臾自嚏乃止。"其说理和方法更为具体,可参。

以上三条,三种姿式,仰卧、俯卧、踞坐,而内容却是一致的,以吐纳法,纳新吐故,扶正祛邪,并从而退热。但其中仰头向日,内气咽气,比较特殊,在吐纳法中又有新的含义。

四十五、病冷候[一]养生方导引法

(原书卷十二冷热病第三候)

夫虚邪在于内,与卫气相搏,阴胜者则为寒;真气去,去则虚,虚则内生寒。

视其五官[二],色白为有寒。诊其脉,迟则为寒;紧则为寒;濇迟为寒;微者为寒;迟而缓为寒;微而紧为寒;寸口虚为寒。其汤熨针石,别有正方,补养宣导,今附于后。

养生方导引法云:(1)一足向下,踏地,一足长舒,向前极势;手掌四方取势。左右换易四七。去肠冷,腰脊急闷,骨疼。令使血气上下布润。〈129〉

(2)又云:两足相合,两手仰捉两脚,向上急挽,头向后振,极势[三],三七。欲得努足,手两向舒张,身手足极势,二七。去窍[四]中生百病,下部虚冷。〈130〉

(3)又云:叉跌[五],两手反向拓席,渐渐向后,努脐腹向前散气,待大[六]急,还放,来去二七。去脐下冷、脚疼,五脏六府不和。〈131〉

(4)又云:两手向后拓腰,蹙髀极势,左右转身,来去三七。去腹肚脐冷,两髀急,胸披不和。〈132〉

(5)又云:互[七]跪,两手向后,手掌合地,出气向下,始渐渐向下,觉腰脊大闷,还上,来去二七。身正,左右散气,转[八]腰三七。去脐下冷闷[九],解溪内疼痛。〈133〉

校注

[一]病冷候:原误作"冷热候",据本书目录改。

[二]五官:原作"五宫",宫系"官"之形误,据周本改。五

官,在此指青、黑、黄、赤、白等五色所呈的各种证候。《灵枢·五色篇》:"青黑为痛,黄赤为热,白为寒,是为五官。"

[三] 极势:原作"势极",倒置,据养生方导引法文例乙正。

[四] 窍:在此指九窍。《素问·阴阳应象大论》:"清阳出上窍,浊阴出下窍。"王冰注:"上窍,谓耳、目、鼻、口;下窍,谓前阴、后阴。"

[五] 又跌:交叉两脚掌,即两足交叠而坐。跌,在此训脚掌。《文选·傅毅·舞赋》:"跗蹋摩跌"。李善注:"字书曰:跌,足蹠也。"《说文》:"蹠,足下也。"段注:"今所谓脚掌也。或借为蹠"。

[六] 大:原作"火",形近之误,据养生方导引法文例及上下文义改。

[七] 互:原作"牙",系"乇"之形误,《广韵》:"互,俗作乇。"据本书卷四虚劳膝冷候养生方导引法第(11)条改。

[八] 转:原作"髀",形近之误,据本书卷四改。

[九] 闷:原无,据本书卷四补。

语译

养生方导引法说:(1) 取站立姿式导引,身体正立,头目平视,舌抵上腭,闭口微息。而后一足向下,踏地站稳;一足抬起,向前伸展,达到极度,成为鹤立跷足姿势。两手自然下垂,手掌向四方回转活动。如此则四肢俱用力,而两足取守势、静势,两手取动势、散势。再左右两足交换如上动作,各四七二十八次。最后回复站势,静息收功。这种方法,能够祛除肠中寒冷,腰脊拘急不舒,骨寒疼痛等症。并能使血气流行,上下四布,温润一身。

(2) 又说:取踞坐姿式导引,一法二式。身体下蹲,足底和臀部着地而坐,头目平视,舌抵上腭,闭口微息。而后把屈曲两膝放下,两足掌相向合拢,又将两手移前,用仰掌势托起两足,向上急速挽起,同时头向后仰,带动上半身向后摇摆,摇摆来去时尽量用力,连做三七二十一次。然后再将两手挽住的两足,向两侧外张,外张时身体两手两足要一齐用力,由张而弛,连做二七一十四次。最后回复踞坐,静息收功。这种方法,能够去除九窍中各种疾患,下部虚冷等病。

(3)又说:取蹲踞姿式导引行气,身体下蹲,交叉两脚掌,踏稳,而后两手向后,撑在地席之上,身体渐渐向后仰,努起脐腹部向前,成为仰身悬卧姿势,尽量鼓起腹部,行气散气,待感到大闷不舒的时候才放松还原。如此一努一松,上下来去二七一十四次。回复原位,静息收功。这种方法,能够去除肚腹脐下寒冷、脚痛、五脏六腑之气不和等病。

(4)又说:取站立姿式导引,正身站立,头目平视,舌抵上腭,闭口微息。而后两手向后,托住腰部,拇指向前夹住肋下,其余四指在后托住腰部,两手收拢向上,迫促肩部内收拢紧,然后以腰为轴,向左向右转动身体,如此一来一去,转侧三七二十一次。这种方法,能够去除腹部肚脐寒冷,两肩膀拘急,胸腋部位不和等病。

(5)语译见前虚劳膝冷候养生方导引法第(11)条(即〈99〉条)。

按语

病冷候,是统指阳虚生内寒诸证。其病变大都是虚邪在内,与卫气相搏,阳虚而阴胜;阴胜则寒,真气衰退,阳气更虚,阳虚则阴寒内生。

临床表现:望诊,可见面部色白。脉诊,可见迟脉、紧脉、涩脉、微脉,或迟而缓,或微而紧,或寸口虚等,变化较多,但较易认识。

养生方导引法第(1)条,用导引法,取站立姿式行功,重点是运动四肢,尤其两足,因为阳气起于下,而导引更是发动阳气的。两足的一踏一举,交换进行,不仅是要承受全身重量,尤其是静守其气,使阳气来复。两手四方取势,亦不仅是活动肢节,更有引阳四布之意。两者结合，导引上下，所以能使血气上下布润。其治肠冷，腰脊急闷，骨疼，都是脾肾病，导引手足，发动脾肾阳气，所以见功。

养生方导引法第(2)条，一法二式。取踞坐姿式导引，导引时先把屈膝平放于地，两足掌相向合拢，两手仰掌托起两足向上，并头身向后振摇；而后又两手挽足向两侧外张，一张一弛。这样以臀部为轴，先是前后振摇，继又左右张弛，从四方纵横导引活动，行气散气。踞坐又挽住四肢，是引气下沉，亦是纳气归肾；以手足向四方运动，又是发动阳气，向上下四方布泽，所以能治窍中百病，下部虚寒。

养生方导引法第(3)条，取蹲踞姿式行功，蹲踞又跌而两手反向拓席，身体渐渐向后仰卧，又突起脐腹部向前，几乎是把身体悬空仰卧，而又突出脐腹部，以此突出重点。脐腹部是下丹田之处，肾命所居，在此行气散气，一努一放，温里散寒，壮阳益气，可想而知。丹田暖，元气充，阳气旺，阴寒消，所以大能去除肚腹脐下冷，脚疼。而努脐腹的"大急还放"，大量弛张腹腔，按摩脏腑，振奋阳气，流走气血，调整机体，当然更能调理五脏六腑之气的不和。

养生方导引法第(4)条，取站立姿式导引，主要是托住腰部，身体左右转侧。腰为肾之外府，转腰有发动阳气，温肾祛寒的作用，所以能去腹肚脐冷。而两手托腰，又促膊极势，所以又能通利关节。有治疗肩部拘急，胸膊不和的功用。方法虽简，功用是重点突出的。

养生方导引法第(5)条，取互跪姿式导引行气，两膝互跪，两手向后，手掌合地出气，又身向后仰，至觉大闷时，再复还上，活动腰脊，如此要来去二七一十四次。又正身左右散气，转腰三七二十一次。这是重点活动腰部，上下左右行气散气，其温肾利关节的作用很突出，较上述诸法活动量都大，可以看作是加强功。其功效亦一定更大。(参阅〈99〉条按语)。

以上 5 条,为病冷候的一组养生方导引法,姿式有站立、踞坐、蹲踞、互跪等。单导引者 3 条。行功方法,第(1)、(3)、(4)条比较简单,是重点突出的。病冷的病情,并不过于复杂,而见证却比较多,导引行气的重点,抓住脾肾,用力点亦多在足与手,这是从根本上发动阳气,阳旺胜阴,正合于阳虚生内寒的病情。

四十六、寒热厥候养生方导引法

(原书卷十二冷热病第七候)

夫厥者逆也,谓阴阳二气卒有衰绝,逆于常度。若阳气衰于下,则为寒厥;阴气衰于下,则为热厥。

热厥之为热也,必起于足下者。阳气[一]起于五趾之表[二],集于[三]足下而聚于足心故也。故阳[四]胜则足下热。热厥者,酒入于胃,则络脉满而经脉虚[五]。脾主为胃行其津液,阴气虚则阳气入,阳气入则胃不和,胃不和则精气竭,精气竭则不营其四支。此人必数醉,若[六]饱已入房,气聚于脾中未得散,酒气与谷气相并[七],热起于内[八],故[九]遍于身;内热则尿赤。夫酒气盛而慓悍[十],肾气有衰,阳气独胜,故手脚为之热。

寒厥之为寒,必从五趾始,上于膝下。阴气起于五趾之里,集于膝下,聚于膝上,故阴气胜则五趾至膝上寒。其寒也,不从外,皆从内寒[十一]。寒厥何失而然?前[十二]阴者,宗筋[十三]之所聚,太阴阳明之所合也,春夏则阳气多而阴气衰,秋冬则[十四]阴气盛而阳气衰。此人者,质壮,以秋冬夺其[十五]所用,下气上争[十六],未能复,精气溢下,邪气因从之而上,气因于中[十七],阳气衰,不能渗荣[十八]其经络,故阳气日损,阴气独在,故手足为之寒。

夫厥者,或令人腹满,或令人暴不知人,或半日远至一日乃知人者,此由阴气盛于上[十九],则下气重上,而邪气逆,逆则阳气乱,乱则不知人。

养生方导引法云:正偃卧,展两足,鼻内气,自极,摇足三十过止。除足寒厥逆也。〈134〉

校注

[一] 气:原无,据《素问·厥论》、本候下文文例补。

[二] 五趾之表:此上《素问》有"足"字,义较明显。表,指五趾之端外侧。

[三] 集于:此上《素问》有"阴脉者"三字。

[四] 阳:此下《素问》有"气"字。

[五] 络脉满而经脉虚:指酒为水谷悍热之液,酒液入胃,从卫气而先行于皮肤,从皮肤而充于络脉,经与络不能两实,故络脉满则经脉虚。

[六] 若:犹"或"。

[七] 相并:《素问》作"相薄",《太素》卷二十六寒热厥作"相搏",词异义同。

[八] 热起于内:《素问》作"热盛于中",《太素》作"热于中"。

[九] 故:此下《素问》、《太素》有"热"字。

[十] 慄(piāo 飘)悍:轻疾勇猛。在此作猛疾解,形容酒性的猛烈。

[十一] 寒:《素问》作"也",与文义合。

[十二] 前:原无,据《素问》、《太素》补。

[十三] 宗筋:亦作"众筋"。

[十四] 则:原无,据《素问》、《太素》及本候文例补。

[十五] 其:《素问》、《太素》作"于",义同。其犹"于"也,亦互训。

[十六] 下气上争:《太素》注:"阴气上争。"

[十七] 邪气因从之而上,气因于中:《太素》上"因"字作"且",下"因"字作"居"。《太素》注:"寒邪之气因虚上乘,以居其中。"

[十八] 渗荣:渗,原作"添",形近之误,据《素问》、《太素》

改。渗荣,谓渗灌经络以营其身,有温煦濡养的意义。

[十九] 阴气盛于上:此下《素问》、《太素》有"则下虚,下虚则腹胀满,阳气盛于上"十四字。《甲乙经》卷七第三"阳气盛于上"作"腹满"二字。《素问》新校正云:"当从《甲乙》之说。何以言之? 别按《甲乙》云:阳脉下坠,阴脉上争,发尸厥。焉有阴气盛于上而又言阳气盛于上。"此说可从。合勘《病源》之文,则义更明晰。

语译

养生方导引法说:取仰卧姿式导引行气,端正身体,平直而卧,安心宁神,专意念气,舌抵上腭,闭口微息。而后伸展两脚,并且放松。以鼻纳气,五息六息,口鼻俱闭,不使息出,达到极度,使清充满于身中,归于丹田,并下行至足,然后呼气,如此为一息。在此吐纳,无正限数,愈多愈佳,以两足有受气感为度。随之两足平行,向左向右摇摆,30 次而止,散气祛邪。这种方法,能除去足胫寒冷,厥逆等病。

按语

寒热厥候之文,是《素问·厥论》的摘录,堪称是寒厥与热厥的概要,言简义明,于临床颇有实用价值。

养生方导引法,内容与前第〈24〉条略同,源于《太清导引养生经·王子乔八神导引法》第十七条,但这里是《病源》作者突出治疗厥证的要求,加以调整了。正偃卧,本有放松身体的意义,加之舒展两脚,又突出放松的重点,对足寒厥逆,更有针对性。因为阴阳之气皆起于足,而厥证又在于下,在此展两足,就有特殊作用。鼻内气自极,不限遍数,愈多愈佳,又取闭气攻病之意;亦是充分吸纳清气,实丹田,下至足,取于"踵息"之法。以上两点,从下文完全可以明了,因为最终目的,在于行气通彻于两足。其摇足三十过,即是使"鼻内气自极",能够行气通彻,阳气下达,而厥寒可去;亦是散气又散邪,驱逐寒与热之邪,尽从足趾而出。如此用功,真是法病相当,神而明之了。

四十七、上气候养生方及养生方导引法

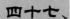

(原书卷十三第一候)

诊寸口脉伏,胸中逆气[一],是诸气上冲胸中[二]。故上气,面肿,髀息;其脉浮大,不治。上气,脉躁而喘者,属肺;肺胀,欲作风水,发汗愈。脉洪则为气。其脉虚宁伏匿[三]者生,牢强者死。喘息低仰[四],其脉滑,手足温者,生也;濇而四末寒者,死也。数[五]者死也。谓其形损故。其汤熨针石,别有正方,补养宣导,今附于后。

养生方云:饮水勿急咽,久成气病。㊲

养生方导引法云:(1)两手向后,合手拓腰,向上,急势;振摇臂肘,来去七。始得手不移,直向上向下,尽势,来去二七。去脊、心、肺气壅闷,消散。〈135〉

(2)又云:凡学将息人,先须[六]正坐,并膝头、足。初坐,先足趾相对,足跟外扒,坐上[七],少欲安稳;须两足跟向内相对,坐上[八],足趾外扒,觉闷痛,渐渐举身似欹便,坐足上。待共两坐相似不痛,始双竖脚跟向上,坐上,足趾并反向外。每坐常学[九]。去膀胱内冷,膝风冷,足疼,上气,腰痛,尽自消适也。〈136〉

(3)又云:两足两趾[十]相向,五息止[十一]。引心肺,去咳[十二]逆上气。极用力,令两足相向,意止,引肺中气出;病人行肺内外,展转屈伸,随适[十三],无有违逆。〈137〉

校注

[一]逆气:此下《脉经》卷二第三有"噎塞不通"四字,可从。

[二]诸气上冲胸中:《脉经》作"胃中冷,气上冲心胸"。

[三]虚宁伏匿:谓脉象虚静不躁,隐伏难触。宁,安静。匿,隐蔽。

[四]喘息低仰:此上《圣惠方》卷四十二上气论有"上气"二

字。喘息低仰，意谓喘息困难，需以身体俯仰为之助。

［五］数：此上《脉经》卷四第七有"上气脉"三字。

［六］又云：凡学将息人，先须：原无，据本书卷二风冷候，卷五腰痛候养生方导引法补。

［七］上：原作"止"，形近之误，据本书卷二、卷五改。

［八］上：原无，据本书卷二、卷五补。

［九］学：原作"竟"，误，据本书卷五改。

［十］两趾：《太清导引养生经·彭祖谷仙卧引法》作"内"字。

［十一］止：原作"正"，形近之误，据《太清导引养生经》改。

［十二］咳：原作"厥"，误，据《太清导引养生经》改。

［十三］适：原无，据周本补。

语译

养生方导引法说：(1) 取站立姿式导引，一法二式。身体正立，头目平视，舌抵上腭，闭口微息。而后两手向后，互相合拢，托住腰部；同时，上身则后仰向上，达到极度，又复放松。又振动两臂，如鸟扑翼之状，一张一翕，摇摆臂肘。如此，上身后仰向上，又复放松还原；臂肘亦一张一翕，上下来去，连做 7 次。再改换一种功法，两手仍在原来位置，合手托腰，但又垂直向上向下，按摩腰部，尽量用力，来回按摩二七一十四次。最后恢复站姿，静息收功。这种方法，能够去除脊骨、心胸、肺气的壅滞不舒，全都消散。

(2) 语译见前风冷候养生方导引法第(8)条(即〈38〉条)。

(3) 又说：取仰卧姿式导引行气，身体端正，平直仰卧，安心宁神，专意念气，舌抵上腭，闭口微息。而后对两脚着意用力，使两足五趾均向内相对，并以意念守住。同时，以鼻缓缓纳气，五息六息为一息，又徐徐呼气，如此连续五息为止，引气下行，主要是引上部心肺之间的邪气，使之下行从足趾而出。而在此时，病人的吐纳引气，要意念行气，遍行于肺部的内外，随着胸肺的各个处所，展转屈伸，到处循行，没有障碍，纳新吐故，搜逐邪气，推之下行，即导引吐纳与存念行气相结合。这种方法，能够去除咳逆上气的病变。

按语

上气候，原文具有两个内容，一是九气，为五志和寒热的病变；二是肺气上逆，以及上冲心胸的诸气病变。范围很大，涉及的病证亦很复杂，似乎是气病的概论，不能确指某一证候。而养生方导引法，内容又较少，亦不能相称。因此，原文仅录脉诊部分，以肺气上逆为主。

养生方导引法第（1）条，取站立姿式导引，一法二式。重点在于腰部。先是托住腰部，上身后仰向上，极势又放松还原；同时又摇摆肘臂，这是尽量伸展腰以上脊骨和心肺气机的。然后又上下按摩腰部，舒展肾气，发动阳气，扶正以行散邪气。其治心肺胸背壅闷诸病，法病相当，简明扼要。

又，此法与虚劳膝冷候养生方导引法第（10）条（即〈98〉条）、病冷候养生方导引法第（4）条（即〈132〉条），均相类似，可以互参，相机配合，增进疗效。

养生方导引法第（2）条，详述正坐姿式及其功效，其治上气，是实下以制上的方法。正坐已是引气下沉，鼻吸鼻呼，意守丹田，更有交通肺肾，并纳气归肾的作用。肾气充，肺气宁，上气亦自得平（参阅第〈38〉条按语）。

养生方导引法第（3）条，取仰卧姿式导引行气，原文见于《太清导引养生经·彭祖谷仙卧引法》第五节。但文字从"极用力"以下，是《病源》作者对古仙经的注释，意谓"两足相向"，要极用力，并且要"意止"，即以意念守住。这是引气下行的。在进行吐纳引气时，病人亦要意念行气，遍行于肺部内外，展转屈伸，随处循行，纳新吐故，理顺上气逆气的病变，引去心肺中的邪气。两者结合，从而达到去除咳逆上气的功效。这里重点是两个，一个两足趾用力向内相对，并意念守住，有引气下行，又交通左右阴阳之气的作用；一个是五息同时，意念行气于肺内外，吐纳兼以存念,大力引心肺之中的邪气外出。前者是开去邪之路,又从交通阴阳根本处着意,充实元气;后者则从病变部位用功,使真气遍及于肺内外,逼邪外出,两相结合,上下兼顾,疗效当然可佳。

以上 3 条,均治肺气上逆之证。行功姿式,有站立、有正坐、有仰卧。在功法上,前二者是肺肾两调,实下以治其上;后者则直引肺气,但亦交通左右阴阳之气,归本求肾。实际三者均属标本兼顾的方法,于临床确为治疗上气的大法。

四十八、卒上气候养生方导引法

(原书卷十三第二候)

肺主于气。若肺气虚实不调,或暴为风邪所乘,则府脏不利,经络否涩,气不宣和,则卒[一]上气也。又因有所怒,则气卒逆上,甚则变呕血,气血俱伤。其汤熨针石,别有正方,补养宣导,今附于后。

养生方导引法云:两手交叉颐下,自极。利肺气[二],治暴气咳。以两手交颐下,各把两颐脉[三],以颐句[四]交中,急牵来著喉骨,自极三通,致补气充足。治暴气、上气、写喉[五]等病。令气调长,音声弘亮[六]。〈138〉

校注

[一]卒:原无,据本候标题、《圣惠方》卷四十二治卒上气诸方补。

[二]利肺气:原作“致补气”,据《太清导引养生经·宁先生导引法》改。

[三]各把两颐脉:即按住面部两侧的颈动脉,在下颌角前搏动处。把,按。如通常称诊脉为把脉、按脉。

[四]颐句(gōu 钩):下颌角。句,同“勾”。

[五]写喉:写,疑“马”字形误,写喉即指“马喉”,“马喉痹”而言。

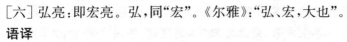

[六] 弘亮：即宏亮。弘，同"宏"。《尔雅》："弘、宏，大也"。

语译

养生方导引法说：取站立姿式导引，身体正立，头目平视，舌抵上腭，闭口微息。而后举起两手，仰掌交叉放于颐下，拇指在结喉处交叉，余四指按住面部两侧的颈动脉，从颐勾向中间急速牵来向下靠着喉骨，用力按捺（大拇指不要用力）三通。可以通利肺气，而且能补气充足。这种方法，能够治疗突然气逆，上气喘息，以及马喉等病；并且能使气机调和，气息深长，语言时声音宏亮。

按语

卒上气候，责之肺气虚实不调，或为风邪突然侵袭，以致腑脏不和，经络否塞，气暴上逆，这在临床是较多见的。并有怒气上冲之病，亦见此证。论证就较全面。不过，病情在肺、在肝、在风，还得临证具体分析。

养生方导引法，原文见于《太清导引养生经·宁先生导引法》，但文字从"以两手交颐下，各把两颐脉"以下，是《病源》作者对原文的注释，指出"两手交颐下"的具体做法，如何达到"自极"，以及"利肺气"的作用，使原文更易理解，功法亦更具体。所以在语译时即把两者结合起来，使功法、作用均臻全面。至于行功，站立进行较好，坐势亦可；但卒上气病人，坐、立均得有人扶持。而结喉两侧颈动脉，正是血脉和呼吸之气升降出入的关隘，上气病人，在这里往往有壅塞感，颈脉怒张，导引"把两颐脉以颐勾交中，急牵来着喉骨"，加以向下按摩揿捺，一按一放，自有通流脉气，缓急降逆的作用。

四十九、结气候养生方及养生方导引法

（原书卷十三第九候）

结气病者，忧思所生也。心有所存，神有所止，气留而不行，故结于内。其汤熨针石,别有正方,补养宣导,今附于后。

养生方云:哭泣悲来[一],新哭讫,不用[二]即食,久成气病。㊳

养生方导引法云:(1) 端[三]坐伸腰,举左手,仰其掌,却右臂,覆右手。以鼻内气,自极,七息;息间稍顿右手。除两臂背痛,结气。〈139〉

(2) 又云:端坐,伸腰,举左手,仰掌,以右手承右胁。以鼻内气,自极,七息。除[四]结气。〈140〉

(3) 又云:两手拓肘头,拄席,努肚上极势,待大闷始下,来去上下,五七。去脊背、体内疼,骨节急强,肚肠[五]宿气。行忌太饱,不得用肚编[六]也。〈141〉

校注

[一] 悲来:即悲哀。来,在此作"哀"解。《释名》:"来,哀也。"

[二] 不用:不可以。用,可以;可行。《说文》:"用,可施行也。"

[三] 端:原脱,据《太清导引养生经·王子乔八神导引法》补。

[四] 除:此下《太清导引养生经》有"瘀血"二字。

[五] 肠:疑"腹"字形近之误。

[六] 肚编:即肚带、腰带。编,指绳带类物品。

语译

养生方导引法说:(1) 取正坐姿式导引行气,身体下蹲,虚坐于两足跟上,腰部伸直,舌抵上腭,闭口微息。而后举起左手,手掌上仰,右手往后退,手掌下覆,形成左右上下反叉,伸张臂背姿势。进行调息,以鼻纳气,五息六息,口鼻俱闭,不使息出,达到极度,使清气充满于身中,然后慢慢呼气,吐去留邪恶浊之气。如此为一息,连续七息;而在呼吸息与息之间,稍稍抖擞右手,藉以散气。这种方法,能够去除两臂背疼痛、结气等病。

（2）又说：取端坐伸腰姿式导引行气，身体下蹲，虚坐于两足跟上，腰部伸直，舌抵上腭，闭口微息。而后举起左手，手掌上仰；右手屈曲，承托于右胁。左右两手，形成叉胁举手势，把整个上身张开。进行调息，以鼻纳气，五息六息，口鼻俱闭，不使息出，达到极度，使清气充满于身中，然后慢慢呼气，吐去留邪恶浊之气。如此为一息，连续七息。这种方法，能够去除结气病。

（3）又说：取正坐姿式导引行气，身体下蹲，虚坐于两足跟上，伸直腰部，宽解裤带，舌抵上腭，闭口微息。而后两手向后，交叉托住对侧的肘头，身向后倾，以肘头拄着地上，支撑身体，形成架空仰卧姿势。又把肚腹突起，使腰脊和肚腹向上，突到极度，待到感觉大闷不舒的时候，才放松落下（在这样努肚突起，又放松下落时，最好配合吐纳，鼻吸鼻呼，徐徐缓作，增强纳新吐故的作用）。如此一来一去，一上一下，连续进行五七三十五次。最后回复正坐，静息收功。这种方法，能够去除脊背和体内的疼痛，骨节拘急，强硬不舒，以及肚肠内宿气等病。但须注意，行此功时，切忌吃得太饱，太饱则中焦填塞，不能如此努腹运动；又不能用肚编缚住腰腹，腰腹被缚，亦不能做努肚上下之功。

按语

结气，即气滞郁结，不得疏散，文中指出，这是忧思致病，因为忧则气乱，思则气结。其状，心中似有所存念而不舒散，神气似有所呆止而不活动，气机留滞而不能运行，以致结聚于中，成为神思间病。叙述是简明生动扼要的。

养生方导引法第（1）条，文源《太清导引养生经·王子乔八神导引法》第九条，但文字这里详备。取正坐姿式行功，正坐伸腰又尽力开展两手，左右上下反叉，这是以张开结的。吐纳鼻吸鼻呼，而且自极，息间又顿右手，这是补气又散气、又闭气攻病，含有多种意义，亦是开合气机，散结止痛。其治两臂背痛、结气，法病相当,自能奏功(可以参阅〈83〉条按语)。

养生方导引法第(2)条,原文见于《太清导引养生经·王子乔八神导引法》第十五条。取正坐姿式行功,功法内容,与上条基本相同;所异者,仅右手不是后却、稍顿,而是屈曲承右胁。承右胁,则有守住病位之意。两胁是阴阳升降的道路,而右胁更为气所主,从此行气,自极,即有行气攻病,使结散之功(参阅〈281〉条按语)。

养生方导引法第(3)条,取正坐姿式导引行气,行功重点,在于运动腹部,上身后倾,努肚向上,待大闷始下,是把腰腹架空起来进行。如此来去上下五七,要求很高。正坐而后仰,两手托肘头拄席,此法已很难做,两足要踏得稳,手托肘头拄席亦要撑得住,才能把腰腹架空起来。而这种上身后倾,亦不比一般仰卧,而是悬卧,是虚中有实。还要努肚来去上下,其腰脊肚腹的用力,都是软功,才能如此运动。这种高难度的动作,不是一下子所能做成。其法正坐而托肘拄席,后倾努腹,是活动脊背骨节,调和腹部脏腑的。来去上下,更有流通气血,振奋阳气的作用。此时如能配合行气,则吐纳的作用更佳,在语译中已提出这一点。因此,其功能去脊背体内疼,骨节急强,肚肠宿气,很易理解。不过,这种功法,难度很大,绝非一时所能,要坚持锻炼,反复进行乃佳。

又,本条功法与〈131〉条近似,可以互参。

以上3条,为结气候的一组导引行气法,行功姿式相同,均取正坐位,但具体做法不同,第(1)条左右手上下反叉,鼻吸鼻呼,息间稍顿右手;第(2)条举左手,屈右手承胁,亦是鼻吸鼻呼,但不顿手,这里区别,一在手势不同,二在用法的守与散;因为承胁有以意守住之意。第(3)条形式大异,四肢取收足和手拄之势,作为支撑,重点在努腹来去上下。主治文中没有提到"结气"名词,只讲"宿气",而努腹运动,是有行气与散气作用的。

五十、逆气候养生方导引法
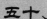

(原书卷十三第十五候)

夫逆气者,因怒则气逆,甚则呕血及食,而气逆上。

人有逆气,不得卧而息有音者;有起居如故,而息有音者;有得卧,行而喘者;有不能[一]卧,不能行而喘者;有不能卧,卧而喘者,皆有所起。

其不得卧而息有音者,是阳明之逆。足三阳者下行,今逆而上行,故息有音。阳明者,为胃脉也;胃者,六府之海,其气亦下行,阳明逆,气不得从其道[二],故不得卧。夫胃不和则卧不安,此之谓也。

夫起居[三]如故,而息有音者,此肺之络脉[四]逆,络脉之气不得随经上下,故留经而不行。此络脉之疾人[五],故[六]起居如故而息有音。

不得卧,卧而喘者,是水气之客[七]。夫水者,循津液而流也;肾者水脏,主津液,津液主卧而喘[八]。

诊其脉,跌阳脉太过,则令人逆气,背痛温温然。寸口脉伏,胸中有逆气。关上脉细,其人逆气,腹痛胀满。其汤熨针石,别有正方,补养宣导,今附于后。

养生方导引法云:偃卧[九],以左足踵拘右足拇趾。鼻内气,自极,七息。除癖[十]逆气。〈142〉

校注

[一] 不能:《素问·逆调论》作"不得",义同,得,犹"能"也。

[二] 其道:原无,据《素问》、《太素》卷三十卧息喘逆补。

[三] 起居:此下原有"有"字,衍文,据本候前文、《素问》、《太素》、《圣惠方》卷四十二治气逆诸方删。

[四] 脉:原无,据本文下"络脉之气……上下"句补。

[五] 络脉之疾人:《素问》、《太素》作"络脉之病人也微",义

较明晰。

〔六〕故:原无,据《素问》、《太素》补。

〔七〕客:此下《圣惠方》有"于肺"二字。

〔八〕津液主卧而喘:《圣惠方》作"津液不顺,故卧而喘",义长。此句犹言津液病变,可导致卧下则喘。此为水气犯肺的见证,其本在肾,其末在肺。

〔九〕偃卧:原脱,据《太清导引养生经·王子乔八神导引法》补。

〔十〕除癖:本书卷一风痹候养生方导引法第(1)条作"除厥痹"。《太清导引养生经》作"厥逆",无下文"逆气"二字。

语译

养生方导引法,语译见前风痹候养生方导引法第(1)条(即〈21〉条之二)。

按语

逆气候,是逆气病的概论,指出逆气证候,成因较多,有因于怒气上逆的,或者阳明气逆,肺气上逆,水气客肺等,均能导致其气上逆,病情亦不相同,临床应加辨析。颇具指导意义。

养生方导引法,取仰卧姿式行功,仰卧即有平和气机的作用。仰卧而以左足踵拘右足拇趾,其义有二:一方面,是"踵息法",即纳气时意守丹田。从鼻引气至丹田,下达足踵与足心、足趾,既是引气下行,亦使行气通彻;另一方面,以左足踵拘右足拇趾,并以意念守住,又有交通左右阴阳之气的意义,使阴阳之气有所违逆的,贯通顺理。这样治疗逆气病,看似简单,用意却很精深。再加上鼻纳气自极,这种"自极",又有一定的闭气攻病作用。无论是除癖,还是降逆气,在纳气自极时,以意念引气排除之,七息甚至更多,二七、三七,则疗效更佳。

又,本条功法,与前风痹候养生方导引法第(1)条之二全同,而主治证不同,前者除厥痹,这里除癖、逆气。但两者间并无矛盾,是异病同治,一法多能的。

五十一、脚气缓弱候养生方导引法

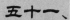

(原书卷十三脚气病第一候)

凡脚气病，皆由感风毒所致。初[一]得此病，多不即觉，或先无他疾，而[二]忽得之；或因众病后得之。初甚微，饮食嬉戏，气力如故，当熟[三]察之。

其状：自膝至脚有不仁，或若[四]痹，或淫淫如虫所缘[五]，或脚趾及膝胫洒洒尔[六]，或脚屈弱不能行，或微肿，或酷冷，或痛[七]疼，或缓纵不随，或挛急；或至困能饮食者，或有不能[八]者，或见饮食而呕吐，恶闻食臭。或有物如指，发于腨[九]肠，迳[十]上冲心，气上者；或举体转筋，或壮热、头痛；或胸心冲[十一]悸，寝处不欲见明；或腹内苦痛而兼下者；或言语错乱，有善忘误者；或眼浊，精神昏愦者。此皆病之证也。若治之缓，便上入腹。入腹，或肿，或不肿，胸胁满，气上便杀人。急者不全日，缓者或一、二、三月[十二]。初得此病，便宜速治之，不同常病。其汤熨针石，别有正方，补养宣导，今附于后。

养生方导引法云：(1)坐，两足长舒，自纵身，内气向下，使心内柔[十三]和适散；然后屈一足，安膝下，努长舒一足，仰足[十四]趾向上使[十五]急；仰眠，头不至席，两手急努向前，头向上努挽。一时各各取势，来去二七，递互亦然。去脚[十六]疼，腰髀冷，血冷，风痹，日日渐损。〈143〉

(2)又云：覆卧，傍视，立两踵[十七]，伸腰，以鼻内气，自极，七息。除脚中弦痛，转筋，脚酸疼，脚痹弱。〈144〉

(3)又云：舒两足坐，散气向涌泉，可三通。气彻到[十八]，始收右足屈卷，将两手急捉脚涌泉，挽足踏手。手挽足踏[十九]，一时取势。手足用力，送[二十]气向下，三七。不失气之行度[二十一]，数寻，去肾内冷气，膝冷，脚疼也。〈145〉

(4)又云：一足屈之，足趾仰，使急；一足安膝头[二十二]。散

心,两足跟出气向下。一手拓膝头向下急捺,一手向后拓席,一时极势。左右亦然,二七。去膝髀疼急。〈146〉

(5) 又云:一足踏地,一足向后,将足解溪安端上。急努两手,偏相向后,侧身如转,极势,二七。左右亦然。去足疼痛,痹急,腰痛也。〈147〉

校注

[一] 初:原无,据本书卷四十脚气缓弱候、《医心方》卷八第一、《圣惠方》卷四十五治脚气缓弱诸方补。

[二] 而:宋本作"偶"。

[三] 熟:仔细;细致。

[四] 若:《医心方》作"苦"。

[五] 缘:沿着。在此有沿着皮肤爬行的意思。

[六] 洒洒尔:《圣惠方》作"洒洒酸痛"。洒洒尔,拟态词,畏寒貌。

[七] 痛:宋本、《外台》作"痟"。《素问·阴阳别论》:"及为痿厥腨痟",王冰注:"痟,酸疼也"。现通作"痟(yuān 渊)"。

[八] 能:此下本书卷四十、《医心方》有"食"字。

[九] 腨(shuàn 涮):原作"端",形近之误,据文义改。

[十] 迣:本书卷四十作"逆"。

[十一] 冲:《外台》、《圣惠方》作"松"。

[十二] 月:本书卷四十作"日"。

[十三] 柔:《外台》卷十八脚气论作"气"。

[十四] 足:原作"取",据本书卷二风冷候养生方导引法第(3)条改。

[十五] 使:原作"便",形近之误,据本书卷二、《外台》改。

[十六] 脚:原作"腰",误,据本书卷二、《外台》改。

[十七] 立两踵:原作"内踵"二字,误,据本书卷二十二转筋候养生方导引法第(2)条、《太清导引养生经·王子乔八神导引法》改。

［十八］到：原作"倒"，形近之误，据《外台》、周本改。

［十九］手挽足踏：原作一个"挽"字，与上文不协，据《外台》改。

［二十］送：原作"逆"，形近之误，据本书卷四虚劳膝冷候养生方导引法第(3)条改。

［二十一］之行度：原无，据本书卷四补。

［二十二］头：此下原有"心"字，文义不合，据《外台》删。

语译

养生方导引法，(1)语译见前风冷候养生方导引法第(3)条（即〈33〉条）。

(2)又说：取俯卧姿式导引行气，身体平直覆卧，头目侧视，两足跟竖起，足趾顶住床席，并以意念守住，腰部伸直，调整姿势，进行调息，以鼻纳气，五息六息，口鼻俱闭，不使息出，达到极度，而后慢慢呼气，如此为一息，连续七息。这种方法，能够去除脚中弦急疼痛，足部转筋，脚酸疼痛，两脚痹弱等病。

(3)语译见前虚劳膝冷候养生方导引法第（3）条（即〈91〉条）。

(4)又说：取平坐姿式导引行气，身体平坐于地上，两脚伸直，头目平视，安心宁神，舌抵上腭，闭口微息。而后屈曲一足，平铺于地，足趾仰起，用力使急；另一足则抬起，把足跟外侧，按在屈脚的膝头上，几乎象叠腿盘坐姿势。意念舒散心气，使从两足跟出气向下。然后又将一手抓住上面膝头，向下急捺；另一手则向后，撑于地上，一时间前后两手各各用力，达到极度，又复放松。再交换左右手足位置，如上运动，一捺一松。各做二七一十四次。这种方法，能够去除腿膝疼痛拘急。

(5)又说：取蹲踞（或站立）姿式导引，身体下蹲，头目平视，安心宁神，舌抵上腭，闭口微息。而后一足踏地，支撑全身；另一足则移向后方，将足背踝关节部位按在踏地一足的后跟上，形成两足踝相叠，又一虚一实。继又伸出两手，随着踏地一足的方向

209

平行移向身后偏侧,象转身式样,偏侧到极度,然后放松,回复原势。再交换手足位置,如上运动,各做二七一十四次。最后还成蹲踞,静息收功。这种方法,能够去除两足疼痛,风痹拘急,腰部疼痛等症。

按语

脚气病,在晋、隋时代是个大病,多发病,并有相当高的死亡率,所以文中叙述,系统详悉,内容包括病因,常见证候,邪气入脏的急变,抢救方法,以及流行地区和气候诱因等。这里录其前半部分,以示概略。

养生方导引法第(1)条,取平坐姿式导引行气,一法二式。先是平坐,放松全身,安心宁神,内气向下,充实丹田,使心气柔和散适,这是存神存气方法,先补于内。而后导引,屈一足,伸一足,并仰起足趾而坐,上身进行后仰还起运动,后仰时自然缓缓仰倒,还起时两手急努向前,带动头部向上努挽,这是活动身体四肢,尤其腰脊,大功量的前后上下弛张。与前法配合,又是一动一静,先静后动,即先补丹田元气,以资其动,使内外筋脉关节恢复功用。其治脚疼,腰肩冷、血冷、风痹,均有针对性,而且标本兼顾了,所以诸病亦日日减轻。对于脚气,屈弱痿痹,尤其不能活动的,始终可用(参阅〈33〉条按语)。

养生方导引法第(2)条,见于《太清导引养生经·王子乔八神导引法》第二十四条。取俯卧姿式导引行气。俯卧而立两踵,则身气下沉,达到脚跟。头目傍视,是为了行气易于吐纳。立两踵,足趾柱席,以意念守住,则长引气至踵,又有使气通彻之意。鼻纳鼻呼,达到极度,是补气于中,又有闭气攻病作用。合而用之,通利气血,祛邪下行,立踵拄趾,在此已预为开其通路。能治脚中诸病,是较易理解的(参〈220〉条按语)。

养生方导引法第(3)条,取平坐姿式导引行气,一法二式。先是行气散气,散向涌泉,填实下焦;待元气全部达到,而后收起右足,将两手捉住涌泉,踏在手中,对准劳宫,手足俱用力,不仅交通心肾,更是纳气向下,补肾温阳的。如此行功,持之以恒,肾内冷气,膝冷、脚疼等下焦虚寒诸病,都可以获得解除。其治脚气,舒足、收足,手挽足踏,散气向涌泉,更有针对性,大可赏用(参阅〈91〉条按语)。

养生方导引法第(4)条,取平坐姿式导引行气。亦是一法二式。导引先似叠腿盘坐,收引下焦肾气。继而一手捺膝头使急向下,一手向后拓席,又是尽力引气向下,而有张有弛的。两者重点,都在腿膝。不过,前者屈腿,后者张极而弛,这是运用多种活动方式,着意流通下肢筋脉血气的。行气是意念散心气下行,即是布散元气,下达于足跟,使行气通彻;同时亦驱逐邪气,向下而出。这里有交通心肾,纳气归于丹田,下达足膝,又有散气散邪的双重用意。与导引相合,亦是内外兼行。其治膝髀疼急,很有针对性,突出重点了。

养生方导引法第(5)条,取蹲踞姿式行功,活动分先后两步,先是两足踝相叠,一虚一实,一足踏地,支持全身。而后双手平行偏移踏足一方向后,侧身如转。如此先动足,后动手转腰,左右交换,重点在于腰足,所以能治足疼、痹急和腰痛诸症。但这里没有讲行气,转身亦较缓,仅讲"如转",盖功法之属于轻柔方法,导引肢节筋脉的。身体许可,站势行功亦行。

以上5条,为脚气候的一组导引行气法,姿式有平坐、俯卧、蹲踞等,而活动重点,多在腰足。如第(1)条屈一足,长舒一足,而后仰眠又还上,来去二七;第(2)条立两踵,伸腰;第(3)条舒两足坐,又手挽足踏;第(4)条一足屈,一足安膝头,两足跟出气;第(5)条一足踏地,一足向后安踹上,又侧身如转。这对脚气病是有针对性的。而行气是"内气向下,使心内柔和适散","散气向涌泉","送气向下";"散心,两足跟出气向下",这对于脚气之易于向上逆冲,亦有防治作用。而姿式多取平坐、俯卧、蹲踞,亦有引气下沉意义。当然,参合病情,各法之间,还可配合运用,增进疗效。

五十二、咳逆候养生方导引法

（原书卷十四第十候）

咳逆者,是咳嗽而气逆上也。气为阳,流行府脏,宣发腠理,而气、肺之所主也。咳病由肺虚感微寒所成,寒搏于气,气不得宣,胃逆聚还肺[一],肺则胀满,气逆[二]不下,故为咳逆。其状,咳而胸满气逆[三],髀背痛,汗出,尻[四]、阴股、膝[五]踹[六]胻[七]、足背痛。其汤熨针石,别有正方,补养宣导,今附于后。

养生方导引法云：（1）先以鼻内气,乃闭口,咳,还复以鼻内气,咳则愈。〈148〉

（2）向晨,去枕,正偃卧,伸臂胫,瞑目,闭口无息,极,胀[八]腹、两足,再息[九]项间,吸腹,仰两足,倍拳[十];欲自微息定[十一],复为之。春三、夏五、秋七、冬九。荡涤五脏,津润六府。所病皆愈[十二]。〈149〉

（3）又云：还向反望、倒望[十三],不息七通。治咳逆,胸中病,寒热也。〈150〉

校注

[一]胃逆聚还肺：《普济方》卷一百六十咳逆门作"胃气逆聚上冲肺"。

[二]逆：《外台》卷九咳逆及厥逆饮咳方、正保本作"逆"。

[三]气逆：此上原有"而"字,据《外台》删。

[四]尻（kāo）：臀部,脊骨末端。

[五]膝：原作"肺",误,据《外台》、周本改。

[六]踹：原作"踹",形近之误,据《素问·至真要大论》改。"踹",即小腿肚。

[七]胻（héng 恒）：同"胻",即胻骨。小腿胫、腓骨之部分。

[八]胀：通"张",本书卷十九积聚候养生方导引法重出此

文即作"张"。

　　〔九〕息:原脱,据本书卷十九、《外台》补。

　　〔十〕倍拳:反向屈曲。倍通"背"。在此义同反。拳,通"踡",踡曲。

　　〔十一〕欲自微息定:《外台》卷十二积聚方作"欲息微定",义长。

　　〔十二〕所病皆愈:原无,据本书卷十九积聚候、癥瘕候养生方导引法重出此文补。

　　〔十三〕倒望:《外台》作"侧望",义长。

语译

　　养生方导引法说:(1) 取正坐(或站立)姿式吐纳,先以鼻纳气,五息六息,乃闭口鼻,不使息出,引入丹田,而后运气上冲于喉,故意使咳;咳后再以鼻纳气。如此吐纳,无正限数,反复为之,以咳逆之病向愈为度。

　　(2) 又说:取仰卧姿式导引行气,宜在清晨醒时,去掉枕头,正身平直仰卧,伸展四肢,两臂两脚,自然垂直,两手握固,闭目宁神,以鼻纳气,五息六息,闭口不使息出,达到极度,张开腹部,以及两足,使清气尽量充满于身中,而后缓缓息出,在此息出顷刻之间,要收缩腹部,仰起两足五趾,连带腰背亦要反张挺起,又尽量迫使腹内浊气排出,散气散邪,而后放松。如此张腹吸腹,一张一弛,纳新吐故为一遍,待气息微缓平定以后,再重复如上运动。一般做功,春天 3 次,夏天 5 次,秋天 7 次,冬天 9 次。这种张腹吸腹方法,纳新吐故,可以荡涤五脏,津润六腑,而所有诸病,皆能治愈。

　　(3) 语译见前风癫病候养生方导引法第(1)条(即〈60〉条)。

按语

　　咳逆,即咳嗽而且气喘。咳嗽是由于肺感微寒而致,寒邪侵犯于气,肺失宣降,胃气亦逆,肺胃之气俱逆,则肺气胀满,所以形成咳逆,这在临床是比较多见的。

养生方导引法第(1)条,用正坐或站立姿式行功,主要是运气止咳。以鼻纳气,闭口不息,有"交接元气于鼻肾之间"(《太清服气口诀》语)的意义。所以当引气下入丹田,使丹田气足,再运气而上,从胸中以上冲于喉,故意使咳,并从咳呼出。这样,一方面能使气息调长,恢复肺肾升降之常,而胃气亦自然顺降。而另一方面,在其不咳而故意使咳,并随之呼出邪气,亦是先发制病,逆其气而逼邪外散,则其咳亦自解除。在此须注意,纳气要深长,闭口还须引气下行,即纳气归肾。咳亦要气冲有力,既能运真气上行,并须祛邪外出。这种吐纳,才能兼顾肺、胃、肾,但要有真功夫。

养生方导引法第(2)条,取卧位姿式导引吐纳,导引以腹部为重点。其仰卧伸臂胫,是全身处于放松状态,使气易行。而瞑目闭口不息,还加上一个"极"字,又具有闭气攻病之意。其张腹吸腹,达到极度,而后放松,既为重视纳新吐故,又具按摩内脏的作用。能斡旋气机,发动真阳。而伸臂胫,又张足,仰足,倍拳,是纳气、行气、散气的过程,亦是弛张肢体,助其张腹吸腹之势,增进吐纳功效。特别吐纳由闭口无息、闭气纳气至再息,微息定而复为之,其行气、散气的作用,亦已达到通彻程度了。所有这些,确能荡涤五脏,津润六腑,正气来复,邪气自除,是以所病皆愈(参阅〈194〉条按语)。

养生方导引法第(3)条,取站立姿式行功,做回头反望、侧望活动,运转头项,宛转颈椎,疏通上部经脉,流周气血;同时用不息式吐纳法,寓有闭气攻病意义。合而用之,对上部诸病,如咳逆、胸中病、寒热等,是有治疗功用;因为上述诸症,都关系到该部的经脉关节,这里加以疏通了,其病亦自除(参阅〈60〉条按语)。

上述 3 条,为咳逆候的一组导引行气法。因为咳逆是气病,所以行功亦以行气为主,尤其吐纳,如第(1)条的运气止咳,第(2)条的张腹吸腹,按摩脏腑,第(3)条的不息,均是从纳新吐故上发挥作用;而且还有一个共同点,均是深吸气,小吐气,甚至闭口无息,不息,以扶正为要,且有闭气攻病之意。

又,第(2)条以仰卧姿式治病,用于咳逆,当取善后或平时调理为宜;在病正发作时,一般喘息病人不便仰卧,尤其闭口无息,要加注意。

五十三、诸淋候养生方导引法

(原书卷十四淋病第一候)

诸淋者,由肾虚膀胱热故也。膀胱与肾为表里,俱主水。水入小肠,下于胞,行于阴,为溲便也。肾气通于阴,阴,津[一]液下流之道也。若饮食不节,喜怒不时,虚实不调,则府脏不和,致肾[二]虚而膀胱热也。膀胱,津液之府,热则津液内溢而流于睾[三],水道不通,水不上不下,停积于胞[四],肾虚则小便数,膀胱热则水下涩。数而且涩,则淋沥不宣[五],故谓之为淋。其状,小便出少起数[六],小腹弦急,痛引于脐。

又有石淋、劳淋、血淋、气淋、膏淋。诸淋形证,各随名具说于后章。而以一方治之者,故谓之诸淋也。其汤熨针石,别有正方,补养宣导,今附于后。

养生方导引法云:(1)偃卧,令两手[七]布膝头,邪踵置尻下[八],口内气,振腹[九]自极[十],鼻出气,七息[十一]。去淋,数小便[十二]。〈151〉

(2)又云:向南方[十三]蹲踞,高一尺许,以两手从外屈膝内入,至足跌上,急手握足五趾,令内曲[十四],极力一通。以[十五]利腰髋,治淋[十六]。〈152〉

校注

[一]津:本书卷四十九诸淋候作"水",义更明晰。

[二]肾:此下《外台》卷二十七诸淋方有"气"字。

[三]睾:通"泽",本书卷四十九诸淋候即作"泽"。泽,低洼

积水之处。《广雅》："泽,池也。"在此引申为下焦膀胱,犹如聚水之处。

〔四〕胞(pāo　抛):在此指膀胱。

〔五〕淋沥不宣:犹言小便滴沥而下,解不通畅。《尔雅》:"宣,通也。"

〔六〕起数:数起小便,即尿频。起,起立。《说文》:"起,能立也。"在此引申为起身小便。数,频也。

〔七〕手:原作"足",误,与本候导引姿势不合,据本书卷四虚劳阴下痒湿候养生方导引法改。

〔八〕邪踵置尻下:"尻下"原作一个"鸠"字,误,据本书卷四、本卷气淋候养生方导引法改补。邪通"斜"。《外台》卷二十七诸淋方、周本即作"斜"。

〔九〕振腹:本书卷四、本卷气淋候作"腹胀",义同。

〔十〕自极:原脱,据本书卷四、本卷气淋候补。

〔十一〕七息:原脱,据本书卷四、本卷气淋候补。

〔十二〕去淋,数小便:此下《外台》有"又去石淋茎中痛"一句。

〔十三〕向南方:原无,据《太清导引养生经·宁先生导引法》补。

〔十四〕令内曲:此句原在"极力一通"之下,倒文,据《太清导引养生经》移正。

〔十五〕以:原作"入",误,据《外台》改。

〔十六〕治淋:此下《太清导引养生经》有"遗溺愈"三字。

语译

养生方导引法说:(1)语译见前虚劳阴下痒湿候养生方导引法第(1)条(即〈101〉条)。

(2)又说:取蹲踞姿式导引,面向南方,身体下蹲,头目平视,舌抵上腭,闭口微息。臀部虚坐,略略抬高,距离地面约一尺多,身体亦稍稍前倾,从而伸展屈膝的间隙,而后以两手从屈膝外侧向内伸入,伸向内侧至足背上,并急速握住两足五趾,使之向内弯曲,并极度用力,然后放松,如此为一通。看体力如何,连续握趾向内三通、五通、七通。最后回复蹲踞,静息收功。这种方法,能够活络腰髋部位的关节,流利筋脉气血,治疗淋病。

按语

诸淋候,是淋病的概论,具述此病的病因、病机、证候及其分证。总的病理变化,为肾虚而膀胱有热。肾虚则小便数,膀胱热则水下涩,数而且涩,淋沥不宣,所以称为淋病。临床所见,小便时解不通畅,溲出很少,而尿意却频仍,小腹部有急涩不舒感,甚时掣痛,引及脐下。一般分证,有石淋、劳淋、血淋、气淋、膏淋等,但有时亦不能截然分开,而错杂为患。

养生方导引法第(1)条,取仰卧姿式导引行气,首先平和一身之气。而导引时须屈腿张膝,收足斜踵置尻下,又以两手按在膝头上,下肢似乎成为按手盘膝之状,这是突出功力的重点在于下焦,而又收引肾气的。其吐纳以口纳气,要达到振腹自极的程度,而后从鼻出气,亦是充分吸纳清气,并归于丹田,迫出下焦的邪气,下彻于足踵,从而通利膀胱,去除小腹弦急、痛引脐中(参阅〈101〉条按语)。

养生方导引法第(2)条,原文见于《太清导引养生经·宁先生导引法》。取蹲踞姿式导引,蹲踞比较容易,日常生活中常可做到。而以两手从屈膝外侧内入,入至足跗上,并急手握足五趾令内曲,则难度很大,一是两手内入要到足背上,上身须俯倾,而稍不注意,又易于倾倒;二是急手握足五趾令内曲,两手几乎要下伸到地,而且还要弯转两手用力,做到就不容易,这非一日之功。不过,这种难度,正是引气到达下焦,极力活动手足的一种方法,而且把腰髋亦拉松了。这是软硬配合功夫,引气要彻到,两脚要站得稳,腰髋亦要有耐力,才能成功。其能调理下焦,利腰髋,治淋,都是斡旋肾气,弛张腰髋,活络经脉气血,流通下焦气机的作用。

又，本条文中仅言"极力一通"，宁先生导引法更没有讲应作几通，可能有缺文。语译中补充三五七通，可斟情增损。

以上二条，用仰卧屈腿收踵，蹲踞姿式，均是调理下焦的，并有收摄肾气之意，所以重点亦是治疗下焦诸病。

五十四、石淋候养生方导引法

（原书卷十四淋病第二候）

石淋者，淋而出石也。肾主水，水结则化为石，故肾客沙石。肾虚为热所乘，热则成淋。其病之状，小便则茎里痛，尿不能卒出，痛引少腹，膀胱里急，沙石从小便道出。甚者[一]塞痛，令闷绝。其汤熨针石，别有正方，补养宣导，今附于后。

养生方导引法云：偃卧，令两手布[二]膝头，邪踵置尻下[三]，口内气，振腹自极[四]，鼻出气，七息[五]。去淋、茎中痛。〈153〉

校注

[一] 甚者：此下本书卷四十九石淋候有"水道"二字，可从。

[二] 手布：手原误作"足"；布，原脱，据本书卷四虚劳阴下痒湿候、本卷诸淋候养生方导引法改补。

[三] 尻下：原作一个"鸠"字，误，据本书卷四、本卷气淋候改补。

[四] 自极：原脱，据本书卷四、本卷气淋候补。

[五] 七息：原脱，据本书卷四、本卷气淋候补。

语译

养生方导引法，语译、按语见前虚劳阴下痒湿候和本卷诸淋候养生方导引法（即〈101〉、〈151〉条）。

五十五、气淋候养生方导引法

（原书卷十四淋病第三候）

气淋者，肾虚膀胱热，气胀所为也。膀胱与肾为表里，膀胱热,热气流入于胞,热则生实,令胞内气胀,则小腹满,肾虚不能制其小便,故成淋。其状,膀胱小腹[一]皆满,尿涩,常有余沥是也。亦曰气癃。诊其少阴脉数者,男子则气淋。其汤熨针石,别有正方,补养宣导,今附于后。

养生方导引法云:(1) 以两足踵布膝,除癃。〈154〉

(2) 又云:偃卧,以两手[二]布膝头,取[三]踵置尻下,以口内气,腹胀自极,以鼻出气,七息。除气癃,数小便,茎中痛,阴以下湿,小腹痛,膝不随也。〈155〉

校注

[一] 小腹:原作"小便",误,据本书卷四十九气淋候改。

[二] 手:原作"足",误,据本书卷四虚劳阴下痒湿候养生方导引法改。

[三] 取:本书卷四同;本卷诸淋候、石淋候、小便数候养生方导引法均作"邪",义均可通。

语译

养生方导引法说:(1) 取仰卧或平坐姿式导引,安心宁神,舌抵上腭,闭口微息,意守丹田。而后将两足跟交替按放在对侧的膝头上,存想从足跟散气出气,反复为之,至小腹感觉温和舒适,气下行于前阴为止。这种方法,能够去除气淋。

(2) 语译见前虚劳阴下痒湿候养生方导引法第(1)条(即〈101〉条)。

按语

气淋,谓胞内气胀而小便淋沥不畅。胞内为什么气胀?文中责之膀胱热气,流入于胞,热则生实,所以气胀。

养生方导引法第(1)条,取仰卧或平坐姿式行功,而行功方法,是以两足踵交换置于对侧的膝头上。足踵与膝,均为肾所主。原文未言行气,但经文言"踵",大都是指"踵息"和散气的用意。在此以两踵布膝,而行气于足踵,具有调整肾与膀胱的功能;在足踵散气出气,更有通彻气机,除邪泄热的作用。

219

养生方导引法第（2）条，取仰卧姿式导引行气，其功法作用，均见诸淋候。

五十六、小便数候养生方导引法

（原书卷十四小便病第二候）

小便数者，膀胱与肾俱虚，而有客热乘之故也。肾与膀胱为表里，俱主水，肾气下通于阴。此二经既虚，致受于客热，虚则不能制水，故令数小便。热则水行涩，涩则小便不快，故令数起也。

诊其趺阳脉数，胃中热，即消谷引食，大便必坚[一]，小便即数。其汤熨针石，别有正方，补养宣导，今附于后。

养生方导引法云：以两踵布膝。除数尿。〈156〉

又云：偃卧，令两手[二]布膝头，斜踵置尻下[三]，口内气，振腹自极[四]，鼻出气，七息[五]，去小便数。〈157〉

校注

[一]坚：原作"聊"，据《金匮要略》第十二改。

[二]手：原作"足"，误，据本书卷四虚劳阴下痒湿候、本卷气淋候养生方导引法改。

[三]尻下：原作一个"鸠"字，误，据本书卷四、本卷气淋候、周本改。

[四]自极：原脱，据本书卷四、本卷气淋候补。

[五]七息：原脱，据本书卷四、本卷气淋候补。

语译

养生方导引法，（1）语译见前气淋候养生方导引法第（1）条（即〈154〉条）。

（2）语译见前虚劳阴下痒湿候养生方导引法第（1）条（即〈101〉条）。

按语

小便数候，其病理变化，与前气淋候略同，均责之肾与膀胱俱虚，而客热乘之，以致溲涩数起。不过，这里提出胃中有热，大便坚而小便数，在成因上较多一层。

养生方导引法两条，取义与气淋候同，因为病位、病理相近，异病可以同治。导引行功方法，重在下肢，尤其取足踵，是着意调理肾与膀胱功能的，并有散气、散邪意义。行气口纳鼻出，还要振腹自极，亦含闭气攻病作用。合而用之，可以治淋病诸证，亦可以治小便数。

五十七、遗尿候养生方导引法

（原书卷十四小便病第六候）

遗尿者，此由膀胱虚冷，不能约于水故也。膀胱为足太阳，肾为足少阴，二经为表里。肾主水，肾气下通于阴。小便者，水液之余也。膀胱为津液之府，府既虚冷，阳气衰弱，不能约于水，故令遗尿也。

诊其脉来过寸口，入鱼际，遗尿。肝脉微滑，遗尿。左手关上脉沉为阴，阴绝者，无肝脉也，苦[一]遗尿。其汤熨针石，别有正方，补养宣导，今附于后。

养生方导引法云：向南方[二]，蹲踞，高一尺许，以两手从外屈膝内入[三]，至足跌上，急手握足五趾，令内曲[四]，极力一通，以[五]利腰髋，治遗尿。〈158〉

校注

[一] 苦：原作"若"，形近之误，据宋本、周本改。

[二] 向南方：原无，据《太清导引养生经·宁先生导引法》补。

[三] 内入：原无，据本卷诸淋候、《外台》卷二十七诸淋方养生方导引法补。

[四] 令内曲：此句原在"极力一通"之下，系倒文，据《太清导引养生经》移正。

[五]以:原作"人",误,据《外台》卷二十七遗尿方养生方导引法改。

语译

养生方导引法,语译见前诸淋候养生方导引法第(2)条(即〈152〉条)。

按语

遗尿候,为肾与膀胱虚冷,阳气衰弱,气虚不能摄水,这是一般所见。治以如上养生方导引法,是着意斡旋肾气,调整开合功能的;肾气恢复,自能固脬而止遗尿。但此法能治诸淋,怎么又能止遗尿? 两者病情正相反,一过于涩,一过于通,何能两治? 这正是斡旋肾气的神功。因为肾主开合,本身有双相调节功能,肾气有权,则涩者能令通,过通的又能止,这是治病求本的精义,亦是一法可以两用的关键所在(参阅〈152〉条按语)。

五十八、大便难候养生方导引法

(原书卷十四大便病第一候)

大便难者,由五脏不调,阴阳偏有虚实[一],谓[二]三焦不和,则冷热并结故也。胃为水谷之海,水谷之精,化为荣卫,其糟粕行之于大肠以出也。五脏三焦既不调和,冷热壅涩[三],结在肠胃之间。其肠胃本实,而又为冷热之气所并[四],结聚不宣,故令大便难也。

又云:邪在肾,亦令大便难。所以尔[五]者,肾脏受邪,虚而不能制小便,则小便利;津液枯燥,肠胃干涩,故大便难。

又,渴利之家,大便亦难,所以尔者,为津液枯竭,致令肠胃干燥。其汤熨针石,别有正方,补养宣导,今附于后。

养生方导引法云:偃卧,直两手,捻左右胁。除大便难,腹痛,腹[六]中寒。口内气,鼻出气,温气咽之数十,病愈。〈159〉

校注

[一] 虚实:此上《外台》卷二十七大便难方有"冷热"二字。

[二] 谓:《外台》无。

[三] 涩:《外台》作"塞",义长。

[四] 并:原无,据《外台》补。

[五] 尔:犹"然"。《经传释词》:"尔,犹然也"。

[六] 腹:《外台》作"胀",属上句读。

语译

养生方导引法说:取仰卧姿式导引行气,一法二式。正身仰卧,两手自然伸直,放于身旁。意守丹田,舌抵上腭,闭口微息。而后将两手按摩左右两胁部位,从上向下,从前往后,反复来去按摩,至胁腹之间自感温热为止。这种方法,能够去除大便艰难、腹痛、腹中寒等症。接着行气,以口纳气,五息六息,又缓缓从鼻出气,并且温气咽之数十次,泻下邪气,其病即能痊愈。

按语

大便难候,文中责之五脏三焦不调,阴阳冷热之气有所偏胜,结聚不行而致。并举例如:肾虚的小便多,消渴病后期的小便反多,少阴经里实,脾约,以及虚寒从下逆上等,致使津液枯燥,或肠胃气塞,均能致此,论证是比较全面的。

养生方导引法,取仰卧姿式按摩行气,一法二式。先是两手按摩两胁,而后又口纳气,鼻出气,温气咽之数十。这种方法,站立、正坐亦可进行,可以随宜选用。左右两胁,为阴阳升降的道路,按摩行气,在此有运动气机,调整升降,通利三焦之意,对于大便难的病情,是有治疗作用的。口纳鼻出,纳新吐故。而温气咽之数十,是为泻法,大便难为不通之病,属于实证,无论寒热,实则泻之,于义亦甚确当。

又,本条文字,与宁先生、王子乔导引法颇合,但现存《道藏·太清导引养生经》本无载,可能为传抄中遗漏,然从《病源》中却保存下来,弥足珍视。

223

五十九、大便不通候养生方导引法

(原书卷十四大便病第二候)

大便不通者,由三焦五脏不和,冷热之气不调,热气偏入肠胃,津液枯燥,故令糟粕否结,壅塞不通也。其汤熨针石,别有正方,补养宣导,今附于后。

养生方导引法云:龟行气[一],伏衣被中,覆口鼻头面,正卧,不息九通,微微鼻出内气[二]。治闭塞不通。〈160〉

校注

[一]龟行气:《太清导引养生经·宁先生导引法》作"龟鳖行气"。

[二]微微鼻出内气:原作"微鼻出气",据《太清导引养生经》改补。

语译

养生方导引法说:龟鳖行气法,取正卧姿式导引行气,正身仰卧,全身伏藏于衣服被盖之中,以衣被覆盖口鼻头面,进行不息式吐纳法,即以鼻纳气,五息六息,口鼻俱闭,不使息出,待到极度,清气充满于腹中,并归于丹田,调整下焦开合气机,而后徐徐出气,吐去伏邪恶浊之气。如此为一通,连续九通。而后稍稍把头面口鼻露出被外,又微微从鼻纳气出气,渐渐至腹中温和为止,静息收功。这种模仿龟鳖行气方法,能够治疗气机闭塞不通的病情,尤如大便不通。

按语

大便不通,文中论述,是类同于大便难的病情,不过重点在"热气偏入肠胃,津液枯燥",以致壅塞不通。

养生方导引法,见于《太清导引养生经·宁先生导引法》,取龟鳖行气法,衣被覆盖口鼻头面,而不息九通,近似于闭气攻病法,以攻肠胃之气壅塞不通的。龟鳖是潜降之物,其气下沉,模仿其气,以补于里而通地道,里和气降,则大便自通,于理易解;对于习惯性便闭的病情,似更相宜。闭气后又鼻吸鼻呼,缓以持之,是为补益肺气,以通肾气,助其顺降,恢复通降之常;亦是先攻后补,补泻相合,调和天地升降气机的。方法简易,殊有理致可寻。

六十、大小便难候养生方导引法

(原书卷十四大便病第五候)

大小便难者,由冷热不调,大小肠有游气[一],游气在于肠间,搏于糟粕,溲便不通流,故大小便难也。

诊其尺脉,滑而浮大,此为阳干于阴,其人苦小腹痛满,不能尿,尿即阴中痛;大便亦然。其汤熨针石,别有正方,补养宣导,今附于后。

养生方导引法云:正坐,以两手交背后,名曰带便。愈不能大便,利腹,愈虚羸。反叉[二]两手着背上,推上使当心许[三],跂坐,反到[四]九通。愈不能大小便,利腹,愈[五]虚羸也。〈161〉

校注

[一] 游气:即游走逆行之气。

[二] 叉:原作"久",形近之误,据宋本、周本改。

[三] 当心许:相当于心脏的处所。"许",所也。

[四] 反到:谓头身向后仰倒。到通"倒"。《庄子·外物》:"草本之到植者过半,"注:卢文弨曰:"到,古倒字。"

[五] 愈:原倒置在"腹"字上,据上文及本句文义移正。

语译

养生方导引法说:取正坐姿式导引,端正身体,坐于两足跟上,头目平视,意守丹田,舌抵上腭,闭口微息。而后两手向后,交叉于背部,进行按摩,向上达到心脏部位,宽胸松背,流通上部气机。继又改为跂坐姿势,两脚张开,坐于地上,把下半身坐实,支持下一步行功,即把上半身往后仰倒,反向仰倒至极度,又复慢慢还起。如此后倒又仰起,连续进行九通,上下来去,通利一身之气。这种方法,名曰带便,即气行水行,气化府通,引导大小便自然通利。因为其功能活动全身,从上而下,流利腹中气机,所以可愈不能大小便,并能治疗虚劳羸瘦之病。

按语

大小便难,是由于冷热之气不调。而大小肠中又有游气,以致通降失常,溲便艰行。这种病情,多为实证,尺脉滑而浮大,表明是阳邪干于阴分,即下焦壅塞不通。

养生方导引法,原文见于《太清导引养生经·宁先生导引法》,但自"反叉两手着背上"以下文字,是《病源》作者对仙经的解释。意谓先正坐,是引气下流,主旨明确,但以后应作跂坐势,下半身坐实,才能做下一步活动。"两手交背后",应反叉两手着背上,进行按摩,向上要至相当心脏部位,前宽心胸,后松腰背,拓宽上部气机。心肺之气开展,能使天气下降。继之又反倒九通,则上下来去,一身之气,升降流通了。这样行功,既具体又全面,这是作者的实践经验。这种功法,既能尽量扩展胸背部,又能推进心肺功能,使肃降有权。加之反倒要连续九通,前面对腹部大力弛张;后面对腰背用力缓急,则上气能够下及,下气亦开合如常了。这是由上及中以通下,所以名之曰带便;带是行气引导之意。因为胸腹之气是下行的,腰背之气是上升的,前后升降其形,亦从内以升降其气,天气下降,地气上升,三焦通利,则一身之气通泰,还有什么大小便困难?二便困难,专治其气,是高明方法;正惟能通利气机,恢复升降,则气能生精,精能生神,虚劳羸瘦,亦自然能够康复。

六十一、肝病候养生方及养生方导引法

(原书卷十五第一候)

肝象[一]木,王[二]于春。其脉弦,其神魂,其候目,其华在爪,

其充在筋，其声呼，其臭[三]臊，其味酸，其液泣[四]，其色青，其藏血。足厥阴其经也，与胆合；胆[五]为府而主表，肝为藏而主里。

肝气盛，为血有余，则病目赤，两胁下痛引小腹，善怒。气逆则头眩[六]，耳聋不聪[七]，颊肿，是肝气之实也，则宜泻之。肝气不足，则病目不明，两胁拘急，筋挛，不得太息，爪甲枯，面青，善悲[八]恐，如人将捕之，是肝气之虚也，则宜补之。其汤熨针石，别有正方，补养宣导，今附于后。

养生方云：春三月，此谓发陈[九]，天地俱生，万物以荣。夜卧早起，阔[十]步于庭。被发缓形，以使春志生。生而勿杀，与而勿夺，赏而勿罚，此春气之应也；养生之道也。逆之则伤于肝，夏变为寒，则奉长生者少。㊴

养生方导引法云[十一]：肝脏病者，愁忧不乐，悲思嗔怒，头眩眼痛[十二]，呵气出而愈。〈162〉

校注

[一] 象：指脏象。《类经》："象，形象也。脏居于内，形见于外，故曰脏象"。在此指五脏在五行方面的征象。

[二] 王：通"旺"，指当旺之气。

[三] 臭：臭气之总称。《广韵》："臭，凡气之总名。"

[四] 泣：眼泪。《素问·宣明五气篇》："五脏化液：肝为泪。"

[五] 胆：原无，据正保本补。

[六] 眩：《素问·脏气法时论》作"痛"。

[七] 聪：听觉灵敏。《庄子·外物》："目澈为明，耳澈为聪。"

[八] 悲：《素问》无。

[九] 发陈：《太素》卷二顺养注："陈，旧也。言春三月草木旧根、旧子皆发生也。"王冰注："气潜发散，陈其姿容。"

[十] 阔：《素问》、《太素》均作"广"，义同，《广雅》："阔，广也。"阔，在此是避隋炀帝杨广名讳。

[十一] 养生方导引法云：原作"又云"，据本篇心、肺、肾病

候文例改。

[十二] 头眩眼痛:《太上老君养生诀》、《千金要方》卷二十七第五作"头眼疼痛"。

养生方导引法说:肝脏病证,可用六字气诀治疗。而肝病的形成,往往是由于情志变化所引起,如忧愁不乐,则肝气失于条畅,悲思嗔怒,亦怫抑伤肝,以致肝气上逆,风火内生,出现头眩眼痛等症。这些病变,偏于实证,热证,用"呵"字气治之,呵去邪气,其病即愈。

按语

肝病候,文中指出有虚实两途。实者是肝气盛,虚者是血不足。实者,肝气肝火肝风均从上逆;虚者,血脉不荣,魂神少藏。深符临床所见。

原文是全面论述肝脏的生理、病理、脉诊以及生克制化的递变,似为肝病的概论,可以作为研究肝病的基础资料。

养生方导引法,是六字气诀,导引吐纳,从文字上看,与《太上老君养生诀》、《千金要方·调气法》略同,盖源流相近。六字气诀,是导引吐纳法中的一个重要内容,资料很多,导言中已摘要叙述,可以参阅。从《太清导引养生经》、《玉轴经》以下,肝病多用"嘘"字,但《太清调气经》等强调一个"呵"字,不必六气一一调之;《千金要方》亦说,肝病即呵出。这里用"呵"字,有他的学术源流,并非有误。

做六字气功,站立、坐、卧姿式均可,可以随宜选择。最佳时刻,是夜半后至中午前,称为六阳时,面向东方,吸取上升的生长之气,称为长生之术。全身放松,安心宁神,正坐或卧或站立。叩齿 36 下,以警身神,集中思想。漱口生津,满口即分 3 次缓缓咽下,即漱醴泉,可 30 次,以意送至丹田,润泽周身。

《太清调气经》并云:"喉中清水甘浆生,即热气退,五脏凉也"。即以鼻纳气,以口吐气;吐气时用读"呵"字的口型缓缓呵出。吸气要深长,五息六息,使清气充满于胸腹之中,并纳入丹田。吐气要少少呵出，呵去肝脏邪毒恶浊之气，并要呵尽。务使吸多吐少，但要吐尽。无论吸气吐气呵出，都要极轻微，使耳不闻气出入之声。呵出次数，可以病情轻重为准，病重大呵 30 遍，病轻细呵 30 遍。呵完静息收功。亦可一日行功几次，增进疗效。

以下五字气，均仿此法进行。

六十二、心病候养生方及养生方导引法

（原书卷十五第二候）

心象火，王子夏。其脉如钩[一]而洪大，其候舌，其声言[二]，其臭焦，其味苦，其液汗，其养血，其色赤，而[三]藏神。手少阴其经也，与小肠合；小肠为府而主表，心为脏而主里。

心气盛，为神有余，则病胸内痛，胁支满，胁下痛，膺[四]、背、髆胛间痛，两臂内痛，喜笑不休，是心气之实也，则宜泻之。心气不足，则胸腹大，胁下与腰背相引痛，惊悸，恍惚，少颜色[五]，舌本强，善忧悲，是为心气之虚也，则宜补之。其汤熨针石，别有正方，补养宣导，今附于后。

养生方云：夏三月，此谓蕃莠[六]。天地气交，万物英实[七]。夜卧早起，无厌于日[八]。使志无怒，使华英成秀，使气得泄，若所爱在外。此夏气之应，养生之道也。逆之则伤心，秋为痎疟[九]。④

养生方导引法云：（1）心脏病者，体有冷热[十]，若冷，呼气出[十一]；若热，吹气出。〈163〉

（2）又云：左胁侧卧[十二]，伸臂直脚，以[十三]口内气，鼻出之，周而复始[十四]，除积聚[十五]心下不便[十六]也。〈164〉

校注

[一] 钩：脉象洪大而来盛去衰，如钩端微曲。

[二] 言：《素问·阴阳应象大论》作"笑"。

[三] 而:犹"其"也。而、其互训。

[四] 膺:胸。《说文》"膺,匈也"。又指胸傍。《素问·腹中论》:"有病膺肿、颈痛、胸满",王冰注:"膺,胸傍也;胸,膺间也。"

[五] 少颜色:意犹面色无华。颜色,在此指面色。《说文》:"颜,眉之间也。"段注:"凡羞愧喜忧,必形于颜,谓之颜色。"

[六] 蕃莠:莠通"秀"。蕃莠,喻生机勃发,茂盛繁华。《素问》王冰注:"蕃,茂也;盛也。秀,华也;美也。"

[七] 英实:英犹"华",花也。实,果实。谓夏至之时,阴阳施化,万物长成形体,孕含化育之功。

[八] 无厌于日:谓不要憎恶夏日的炎热。《太素》注:"日者为阳,故不可厌之。"

[九] 痎(jiē 皆)疟:此词含义较多,大致有:①泛指疟疾。《素问·疟论》:"夫痎疟者,皆生于风"。②指间日疟。《说文》:"痎,二日一发疟也。"③疟之易使形体消瘦者。王冰注:"痎,痎瘦之疟也。"④疟之缠绵发作于四季者。如本书卷十一痎疟候:"夫痎疟者,夏伤于暑也。其病,秋则寒甚,冬则寒轻,春则恶风,夏则多汗"。在此当取1、2两义。

[十] 体有冷热:此下《太上老君养生诀》、《千金要方》有"用呼吹二气去之"一句。

[十一] 出:原作"人",误,据《千金要方》改。

[十二] 左胁侧卧:原作"左卧",据本书卷十九积聚候、《外台》卷十二积聚方养生方导引法第(3)条、《太清导引养生经·王子乔八神导引法》改。

[十三] 伸臂直脚,以:原无,据本书卷十九补。

[十四] 周而复始:原无,据本书卷十九、《外台》补。

[十五] 积聚:原无,据本书卷十九、《外台》、《太清导引养生经》补。

[十六] 不便:《太清导引养生经》作"不快"。

语译

养生方导引法说:(1)心脏病证,其体气有冷有热,可用"呼"、"吹"二字气治疗。如果病体有冷,即用呼字气呼邪外出;反之,如果病体有热,即用吹字气吹去邪热。

(2)又说:取侧卧位姿式导引行气,身体向左侧卧,伸臂直脚,放松全身,舌抵上腭,闭口微息,安心宁神,意守丹田。以口纳气,五息六息,又以鼻出气,如此周而复始,反复为之,呼吸吐纳,并以意排除邪积,至胸腹之间感觉温暖宽舒为止。这种方法,能够去除腹中积聚,心下痞结,不得宽快等病。

按语

心病候,病气有两种变化,一为虚证,一为实证。实者邪气实,虚者正气虚。二者在神气、病变上各有不同的表现。

原文是全面论述心脏的生理、病理、脉诊以及生克制化的递变,似为心病的概论,可以作为专题研究的基础资料。

养生方导引法第(1)条,为六字气诀,导引吐纳。其论心脏病,突出"体有冷热"一句,但并不能与前文心气实和心气虚直接联系。其用六字气,亦不是用"呵",而是用"呼"、"吹"二气,文与《太上老君养生诀》、《千金要方》同。《千金要方》云:"冷病大呼三十遍,细呼十遍。热病大吹五十遍,细吹十遍。"行气要求,参肝病候按语。

养生方导引法第(2)条,原文见于《太清导引养生经·王子乔八神导引法》第三条。以左侧卧位导引行气治心脏病,有意守病位之意。侧卧姿式,大都拱手屈膝,而这里伸臂直脚,是放松身体,使气易行。口纳鼻呼,为纳新吐故,在此宜以意引气排除积滞,疗效更显,已在语译中指出。原文不言吐纳遍数,而言"周而复始",这是无正限数,以病情见效为度;特别对积聚痞滞之病,运气除邪,非易刻时见功,须要持之以恒,其效乃佳。同时,根据积聚结滞部位的差异,左侧改为右侧,或左右交替亦可。

六十三、脾病候养生方导引法

(原书卷十五第三候)

脾象土,王于长夏。其脉缓,其形口,其声歌,其臭香,其味甘,其液涎,其养形[一]肉,其色黄,而藏意。足太阴其经也,与胃合;胃为府主表,脾为脏主里。

脾气盛,为形有余,则病腹胀,溲[二]不利,身重苦饥,足萎不收[三],行善瘈[四],脚下痛,是为脾气之实也,则宜泻之。脾气不足,则四支不用,后泄[五],食不化,呕逆,腹胀,肠鸣,是为脾气之虚也,则宜补之。其汤熨针石,别有正方,补养宣导,今附于后。

养生方导引法[六]云:脾脏病者,体面上游风习习,痛,身体痒,烦闷疼痛[七],用嘻[八]气出。〈165〉

校注

[一]形:《脉经》卷三第三无。

[二]溲:此上《素问·调经论》、《脉经》卷六第五有"泾"字。

[三]足萎不收:《素问》作"肉痿,足不收"。

[四]行善瘈(chì 斥;又读 chè 彻):行,周本作"胻"。瘈,又作"瘛"。转筋;筋脉抽掣。《素问·玉机真脏论》:"病筋脉相引而急,病名曰瘈。"王冰注:"阴气内弱,阳气外燔,筋脉受热而自跳掣,故名曰瘈。"

[五]后泄:《素问·脏气法时论》作"飧泄"。

[六]导引法:原无,据前后文例补。

[七]痛,身体痒,烦闷疼痛:《太上老君养生诀》作"情闷疼痛"一句;《千金要方》作"遍身痛,烦闷"。

[八]嘻:亦作"唏"。嘻、唏,音近义通。《千金要方》、宋本即作"唏"。

语译

养生方导引法说:脾脏病证,病人身体和面上有微风,习习然游走的感觉,有时作痛,有时作痒,烦闷不舒,并且疼痛。这种病情,偏于实证、热证,用"嘻"字气治之,嘻去邪气,其病则愈。

按语

脾病候,病情亦有虚有实。实证为形体有余,表现为身体重、肌肉萎,足无力,行动转筋,脚下痛;在内则腹胀,大小便不利。虚证为脾气不足,四肢无力,泄泻,食不消化,甚至呕逆、腹胀、肠鸣等症。

原文是全面论述脾脏的生理、病理、脉诊,以及生克制化的递变,似为脾病的概论,可以作为专题研究的基础资料。

养生方导引法,是六字气诀导引吐纳,内容与《太上老君养生诀》、《千金要方·调气法》略同。不是用"呼",而是用"嘻"。"大嘻三十遍,细嘻十遍。"其余行气要求,参阅肝病候按语。

六十四、肺病候养生方及养生方导引法

(原书卷十五第四候)

肺象金,王于秋。其脉如毛[一]而浮,其候鼻,其声哭,其臭腥,其味辛,其液涕,其养皮毛,其藏气,其色白,其神魄[二]。手太阴其经,与大肠合;大肠为府主表,肺为脏主里。

肺气盛,为气有余,则病喘欬上[三]气,肩[四]背痛,汗出,尻、阴、股、膝[五]、腨、胫[六]、足皆痛,是为肺气之实也,则宜泻之。肺气不足,则少气不能报息[七],耳聋、嗌干[八],是为肺气之虚也,则宜补之。其汤熨针石,别有正方,补养宣导,今附于后。

养生方云:多语则气争[九],肺胀口燥。㊹

又云:秋三月,此为容平[十]。天气以急,地气以明。早卧早起,与鸡俱兴。使志安宁,以缓秋形[十一]。收敛神气,使秋气平。无外其志,使肺气清。此秋气之应也,收养[十二]之道也。逆之则伤肺,冬为飧泄。㊷

养生方导引法云：（1）肺脏病者，体、胸、背痛^[十三]满，四支烦闷，用嘘^[十四]气出。〈166〉

（2）平坐，伸腰，两臂覆手据地^[十五]，口内气，鼻出之。除胸中、肺中病也。〈167〉

校注

［一］毛：毛脉，其象浮而轻虚。

［二］魄：原作"鬼"，脱偏旁之误，据《素问·宣明五气篇》、《太素》卷六脏腑气液、《脉经》卷三第四改。

［三］上：《素问·脏气法时论》、《脉经》卷六第七、《千金要方》卷十七第一作"逆"，义通。

［四］肩：此下《脉经》、《千金要方》有"息"字。

［五］膝：此下《素问》有"髀"字；《脉经》、《甲乙经》卷六第九、《千金要方》有"挛、髀"二字。

［六］踹、胫：《素问》、《脉经》、《甲乙经》、《千金要方》作"腨、胻"。踹，足跟。腨，腓肠。胫与胻通，但具体尚有分别，言胫则统胻，言胻不能统胫。

［七］不能报息：呼吸气短而难于接续。《类经》注："报，复也。不能报息，谓呼吸气短，难以接续也。"

［八］嗌（yì　益）干：咽喉干燥。嗌，咽喉部。

［九］气争：气火争胜。

［十］容平：《太素》注："夏气盛长，至秋也，不盛不长，以结其实，故曰容平也。"

［十一］秋形：形，本书卷十七水谷痢候养生方、《素问·四气调神大论》作"刑"，义通。形，假借为刑。"秋刑"，意指秋季肃杀之气对人的伤害。"刑"，害；伤害。

［十二］收养：《素问》、《太素》、汪本、周本作"养收"。

［十三］痛：《太上老君养生诀》、《千金要方》均作"胀"。

［十四］嘘：《千金要方》同；《太上老君养生诀》作"呵"。

［十五］平坐，伸腰，两臂覆手据地：原作"以两手据地覆之"，

文字有脱误,据《太清导引养生经·王子乔八神导引法》改补。

语译

养生方导引法说:(1)肺脏病证,可用六字气诀治疗。其临床见证,为身体胸背作痛,胀闷不舒,四肢烦热,亦感不适。这是肺经有郁热,不得宣散。病情热实,用"嘘"字气治之,嘘去邪气,其病则愈。

(2)又说:取平坐姿式导引行气,身体平坐于地上,伸直腰部,舒展两脚,两臂垂直身旁,覆手下按于地面,使上身略向后倾,挺胸仰头,进行调息,以口徐徐纳气,五息六息,以鼻缓缓吐气;纳气要深长,吐气亦令吐尽,吐故纳新,反复为之,以病情见效为度。这种方法,能够去除胸中、肺中诸病,致气机不宣,闷胀作痛等症。

按语

肺病候,亦有虚实二证,实证为邪气有余,常见喘咳逆气,肩背痛,汗出,下半身各部位都疼痛。虚证为肺气不足,则少气,呼吸不能接续,耳聋不闻,咽喉干燥。

原文是全面论述肺脏的生理、病理、脉诊,以及生克制化的递变,似为肺病的概论,可以作为专题研究的基础资料。

养生方导引法第(1)条,为六字气诀,导引吐纳。其论肺脏病,为肺经有郁热,不得宣散,用"嘘"字气治疗,法与《太上老君养生诀》、《千金要方·调气法》同,可"大嘘三十遍,细嘘十遍。"其余行气要求,参阅肝病候按语。

养生方导引法第(2)条,原文为《太清导引养生经·王子乔八神导引法》第一条,但《病源》文字较简,兹从《太清导引养生经》文校译,内容比较具体。平坐于地,更加两臂覆手据地,则其气下沉,有肃肺降逆作用。覆手据地,则上身后倾,挺胸仰头,更能宽胸理气,恢复清旷之区,有利于纳新吐故。所以能治胸中、肺中诸病。唯吐纳无次数,可以根据病情掌握,反复为之,以愈为度。

235

六十五、肾病候养生方及养生方导引法

（原书卷十五第五候）

肾象水，王于冬。其脉如石而沉，其候耳，其声呻，其臭腐，其味咸，其液唾，其养骨，其色黑，其神志。足少阴其经也，与膀胱合^[一]；膀胱为府主表，肾为脏主里。

肾气盛，为志有余，则病腹胀，飧泄，体肿^[二]，喘咳，汗^[三]出，憎风，面目黑，小便黄，是为肾气之实也，则宜泻之。肾气不足，则厥，腰背冷，胸内痛，耳鸣苦聋，是为肾气之虚也，则宜补之^[四]。其汤熨针石，别有正方，补养宣导，今附于后。

养生方云：冬三月，此为闭藏^[五]。水冰地坼，无扰乎阳。平卧晚起，必待日光。使志若伏匿，若有私意，若已有得^[六]。去寒就温，无泄皮肤，使气亟夺^[七]。此冬气之应也，养藏之道也。逆之则肾，春为痿厥。㊸

养生方导引法云：（1）肾脏病者，咽喉窒塞，腹满耳聋^[八]，用呬气出。〈168〉

（2）又云：两足交坐，两手捉两足解溪，挽之，极势，头仰，来去七。去肾气壅塞。〈169〉

校注

[一]膀胱合：原无，据本卷文例、正保本补。

[二]腹胀，飧泄，体肿：《素问·脏气法时论》作"腹大胫肿"；《脉经》卷六第九、《甲乙经》卷六第九作"腹大胫肿痛"。

[三]汗：此上《素问》、《脉经》、《甲乙经》有"身重寝"三字。

[四]补之：此下原有"肾病者，腹大体肿，汗出憎风，虚则胸中痛"十八字，是上文之重出，与本卷体例不一致，衍文，今删。

236

[五]闭藏：《太素》注："阴气外闭，阳气内藏。"《素问集注》："万物收藏，闭塞而成冬也。"

[六]使志若伏匿，若有私意，若已有得："匿"上《素问·

四气调神大论》有"若"字。《类经》注:"皆所以法冬令,欲其自重,无妄动也。"《素问集注》:"若伏若匿,使志无外也;若有私意,若已有得,神气内藏也。"

[七]无泄皮肤,使气亟(qì 气)夺:亟夺,《太素》卷二顺养作"不极"。本句意谓:冬季须固密腠理,勿使皮肤泄汗,而致闭藏之阳气受到损耗。亟,多次。夺,丧失。

[八]咽喉窒塞,腹满耳聋:《太上老君养生诀》作:"体冷而阴衰"一句。《千金要方》作"体冷阴衰,面目恶瘘"二句。

语译

养生方导引法说:(1)肾脏病证,可用六字气诀治疗。其临床见症,为咽喉窒塞,腹满耳聋,是肾脏有热,精气不能上承,而热气又不能通泄所致。病情热实,用"呬"字气治之,呬去邪气,其病则愈。

(2)又说:取两足交叉而坐姿式导引,身体平坐,两足交叉叠起,似乎盘膝坐姿势,以两手抓住对侧的足腕,左手握右足,右手握左足,尽力挽急,顺势将上身和头部仰起,略向后倾,又复放松。还复原位。如此一挽一松,一仰一回,连续来去七次,静息收功。这种方法,能够去除肾气壅塞。

按语

肾病候有虚有实,实者邪气盛,见腹胀、飧泄、体肿、喘咳、汗出、恶风等症,面目发黑,小便色黄,这是阳虚寒胜,水气泛滥为患。虚者正气虚,见四肢厥逆,腰背寒冷,胸中痛,耳鸣不聪,这是肾气不足,真阳衰弱的表现。

原文是全面论述肾脏的生理、病理、脉诊,以及生克制化的递变,似为肾病概论,可以作为专题研究的基础资料。

养生方导引法第(1)条,是六字气诀,导引吐纳。内容与《太上老君养生诀》、《千金要方·调气法》略同,"用大呬五十遍,细呬三十遍"。其余行气要求,参阅肝病候按语。

养生方导引法第(2)条,文字颇似宁先生、王子乔导引法,但

237

今本无载,可能传抄遗漏了。法取两足交叉坐姿式导引,这是开合下焦,纳气归肾的。两手捉足解溪,挽之极势,头仰来去,活动从头至足,而弛张重点,尤在腰脚。这是斡旋阳气,流通肾气的。所以能去肾气壅塞。所谓"壅塞",在内是阳气不布,阳寒凝滞,开合失司,肾阳不能通行于全身;在外则脊背寒冷,倔强不舒,甚至四肢拘挛,厥逆等症。以腰为肾之外府,肾气不化,阳虚生寒,自易发生这些证候。这种导引,能振奋阳气,流通血脉,舒筋活络,通利关节,肯定能够见功。

六十六、膀胱病候养生方导引法

(原书卷十五第十候)

膀胱象水,王子冬。足太阳其经也,肾之府也。五谷五味之津液,悉归于膀胱,气化分入血脉,以成骨髓也;而津液之余者,入胞则为小便。

其气盛为有余,则病热,胞濇,小便不通[一],小腹偏肿痛,是为膀胱气之实也,则宜泻之。膀胱气不足,则寒气客之,胞滑,小便数而多也[二],面色黑,是膀胱气之虚也,则宜补之。其汤熨针石,别有正方,补养宣导,今附于后。

养生方导引法云:(1)蹲坐,欹身,努两手向前,仰掌,极势,左右转身腰,三七。去膀胱内冷,血风,骨节急强。〈170〉

(2)又云:互跪,调和心气,向下至足,意里想气索索然流布得所,始渐渐平身。舒手傍肋,如似手掌内气出气不止,面觉急闷,即起背[三]至地,来去二七。微减膝头冷,膀胱宿病,腰脊强,脐下冷闷。〈171〉

校注

[一] 小便不通:此下《千金要方》卷二十第三有"尿黄赤"三字。

[二] 也:《千金要方》作"白"。

[三]背:原作"皆",形近之误,据本书卷四虚劳膝冷候养生方导引法第(2)条改。

语译

养生方导引法说:(1) 取蹲坐姿式导引,身体下蹲,足底和臀部坐于地上,头目平视,安心宁神,舌抵上腭,闭口微息。而后侧转身体,举起两手向前,与肩相平同宽,手掌向上,两手用力伸直,达到极度,然后以腰为轴,平行向左向右转动身腰各三七二十一次。最后回复原位,静息收功。这种方法,能够去除膀胱内冷,血脉风冷,腰部骨节拘急强硬等病。

(2) 语译见前虚劳膝冷候养生导引法第(2)条(即〈90〉条)。

按语

膀胱生理,此为古医经中描述最清楚的。"膀胱象水,肾之府也。五谷五味之津液,悉归于膀胱,气化分入血脉,以成骨髓也;而津液之余者,入胞则为小便"。这把水液的代谢和肾脏的再吸收功能,简明扼要地概括起来了,与现代生理学观点相一致。

膀胱病候,亦有虚有实,实证为邪气有余,邪郁化热,则身热胞涩,小便不通,小腹偏肿痛。虚证为阳气不足,阳虚生内寒,气不化水,所以尿胞滑利,小便次多量多,面色泛黑。

养生方导引法第(1)条,取蹲坐姿式行功,蹲坐则引气下沉,填实下焦。侧身举手,平肩仰掌,又能引伸腰脊之气,斡旋肾与膀胱的气机。尤其左右转身腰,活动筋骨血脉,能够发动阳气,助其开合。腰为肾府,肾气真阳得展,则膀胱之病自除,因为膀胱的活动,主要依赖肾脏的气化,所以此法转腰引肾,能治腰与膀胱诸病,于理甚洽。

又,本条文字,亦颇似宁先生、王子乔八神导引法,但今本《太清导引养生经》无载,可能为传抄遗漏。

239

养生方导引法第(2)条,取互跪姿式导引,存想行气。导引是先互跪,后起身,又低头仰背,上下来去。行气则先调和心气,下行至足,并存想其气索索然流布得所,达到病痛之处,而后又引气上行,先到手掌中劳宫,又上至头面部时,为已经周行全身。这种功法,先行气,后导引,行气先从心至足,交通心肾,纳气归肾,是引气下行的;存想气行流布得所,又似手掌内气出气,上至面部觉急闷,这是引气上行的。如此上下,周流一身,自能治疗肾与膀胱的气化不行诸病;甚至还可及于上半身头项脊背心肺等病。导引是纵向活动,主要通利脊骨之气。此条功法,对行气和导引,叙述得最具体了,对元气的环周一身,描写了运行路线;对得气的标识,亦一一清楚,如内气下行,想气索索然流布得所;元气上行,从足至手,手掌内如似内气出气不止;再上头,面觉急闷,流通三丹田之气,均有证可凭。导引虽然只有二句,"起背至地,来去二七",这是口诀,在古导引家往往是以口诀授受的,在《病源》引用的诸养生方导引法中,类此情况不少,多读多做,自易领会,知其内涵。不过,这种功法难度较大,要注意缓急得宜,动静相合,尤其行气,不是一日之功,要多行久行,不能操之过急。(参阅第〈90〉条按语)

六十七、五脏横病候养生方导引法

(原书卷十五第十二候)

夫五脏者,肝象木,心象火,脾象土,肺象金,肾象水。其气更休更王,互虚互实。自相乘克,内生于病,此为正经自病[一],非外邪[二]伤之也。若寒温失节,将适乖理,血气虚弱,为风湿阴阳毒气所乘,则非正经自生,是外邪所伤,故名横病也。其病之状,随邪所伤之脏而形证见焉。其汤熨针石,别有正方,补养宣导,今附于后。

养生方导引法云:从膝以下有病,当思脐下有赤光,内外连没身也;从膝以上至腰有病,当思脾黄光;从腰以上至头有病,当思心内赤光;病在皮肤寒热者,当思肝内青绿光。皆当思其光,

内外连而没己身，闭^[三]气，收光以照之。此消疾却邪甚验。笃信，精思行之，病无不愈。〈172〉

校注

[一] 正经自病：谓五脏之气相互乘侮而致病，是与五邪所伤为病相对而言的。文源《难经·四十九难》。

[二] 外邪：《难经·四十九难》作"五邪"，指中风、伤暑、饮食劳倦、伤寒、中湿五者。

[三] 闭：原作"闲"，形近之误，据周本改。

语译

养生方导引法说：五脏有病，可以用内视法，存想五脏五色光芒，收光照射脏腑，治病祛邪。具体方法是：正坐，或仰卧姿式均可，随宜选择。全身放松，轻闭双目，安心宁神，舌抵上腭，闭口微息。进行内视，即以心代眼，心眼观气，存想五脏光芒。如为从膝以下有病，当存思脐部下有赤光，犹如太阳的光芒，从身内到身外，形成一个光圈，掩没全身，似乎沐浴于赤色的霞光之中，达到最佳境地，随之闭气不息，以意念集中光点，照射膝以下部位，和所主管的肾脏。如果从膝以上至腰部有病，当存思脾脏有黄色光芒；从腰以上至头部有病，当存思心脏内有赤色光芒；病在皮肤有寒热之证，当存思肝脏内有青绿色光芒。方法都如上述，存思各种形色光芒，从身内到身外，形成一个光圈，掩没全身，似乎沐浴于各色的霞光之中，达到最佳境地，随之闭气不息，集中光点，以照射所病部位和所主脏腑，扶正以却邪。在内视每一种光芒时，又都应闭气光照多次，觉局部有异感，或肌肤温润时，就为见效，静息收功。这种存想方法，消除疾病，辟却邪气，很有效验，只要诚心信任，精于思念，坚持去做，其病都能痊愈。

按语

五脏横病候，主要提出了一个疾病分类概念，没有涉及具体的病。如五脏之间生克乘侮为病，称为正经自病；如果是外邪所伤，乘虚内侵，形成病变，即名为横病。这种名词和分类方法，其意可取,但后世临床,已很少应用。

养生导引法,是存想五脏各色的光芒,收光照病,盖与《老君存思图》存五脏五色园光法相近。文中并云"此消疾却邪甚验"。可以进一步研究。书中此类方法不少,有专门一条的,有参合导引行气进行的,参合的较多,《云笈七签》亦已专列一门,可见其资料积累丰富,有待集中钻研。

六十八、腹痛候养生方导引法

(原书卷十六腹痛病第一候)

腹痛者,由腑脏虚,寒冷[一]之气,客于肠胃、募原之间,结聚不散,正气与邪气交争相击,故痛。其有阴[二]气搏于阴经者,则腹痛而肠鸣,谓之寒中。是阳气不足,阴气有余者也。

诊其寸口脉沉而紧,则腹痛。尺脉紧,脐下痛。脉沉迟,腹痛。脉来触触者,少腹痛。脉阴弦,则腹痛。凡腹急痛,此里之有病,其脉当沉,若细而反浮大,故[三]当愈矣;其人不即愈者,必当死,以其病与脉相反故也。其汤熨针石,别有正方,补养宣导,今附于后。

养生方导引法云:(1)治股、胫、手臂痛法:屈一胫一臂,伸所痛者[四],正偃卧,以鼻引气,闭气[五],令腹满[六],以意推之,相气往至痛上,温[七]热即愈。〈173〉

(2)又云:偃卧,展两胫[八]、两手,仰足趾,以鼻内气,自极,七息。除腹中弦急切痛。〈174〉

(3)又云:偃卧,口内气,鼻出之,除里急、饱食。后小[九]咽气数十,令温中。若气寒者[十],使人干[十一]呕腹痛,口内气七十所,咽,即大填腹内[十二]。后小[十三]咽气数十,两手相摩,令热,以摩腹,令气下。〈175〉

(4)又云:偃卧,仰两足、两手,鼻内气七息。除腹中弦切痛。〈176〉

校注

〔一〕寒冷:《医心方》卷六第四作"冷热"。

〔二〕阴:《外台》卷七治腹痛方作"冷";《圣惠方》卷四十三治腹痛诸方作"寒"。

〔三〕故:《圣惠方》作"散者"二字,连上句读。

〔四〕屈一胫一臂,伸所痛者:原作"屈一胫,臂中所痛者",文字有误脱,据本书卷二风冷候养生方导引法第(5)条改。

〔五〕以鼻引气,闭气:原作"口鼻闭气",据风冷候改。

〔六〕令腹满:原作"腹痛"二字,误,据风冷候改。

〔七〕温:原作"俱",误,据风冷候改。

〔八〕胫:《太清导引养生经》作"脚",义同,在导引法文中,胫、脚二字往往互用。

〔九〕食。后小:原无,据本书卷三虚劳里急候养生方导引法、《太清导引养生经·王子乔八神导引法》补。

〔十〕若气寒者:原作一个"寒"字,据本书卷三、《太清导引养生经》改补。

〔十一〕使人干:原作"干、吐"二字,误,据《太清导引养生经》改补。

〔十二〕咽,即大填腹内:原作"大振腹"三字,据《太清导引养生经》改补。

〔十三〕后小:原无,据本书卷三补。

语译

养生方导引法说:(1)语译见前风冷候养生方导引法第(5)条(即〈35〉条之下半条)。

(2)又说:取仰卧姿式导引行气,正身仰卧,安心宁神,舌抵上腭,闭口微息。舒展两脚两手,全身放松,仰起两足十趾,并以意念守住。以鼻吸气,五息六息,达到极度,使清气充满于腹中,并归于丹田,而后徐徐呼气,并从足趾头散气,如此鼻吸鼻呼,内气散气,连续七息。这种方法,能够去除腹中拘急,迫切疼痛。

（3）语译见前虚劳里急候养生方导引法（即〈79〉条）。

（4）又说：取仰卧姿式导引行气，正身仰卧，舒展四肢，仰起两足和两手，如立掌式，并以意念守住。又以鼻纳气，仍从鼻呼出，连续七息。这种方法，能够祛除腹中拘急，迫切疼痛。

按语

腹痛候，病情属于腑脏气虚，寒冷之邪客于肠胃募原之间，结聚不散，邪正相击而痛，于临床确为多见。同时论及寒中证，见证略异，而病情则同。又列举阴寒腹痛的脉诊，能反映更具体的病情，及预后吉凶，这些都是经验的总结。

养生方导引法第（1）条，曾见于风冷候，是闭气攻病法，原文是治股胫手臂痛法，取仰卧位引气闭气攻病，这里移治腹痛，固无不可，但未加说明，易引起误解。同时，屈一胫一臂，伸所痛者，应改为"闭气张腹"，方与正偃卧以下运动合拍，亦更切病情。闭气攻病的适应证很多，疗效亦佳，可联系导论和风冷候按语行功。

养生方导引法第（2）条，原文见于《太清导引养生经·王子乔八神导引法》第二十九条，取仰卧姿式行功，偃卧而展两胫两手，是全身放松，使气易行。而仰起足趾，是引气下行，并从而散气的。行气用鼻吸鼻呼，又从足趾散气，又为补泻相合。其治腹痛，内气自极，最好结合张腹令满，呼气时再收腹，则导引行气均可集中重点于腹部，亦即参合前条"以鼻引气，闭气令腹满，以意推之，想气往至痛上"，则既是斡旋中阳，亦可以按摩内脏，增进脏腑的运动功能，用以温中祛寒，疗效当更佳。

养生方导引法第（3）条，已见于虚劳里急候，一条三法，先是纳气吐气，而后咽气，接着小咽气后又摩腹。功效是一致的，均是补元气，温中下气。三法连用，虽似各有重点，而实际有加强作用。而腹痛与里急，亦往往同时出现，导引行气方法，自可互用。参阅〈79〉条按语。

养生方导引法第（4）条，取仰卧姿式导引行气，方法与前第

（2）条近似。偃卧舒展手足，则全身放松，但仰起手足立掌，并以意念守住，则又是弛张相合，受气又散气的，具有扶正祛邪的双重作用。吐纳又是鼻吸鼻呼，更能益气祛邪。从此条内容看，似第（2）条而较简，鼻纳气无"自极"；但手足都仰起，又较前为注重四肢，以四肢属脾，立掌是引气入脾而引邪外出的。

又，此条文字，很似宁先生、王子乔导引法之文，但今本不载，可能是遗文。而《外台》腹痛方亦不载，是否因其与第（2）条近似而略之。

以上 4 条，为腹痛候的一组养生方导引法，行功都取仰卧式，都以行气为主，这与腹痛为里病的病情相适应的。而第（1）条是闭气攻病法，以寒邪内入的病情较宜，闭气发汗，祛寒止痛。第（2）（4）两条，舒展四肢，而仰足趾，仰手足，鼻吸鼻呼，对虚寒腹痛为洽，受气散气，扶正祛邪。第（3）条着重行气，一条三法，先是口纳鼻呼，纳新吐故；又咽气温中，又咽气摩腹，温中下气，三法步步加深，是虚寒腹痛的最理想方法。临床可以斟酌病情，有机参合运用。

六十九、腹胀候养生方导引法

（原书卷十六腹痛病第三候）

腹胀者，由阳气外虚，阴气内积故也。阳气外虚，受风冷邪气；风冷，阴气也。冷积于府脏之间不散，与脾气相拥[一]，虚[二]则胀，故腹满而气微喘。其汤熨针石，别有正方，补养宣导，今附于后。

养生方导引法云：（1）蹲坐，住心，卷两手，发心向下。左右手摇臂，递互欹身，尽髀势。卷头筑肚[三]，两手冲脉至脐下，来去三七。渐去腹胀肚急闷，食不消化。〈177〉

（2）又云：腹中苦胀[四]，有寒，以口呼出气，三十过止。〈178〉

（3）又云：若腹中满，食饮苦饱，端坐，伸腰，以口内气数十，

245

满,吐之,以便为故[五],不便复为之。有寒气,腹中不安,亦行之。〈179〉

（4）又云:端坐,伸腰,口内气数十。除腹满,食饮过饱,寒热,腹中痛病。〈180〉

（5）又云:两手向身侧一向,偏相极势;发顶足,气散下,欲以烂物解散。手掌指直舒,左右相皆然。来去三七。始正身,前后转动膊腰七。去腹肚胀,膀胱、腰脊、臂冷,血脉急强,悸也。〈181〉

（6）又云:苦腹内满,饮食善饱,端坐,伸腰,以口内气数十,以便为故,不便复为。〈182〉

（7）又云:脾主土,土[六]暖如人肉,始[七]得发汗,去风冷邪气。若腹内有气胀,先须暖足,摩脐[八]上下并气海,不限遍数,多为佳。始得左回右转三[九]七。和气如用,要用[十]身内一日[十一]十三法,回转三百六十骨节,动脉摇筋,气血布泽,二十四气和润,脏府均调。和气在[十二]用。头动摇振,手气向上,心气向下[十三],分明知去知[十四]来。莫问[十五]平手、敧腰、转身、摩气,屈[十六]瘛回动尽,心气放散,送至涌泉。一一不失气之行度,用之有益,不解用者,疑[十七]如气乱。〈183〉

校注

[一] 拥:《圣惠方》卷四十三治腹虚胀诸方作"搏";汪本、周本作"瓮"。"拥"通"瓮"。

[二] 虚:此上《圣惠方》有"脾"字。

[三] 卷头筑肚:低曲头颈,捣向肚腹部。筑,捣也。《说文》:"筑,捣也"。

[四] 胀:湖本作"痛"。

[五] 以便为故:以病情安和为法度。便,好转、安和。《广雅》:"便,安也。"在此意谓饱胀消失,归诸安和。故,法度。《吕氏春秋·知度》:"非晋国之故,"注:"故,法。"

[六] 土:原无,据本书卷二风邪候养生方导引法补。

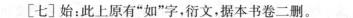

〔七〕始：此上原有"如"字，衍文，据本书卷二删。

〔八〕脐：原无，据本书卷二补。

〔九〕三：原作"立"，误，据本书卷二改。

〔十〕要用：原作一个"腰"字，据本书卷二改。

〔十一〕日：本书卷二作"百"。

〔十二〕在：原无，据本书卷二补。

〔十三〕向下：本书卷二作"则下"。

〔十四〕知：原无，据本书卷二补。

〔十五〕问：原作"闼"，形近之误，据本书卷二改。

〔十六〕屈：原无，据本书卷二补。

〔十七〕疑：原作"欵"，形近之误，据本书卷二、周本改。

语译

养生方导引法说：（1）取蹲坐姿式导引按摩，一法二式。身体下蹲，脚底和臀部着地而坐，宁心安神，意守丹田。而后卷起两手、握固，拳眼向上，置于胸前鸠尾处，手势向下。而两肩臂则向左右上下摇摆，同时上半身亦随着摇臂而自然向左右两侧交替倾斜，转动时两肩尽量用力，使倾斜侧势增大，如此摇臂欹身连续三七二十一次。然后两手仍在原位，而低头面向肚腹，两拳从上向下，以拳眼一面，从心下鸠尾处出发，沿着冲脉路线按摩，往下直到脐下丹田部位，反复来去按摩，亦三七二十一次。最后恢复原位，静息收功。这种方法，能够渐渐消去腹胀，肚脐部分拘急不舒，饮食不能消化等病。

（2）又说：腹中若胀，属于寒气内积的病情，可用六字气法治疗。取六阳之时，面向东方，全身放松，安心宁神，叩齿三十六下，漱津 3 次，而后以鼻纳气，以口吐气，吐时以"呼"字气呼出其邪，连续呼气 30 遍为止。可以消除寒胀。

（3）又说：如果腹中胀满，食饮以后，更加饱胀，可取端坐姿式导引行气。身体端正，虚坐于两足跟上，伸直腰部，使胸腹宽展，腹中肾气亦无逼促，则气易行。而后以口纳气，五息六息，待

247

清气满于腹中,又从口吐出浊气。如此连续数十次,以腹中安和为度。如果吐纳行气以后,腹中仍不宽快,则再用以上行气方法治疗。总之,凡属寒气内积,腹中胀满不安的病情,都可以用此法为治。

(4) 又说:取同上端坐伸腰姿式导引行气,以口纳气呼气,连续数十次。如法为之,能够去除腹满,食饮过饱以后,出现寒热、腹中疼痛等症。

(5) 又说:取站立姿式导引行气,一法二式。端整身体,正直站立,头目平视,意守丹田,舌抵上腭,闭口微息。而后提起两手,平行转向一侧,手掌十指,要舒展伸直,转侧身体,亦要达到极度。同时意念行气,从头上引气,下行达到足底,即上引泥丸,下达涌泉,散气而下,毫无停滞阻碍,犹如腐烂之物的解散那样,迅速崩溃四散,这说明行气已经通彻。如此向左复向右,导引行气,来去各三七二十一次,告一段落。然后转正身体,两手臂自然下垂,而向前向后转动两肩和腰部,连续 7 次,最后回复原位,静息收功。这种方法,能够去除肚腹胀满,膀胱、腰脊、臂部风冷,血脉拘急强硬,以及心悸等病。

(6) 本条是本候第(3)条的重文,不译。

(7) 语译见前风邪候养生方导引法(即第〈62〉条)。

按语

腹胀,是由于"阳气外虚,阴气内积",而病发于脾胃两经的,这是临床上的常见病情。而病变所及,于肝,于肾,于膀胱,于风、热、气、郁、食、湿、瘀滞等,每每相关,实际亦很复杂,而且有时预后不良,应作具体分析,随证施治。

养生方导引法第(1)条,一法二式,取蹲坐姿式行功,是导引按摩法。蹲坐住心,为引气下沉,首先实其下元。"住心"在此更有收心养性,克服心猿意马,神思外驰的收视反听意义。卷手摇臂欹身,即是在上述基础上,活动筋脉,流走气血,敷布阳气,以散阴寒。而后低头向肚腹,以两拳从心向下,按摩冲脉,这是平冲降逆，亦是此法的重点。因为腹胀、腹痛，多由冲逆为患。而冲脉是五脏六腑之海，又隶于阳明，行于腹部，冲脉安常，亦能理顺脾胃的升降。所以其治腹胀，就是从最根本处着手了。同时，按摩冲脉，亦是按摩脐腹，其能治胀，亦能助运消化谷，很易理解。

又，此条文字，亦似宁先生、王子乔导引法文，但今本失载，可能是传抄遗漏了。其中"两手"之下，"冲脉"之上，似脱"按摩"字，否则于义欠明。

养生方导引法第(2)条，用呼字气去寒胀，其法与《千金要方·调气法》第三项相同，《太清调气经》亦谓："腹肚胀满，气闷不通泄，以呼理之"。但与心病和脾病用呼字不同，是两家之法。

养生方导引法第(3)条，原文见于《太清导引养生经·王子乔八神导引法》第十二条，取端坐伸腰姿式行功，而以行气为重点。这里以口吐纳，并注明"满，吐之"，这是吐气，又较呼气为重，要有吐去实邪作用，属于泻法。连续数十次，亦是增强泻气之功。如果再不见效，吐纳时结合张腹吸腹，或两手摩腹令气下行，则其功当更显。又，此条可以看作是前条的加强法。

养生方导引法第(4)条，似为前条的变法，不言"满、吐之"，则是一般的吐故纳新，取中和脾胃的意义。所以其主治证候，亦为腹满气滞，食饮过饱而出现寒热、腹痛等症，这是气郁生寒热，气滞则胀痛的变化。用此方法，中和脾胃之气机，纳新吐故。

细玩此条，盖为《病源》作者对前条的变通，以治同中有异的腹满病情的，主要通过吐纳，达到行气发郁，宽中助运的作用。

又，《引书》有治腹胀行气法，可以补充这里治法，如云："病肠之始也，必前张（胀）。当张（胀）之时，属意少（小）腹而精炊（吹）之，百而已。"此法是意守丹田而扶正气，精吹以祛除病邪，标本兼顾。

养生方导引法第(5)条，取站立姿式行功，一法二式。先是左右转侧,平行提起两手,舒掌直指,轮番向两侧散开;同时意念行气,从顶到足,由上向下散气。这样以转侧为主,导引与存想结合,四向回转,活动肢体,行气散气,大能温中祛邪。接着正身又向前后转动肩腰部位,亦是前法的继续,但以导引为主,这是导引行气又导引的方法,有加强作用。行功重点,在转动四肢腰脊,是温运脾肾的,行气散气,遍及左右前后上下,大力发动阳气,扶正散邪。所以其治诸证,都是温运流走的作用,对于胀满、风冷、急强等症,颇有针对性。其治心悸,当以饮邪上凌为相宜,因阳回气化,饮邪流散,则悸亦自除,并起到间接的安心宁神作用。

文中"手掌指直舒,左右相皆然"二句是插笔,盖为《病源》作者的补注,对上文"两手向身侧一向,偏相极势",补出具体做法的,这里结合起来语译,则行功方法更全面。

养生方导引法第(7)条,是前风邪候的重出。原文可分四段,中心是一个,无论发汗祛风冷,或治气胀,要得"土暖",即脾胃温运,这一点很重要,道出了谷气、卫气的根本问题。其治腹胀,主张"先须暖足,摩脐上下并气海,不限遍数,多为佳",亦是突出重点,温运脾肾,充实丹田,发动阳气,以消阴邪,这是临床上反复验证的治胀大法。文中更说,须得脾肾温暖,乃得左回右转的导引;此时导引,才能动脉摇筋,气血布泽,二十四气和润,脏腑均调,这亦是导引行气能够获得功效的一个关键。腹胀而没有脾肾元气,导引行气还能起什么作用? 这一点必须牢牢记住。所以文中最后还是强调,"莫问平手,欹腰,转身,摩气,屈蹙回动尽,心气放散,送至涌泉"。心气放散,送至涌泉,就是归于丹田,固其根本,全真而却病;正惟如此,当然诸病都能自已了(参阅〈62〉条按语)。

以上 7 条,是治疗腹胀的一套养生导引方法。行功姿势,有蹲坐、有端坐、有站立。行气,有六字气、有口纳口吐、有存想行气、有按摩,可以随宜选用。导引以上肢,腰部为多;按摩以冲脉

脐腹为主,重视温运脾肾的作用很突出。行气以纳气为多,兼及吐气,行气又与散气相合,行气又要求送至涌泉,又是消补兼备,治病求本,与胀满之病,很相契合。

腹胀,既是一个证候,亦是一个大病,原文没有指出这一点,养生方导引法,亦似多指证候,临床应分析处理,择宜而用,可以提高疗效。

七十、心腹痛候养生方导引法

(原书卷十六心腹痛病第一候)

心腹痛者,由腑脏虚弱,风寒客于其间故也。邪气发作,与正气相击[一],上冲于心则心痛;下攻于腹则腹痛;上下[二]相攻,故心腹绞痛,气不得息。

诊其脉,左手寸口人迎以前脉,手厥阴[三]经也,沉者为阴,阴虚者,病苦[四]心腹痛,难以言,心如寒状[五],心腹疗[六]痛,不得息。脉细小迟[七]者生,大坚疾[八]者死。心腹痛,脉沉细小者生,浮大而疾者死。其汤熨针石,别有正方,补养宣导,今附于后。

养生方导引法云:行大道,常度日月星辰[九]。清净以鸡鸣[十],安身卧,嗽[十一]口三咽之。调五脏,杀蛊虫,令人长生,治心腹痛。〈184〉

校注

[一]相击:此下本书卷四十一妊娠心腹痛候有"而并于气,随气上下"二句,义长可从。

[二]上下:原作"下上",据《外台》卷七心腹痛及胀满方移正。

[三]厥阴:原作"少阴",误,据《脉经》卷二第二改。

[四]苦:此下《脉经》有"悸恐不乐"四字。

[五]状:此下《脉经》有"恍惚"二字。

〔六〕疠:宋本、《脉经》卷四第七、《外台》卷七作"痛",并在此断句。

〔七〕迟:原无,据《脉经》补。

〔八〕大坚疾:《脉经》作"坚大疾"。"坚",原作"聊",据《脉经》改。

〔九〕常度日月星辰:度,佛学术语。渡也。意谓生死譬海,自渡生死海,又渡人,谓之度。佛学有五度、六度、十度等名数。"日月星辰",存想服气内容之一,谓存想服食日月星辰的光芒。

〔十〕清净以鸡鸣:谓导引服气的最佳时间,如本书卷一风身体手足不随候养生方导引法云:"惟须向晓清静时,行气大佳,能愈万病。"

〔十一〕嗽:通"漱",漱口。《集韵》:漱,《说文》:盪口也。或从口。《外台》卷七即作"漱"。

语译

养生方导引法说:修行养生之道,有多种方法,如存想,引度日月星辰的光芒,如服日月光芒法,服五星法等。又如服醴泉,最好在清晨鸡鸣时候,环境清静,正身安卧,漱醴泉满口,缓缓分三次咽之。或漱三口、五口、七口、九口,愈多愈佳。这些方法,都能调和五脏,杀灭尸虫,使人长寿;并能治疗心腹痛病。

按语

心腹痛证候,责之腑脏内虚,风寒客于心腹之间,邪正相争,上下攻冲作痛,这是就其一般病情而言,临床所见,这个证候,病情复杂,轻重大异,不能一概而论。

这里养生方导引法之治心腹痛,重点亦在于"调五脏,杀蛊虫",蛊虫指三尸虫。度日月星辰,漱醴泉,均有调和五脏,驱邪灭尸之意,但不是概治各种心腹痛病的,宜加分析。

存想和漱醴泉方法,均见导论,可以参阅。

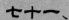

七十一、心腹胀候养生方导引法

（原书卷十六心腹痛病第四候）

心腹胀者，脏虚而邪气客之，乘于心脾故也。足太阴、脾之经也，脾虚则胀；足少阴、肾之经也，其脉起于足小趾之下，循行上络膀胱，其直者，从肾上入肺；其支者，从肺出络于心。脏虚，邪气客于二经，与正气相搏，积聚在内，气并于脾，脾虚则胀，故令心腹烦满，气急而胀也。

诊其脉，迟而滑者，胀满也。其汤熨针石，别有正方，补养宣导，今附于后。

养生方导引法云：伸右胫，屈左膝，内压之，五息止^[一]。引脾，去心腹寒热，胸臆^[二]邪胀。依经为之，引脾中热气出，去心^[三]腹中寒热，胸臆中邪气胀满。久行，无有寒热时节之所中伤，名为真人之方。〈185〉

校注

[一] 止：原脱，据《太清导引养生经·彭祖谷仙卧引法》补。

[二] 胸臆（yì　意）：联绵字，胸部。臆，亦胸也。

[三] 心：原无，据本候标题和上文、《外台》卷七心腹胀满及鼓胀方补。

语译

养生方导引法说：取仰卧姿式导引行气，身体正直，自然仰卧，安心宁神，轻闭两目，舌抵上腭，闭口微息。而后伸展右脚，自然伸直放松，屈曲左膝，收足向内，压于臀部下方，进行吐纳，以鼻纳气，五息六息，口鼻俱闭，不使息出，待清气充满于胸中，遍行心腹，并充实于丹田，然后微微呼气，呼出腹中伏邪恶浊之气，如此为一息，连续五息为止。这种方法，能够导引脾中邪气外出，去除心腹之间的寒热之邪，胸膈部位的邪郁气胀。实践证明，以上方法，确凿有效，如果依照仙经教导去做，确能引出脾中热气外泄,去除心腹中的寒热不和,胸膈间的邪气胀满。坚持行功,则身体康强,不仅腹胀可以痊愈,而且亦不会被寒热时邪,节气变化的损伤。实为真人养生的好方法。

按语

心腹胀病,由于脏气内虚,而邪气乘袭,主要在于心脾两经,这在临床上确属多见。心气郁结则烦闷,脾气虚弱则作胀;胀则气滞不通,更加喘急。病多属实,有形之滞,所以脉见迟而且滑,病情比较明白。

养生方导引法,见于《太清导引养生经·彭祖谷仙导引法》第二节,《云笈七签》遗漏此条。文字从"依经为之"以下,是《病源》作者的补充,提出实践经验,并加以肯定的。此法与第〈104〉条略同,仅是伸屈左右胫膝之异,却有引肺或引脾不同之功,足见导引行气,亦具有加减出入,随证施治的妙用,应好好体会,深入研究。这里取仰卧式,舒展右侧肢体,是平和气机,引气下行的;屈曲左膝,收足向内压之,又是运气入脾肾,助其上升的。更加连续五息,吐故纳新,通行诸气,以消胀满,于理甚洽。当然,病成胀满,已非一日,五息之功,亦非易显效,《病源》作者提出"久行",值得注意。为求佳效,增加行功次数,息数,都可考虑。

七十二、水谷痢候养生方

(原书卷十七第一候)

水谷痢者,由体虚腠理开,血气虚,春伤于风,邪气留连在肌肉之内,后遇脾胃大肠虚弱,而邪气乘之,故为水谷痢也。

脾与胃为表里,胃者,脾之府也,为水谷之海;脾者,胃之脏也,其候身之肌肉。而脾气主消水谷,水谷消,其精化为荣卫,中养脏腑[一],充实肌肤。大肠,肺之府也,为传导之官,变化[二]出焉。水谷之精,化[三]为血气,行于经脉,其糟粕行于大肠也。肺与大肠为表里,而肺主气,其候身之皮毛。春阳气虽在表,而血

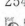

气尚弱,其饮食居处,运动劳役,血气虚者,则为风邪所伤,客在肌肉之间。后因脾胃气虚,风邪又乘虚而进入于肠胃,其脾气弱,则不能克制[四]水谷,故糟粕不结聚而变为痢也。

养生方云:(1)秋三月,此谓容平。天气以急,地气以明。早卧早起,与鸡俱兴。使志安宁,以缓秋刑。收敛神气,使秋气平。无外其志,使肺气精[五]。此秋气之应也。收养之道[六]也。逆之则伤肺,冬为飧泄[七]。㊹

(2)又云:五月[八]勿食未成核果及桃枣,发痈疖。不尔,发寒热,变黄疸,又为泄痢。㊺

校注

[一] 中养脏腑:《外台》卷二十五水谷痢方作"以养其藏"。

[二] 变化:原作"化物",误,据《素问·灵兰秘典论》改。

[三] 化:原作"也",形近之误,据《外台》、周本改。

[四] 克制:在此犹言消化、运化。与本书卷三虚劳痰饮候"克消"义同。

[五] 精:与"清"通。

[六] 收养之道:收养,《素问》作"养收"。道,原作"气",据本书卷十五肺病候养生方、《太素》、《素问·四气调神大论篇》改。

[七] 飧泄:原作"餐泄",餐为飧之形误,据《太素》、《素问》改。

[八] 五月:原作"正月",正係五字形误,据本书卷三十二痈候养生方、《外台》、周本改。

七十三、冷热痢候养生方导引法

(原书卷十七第十五候)

夫冷热痢者,由肠[一]胃虚弱,宿有寒,而为客[二]热所伤,冷热相乘,其痢乍黄乍白是也。若热搏于血,血渗肠间,则变为血痢也。而冷伏肠内,搏津液,则变凝白,则成白滞,亦变赤白痢也。其汤熨针石,别有正方,补养宣导,今附于后。

养生方导引法云:泄下有寒者,微引气,以息内腹,徐吹息[三]。以鼻引气,气足复前,即愈。其有热者,微呼以去之。〈186〉

校注

[一] 肠:原作"腹",形近之误,据《外台》卷二十五冷热痢方、周本改。

[二] 客:原作"寒",形近之误,据《外台》改。

[三] 徐吹息:"息"上原有"欲"字,衍文,据《外台》删。

语译

养生方导引法说:泄利之病,可以用六字气法治疗。病情有寒有热,即以呼、吹二字气分治之。例如泄利属于寒证,则在六阳之时,面向东方,正坐或卧或站立随宜,安心宁神,叩齿 36 下,又漱津满口,分 3 次缓缓咽下,连漱 10 次、20 次、30 次。而后以鼻微微引气,吸引清气,并纳入腹中,送至丹田;再徐徐吐气,吐气时用"吹"字气,吹去邪气。这种以鼻引气、复吹气,要反复为之,即吸气满足以后,徐徐吹气,再吸气,再吹气,反复 10 遍、20 遍、30 遍,其病即愈。

如果泄利属于热证,准备工作同上,而用"呼"字气治之,引气呼气方法同上。但须注意,引气欲"微",吹息欲"徐",有热亦是"微呼以去之"。吐纳吹呼要微缓,不令耳闻其声;否则气粗气急,又能伤人元气。

按语

冷热痢病,由于肠胃虚弱,冷热相乘,主证是痢色乍黄乍白,这在临床上较多见,为赤白痢的轻证,原文叙述甚确。

养生方导引法用六字气的吹、呼二字气,分别治疗泄痢的有寒与有热,这是《养性延命录》"时寒可吹,时温可呼"方法的具体运用。但与前心病候的用法不同,与腹胀候的用法亦不同。于此可见,《病源》作者是修养有素的养生家,能够运用前人的多种成就,为临床服务,并随证施治,各具渊源,不可执一对待。这里特别提出"微引气,以息内腹","以鼻引气,气足复前","徐吹息","微呼以去之"等,为临床运用六字气法,提供了具体做法,弥足珍视。若与《千金要方》呼、吹二字气的要求合参,则对六字气法的运用,更为正确,效佳。

七十四、三虫候养生方及养生方导引法

(原书卷十八九虫病第二候)

三虫者,长虫、赤虫、蛲虫也。为三虫,犹是九虫之数也。长虫,蛔虫也,长一尺,动则吐清水,出则心痛,贯心则死。赤虫,状如生肉,动则肠鸣。蛲虫至细微,形如菜虫也,居胴肠间,多则为痔,极则为癞,因人疮处,以生诸痈、疽、癣、瘘、病、疥、龋虫,无所不为。此既是九虫内之三者,而今别立名,当以其三种偏发动成病,故谓之三虫也。其汤熨针石,别有正方,补养宣导,今附于后。

养生方云[一]:叩齿二七过[二],辄咽气二七过,如此[三]三百通乃止。为之二十日,邪气悉去;六十日,小病愈;百日,大病除,三虫伏尸皆去,面体光泽也。㊻

养生方导引法云:以两手着头[四]相叉,长引[五]气,即吐之。坐地,缓舒两脚,以两手从[六]外抱膝中,疾[七]低头,入两膝间,两手交叉头上,十二[八]通。愈三尸也[九]。〈187〉

校注

[一] 养生方云:原作"又云",据本书卷二鬼邪候养生方改,并移于养生方导引法之前。

[二] 过:原脱,据本书卷二、卷二十三伏尸候养生方补。下一个"过"字同。

[三] 此:原脱,据本书卷二十三、宋本补。

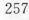

　　〔四〕头：《太清导引养生经·宁先生导引法》作"项"，义长。

　　〔五〕引：原无，据《外台》卷二十六之三虫方补。

　　〔六〕从：原无，据本书卷二十五蛊毒候养生方导引法、《外台》补。

　　〔七〕疾：本书卷二十五作"痛"，义可两通。

　　〔八〕二：原作"三"，形近之误，据本书卷二十五、《外台》改。

　　〔九〕愈三尸也：《太清导引养生经》作"治毒不愈，腹中大邪气"。三尸，亦称"三虫"，在此指"三虫"，《外台》即作"三虫"。

语译

　　养生方导引法说：取踞坐姿式导引行气，身体下蹲，脚底和臀部着地而坐，舒缓展开两脚，以两手从外侧抱腿，并伸过膝弯中去，又很快低下头项，插入两膝之间，用伸入膝弯的两手，交叉按于头项之上，而后深长引气，至腹中极满，又复吐出，如此吐纳一十二通，放松，回复踞坐，静息收功。这种方法，能够治愈三虫病。

按语

　　三虫，指蚘虫、赤虫（姜片虫）、蛲虫。属于九虫范围，因为三虫是多发病，所以特别提出来论证。

　　养生方导引法，见于《太清导引养生经·宁先生导引法》，但文字无此具体。原文从"坐地、缓舒两脚"以下，是《病源》作者的补注，注明"以两手着头相叉，长引气，即吐之"的具体做法和行功要求的。此功取踞坐姿式，是把身体坐实坐稳，作为行功的基础；亦是引气下沉，归于丹田，使气有所主的。而后缓舒两脚，以两手从腿外伸入膝中，又低头入于两膝之间，两手交叉于项上，又有还精补脑，上下周流一身之气的意义。不过，这种导引，难度较大，把整个上身弯曲下来，还要两手交叉头项上，进行长息吐纳，连续一十二通，这是把内外形气均引急到极度。尤其有压迫胸腹内脏的作用；在这样的内脏中进行长息吐纳，是着意纳新吐故行气方法。如果在长引气同时，兼行以意排下之，则效果当更佳。如此运动脏腑,行气驱虫,对虫动发病之时,肠胃或鸣或痛,或吐清水,或心痛,是有一定功效的。

七十五、积聚候养生方导引法

(原书卷十九第一候)

积聚者,由阴阳不和,府脏虚弱,受于风邪,搏于府脏之气所为也。府者,阳也;脏者,阴也。阳浮而动,阴沉而伏。积者阴气,五脏所生,始发不离其部,故上下有所穷已[一];聚者阳气,六府所成,故无根本[二],上下无所留止[三],其痛无有常处。诸脏受邪,初未能为积聚,留滞不去,乃成积聚。

肝之积,名曰肥气[四]。在左胁下,如覆杯,有头足[五]。久不愈,令人发痎疟,连岁月不已。

心之积,名曰伏梁[六]。起脐上,大[七]如臂,上至心下。久不愈,令人病烦心[八]。

脾之积,名曰否[九]气。在胃脘,覆大如盘。久不愈,令人四支不收,发黄疸,饮食不为肌肤。

肺之积,名曰息贲[十]。在右胁下,覆大如杯。久不愈,令人洒淅寒热,喘嗽发肺痈。

肾之积,名曰贲㹠[十一]。发于少腹,上至心下,若㹠贲走之状,上下无时。久不愈,令人喘逆,骨萎少气。其汤熨针石,别有正方,补养宣导,今附于后。

养生方导引法云(1)以左足践右足上。除心下积。〈188〉

(2)又云:病心下若[十二]积聚,端坐伸[十三]腰,向日仰头,徐[十四]以口内气,因而咽之,三十过而止。开目。〈189〉

(3)又云:左胁侧卧,伸臂直脚,以口内气,鼻吐之,周[十五]而复始。除积聚,心下不便[十六]。〈190〉

(4)又云:以左手按右胁,举右手极形[十七]。除积及老血。〈191〉

（5）又云：正坐向王气[十八]，闭口微息，张鼻取[十九]气，逼置脐下，小口微出气[二十]，十二通。以除结聚。低头不息十二通，以消饮食，令身[二十一]轻强。行之，冬月令人不寒。〈192〉

（6）又云：端坐伸[二十二]腰，直上，展两臂，仰两手掌，以鼻内气，闭之自极，七息，名曰蜀王乔[二十三]。除胁下积聚。〈193〉

（7）又云：向晨去枕，正偃卧，伸臂胫，瞑目，闭口不息，极张腹、两足，再息项间，吸腹，仰两足倍拳，欲自微息定，复为之[二十四]，春三、夏五、秋七、冬九。荡涤五脏，津润六府，所病皆愈。腹有疾[二十五]积聚者，张吸其腹，热乃止，癥瘕散破，即愈矣。〈194〉

校注

[一] 始发不离其部，故上下有所穷已：《难经·五十五难》作"其始发有常处，其痛不离其部，上下有所终始，左右有所穷处"。穷已，即穷处，谓积块摸得到尽头处。

[二] 故无根本：《难经》作"其始发无根本"。根本，谓无固定的积块。

[三] 上下无所留止：谓聚病聚散无常，游移不定。

[四] 肥气：病名，为五积之一，见《难经·五十六难》。杨玄操注："肥气者，肥盛也。言肥气聚于左胁之下，如覆杯突出，如肉肥盛之状也。"故名。

[五] 有头足：此下《甲乙经》卷八第二有"如龟鳖状"一句。有头足，意谓积病是似有头足样的块状物。

[六] 伏梁：病名，五积之一，见《难经·五十六难》。《三因方》云："伏梁者，以其积气横架于盲原也。"故名。

[七] 大：原无，据本篇伏梁候、《难经》、《外台》补。

[八] 久不愈，令人病烦心：原无，文义未完，据《难经》补。

[九] 否(pǐ 痞)气：又作"痞气"。病名，为五积之一，见《难经·五十六难》。《三因方》云："痞气者，以积气痞塞中脘也。"故名。

　　[十] 息贲（bēn　奔）：病名，为五积之一，见《难经·五十六难》。《三因方》云：“息贲者，以其积气喘息贲溢也。”故名。

　　[十一] 贲㹠：又作“奔豚”，病名，为五积之一，见《难经·五十六难》。杨玄操注：“此病状如豚而上冲心。”故名。“㹠”、“豚”古通用。

　　[十二] 若：原无，据《太清导引养生经·王子乔八神导引法》补。

　　[十三] 伸：《外台》卷十二积聚方作“柱”，义可两通。

　　[十四] 徐：原作“除”，形近之误，据《太清导引养生经》、《外台》、周本改。

　　[十五] 周：原作“通”，形近之误，据汪本、周本改。

　　[十六] 不便：周本作“否鞭”，义较明晰。

　　[十七] 极形：义同“极势”。形，势也。《战国策·西周策》：“周君形不好小利”，注：“形，势也。”

　　[十八] 向王（wàng　旺）气：此句原在“闭口微息”之下，倒文，据《太清导引养生经·王子乔八神导引法》移正。王气，即“旺气”，面向东方。

　　[十九] 取：《太清导引养生经》作“服”，义可两通。

　　[二十] 气：原误植于“十二通”下，文义不合，今按吐纳常法移正。

　　[二十一] 身：《外台》作“人”，义可两通。

　　[二十二] 伸：《外台》作“拄”。义可两通。

　　[二十三] 乔：《太清导引养生经》作“台”。

　　[二十四] 之：原无，据本书卷十四咳逆候、本卷癥瘕候养生方导引法补。

　　[二十五] 疾：《外台》作“病”，文气较顺。

语译

　　养生方导引法说：（1）取站立姿式导引行气，端正身体，平直站稳，安心宁神，意守丹田，舌抵上腭，闭口微息。而后以左足踏在右脚上,使两脚一虚一实,偏有重点的意念行气,排邪下行。坚持去做,能去除心下的积病。

(2)又说:病人心下如果有积聚,可取端坐姿式导引行气,身体下蹲,伸直腰部,上身正直,虚坐于两足跟上。安心宁神,舌抵上腭,闭口微息。向着太阳光明,仰起头部,安徐以口纳气,吸取阳光精华之气,并从而咽下,如此连续30次而止。这种功法,要开目进行。

(3)语译见前心病候养生方导引法第(2)条(即〈164〉条)。

(4)又说:取端坐伸腰姿式导引按摩,身体下蹲,虚坐于两足跟上,腰部伸直,头目平视,安心宁神,舌抵上腭,闭口微息。而后提起左手,按摩右胁;同时升举右手,伸展到极度,使右侧胸胁部位,尽量暴露,按摩有回旋余地,可以从局部渐向外延,前后上下,来回按摩。从而温舒络脉,流走气血,达到消磨化积的作用。按摩手法要轻柔,最好兼能运气,使热气透入于里;遍数要多,一日可三五次或更多。如此坚持去做,按摩到一定程度,自能去除积聚,以及瘀着不化的老血等病。

(5)又说:取正坐姿式导引行气,一条二法,均以行气为主。身体下蹲,虚坐于两足跟上,面向王气,安心宁神,舌抵上腭,闭口微息,处于入静状态。而后又张开鼻孔,吸纳清气,并即咽下,逼使达于脐下,充实丹田,丹田气足,才小小开口,微微出气,吐去浊邪。如此为一通,连续一十二通。这种方法,纳新吐故,扶正祛邪,可以除去结聚之病。

又取同上姿式,低下头部,安静心神,进行不息式吐纳法,即以鼻纳气,五息六息,口鼻俱闭,不使息出,待清气充满于腹中,达到极度,而后慢慢从口呼出,吐去身中恶浊邪气,尤其是积聚宿气,连续一十二通。这种方法,可以消磨饮食,防治积气,并帮助运化吸收,增进营养,使身轻体强。坚持行功,则身体强健,冬天亦不怕寒冷。

(6)又说:取端坐伸腰姿式导引行气,身体下蹲,虚坐于两足跟上,伸展腰部,使上身正直。又伸展两臂,手平仰掌。调整姿势,而后行气,以鼻纳气,五息六息,口鼻俱闭,不使息出,达到极度,而后慢慢从鼻呼出,如此为一息,连续七息。这种功法,名为蜀王乔。能够去除胁下积聚病。

（7）语译见前咳逆候养生方导引法第（2）条（即〈149〉条）。

按语

积聚病,重视阴阳不和,腑脏虚弱,而受风邪,以致搏结于腑脏之气而为病。在腑则为聚,入脏即为积;浮而活动的为聚,沉而留着的为积;聚病痛无常处,积病有形,病位固定。这是两者的大体区别。但腑脏受邪,当初亦不一定就成积聚,要经历一段时间,邪气留滞不去,气血为阻,才逐渐形成此病。这是积聚为病演变的大略。至于具体形证,文中详加叙述;但详于积而略于聚,可以说是五积病篇。

养生方导引法第（1）条,取站立姿式行功,但动作较简单,行气亦未详述,又不似疏漏,此后胸痹候尚有类似条文（〈268〉条）。可能是摘录导引某某势的部分内容,所以头尾不全录。类此条文形式,前后均有,可作如是观。

养生方导引法第（2）条,见于《太清导引养生经·王子乔八神导引法》第三十三条。内容与〈128〉条略同;其差异处,前者"两手却据"。而这里是"端坐伸腰",两者功意不过远。另外,这里文末有"开目"二字,前条未提及,在导引法上,"实者开目",泻邪气。这可能是针对积病的,可以作为此法的一个特点,其余均可前后互参。不过,在此主要是治心下有积聚,在纳气、咽气同时,最好兼行以意排下之,与开目作相配合,则去积的疗效当更佳（参阅〈128〉条按语）。

养生方导引法第（3）条,取左侧卧位姿式导引行气,功意已在〈164〉条阐释,可以参阅。

养生方导引法第（4）条,取端坐伸腰姿式导引按摩,重点在于右胁,与以上二条互参,正是心下和一左一右并列。病在心下,则吸纳日光精华之气;在左胁,则以吐纳,口纳鼻吐;在右胁,则用按摩。似有法随证施的意义;当然,并不排除相机参合运用。这里按摩,在于右胁,右主气主降,运动气机,助其肃降,似对息积,肺积以及肝积为尤宜,亦可旁治胁痛,以及瘀血阻络的其他病证。

养生方导引法第(5)条,取正坐向王气的姿式行功,一条二法,都是以行气为主。行功向王气,是吸取上升的生长之气,是为长生之术。前法张鼻取气,小口微出气,纳气取多,而且逼置脐下,出气要少;后法不息式吐纳,亦取清气充满于腹中。两者重点,均在纳新扶正。而且要求"闭口微息"与"低头",都是在入静状态下进行吐纳,其行气功用更佳。

此条文字,见于《太清导引养生经》导引服第六条,但文字无此具体,仅至"以除积聚"为止。"低头不息十二通"以下,又似雁行气文。而〈212〉条重出此法时,又全文相同,并无疑误,如此则可证实本条为一条二法,同在正坐向王气的姿式下进行的,与雁行气又有同而不同之处。

养生方导引法第(6)条,取端坐伸腰姿式行功,称为蜀王乔,这可能是导引姿式的形容。极度伸展上半身,直腰背,展两手,可以尽量扩展胸胁部位,行气吐纳,功量更大。能升降气机,亦能按摩内脏。而且鼻吸鼻呼,闭气自极,其补益正气,活动内脏,并有闭气攻病作用,方法是很全面的。其除胁下积聚之功,亦很易理解。最好兼行以意排下之,则效果当更佳。如与前条互参,又有特点,成为三式三法:①张鼻取气,逼置丹田,而后小口微出气,这是鼻吸口呼,重点在丹田,有补元气以逐邪的作用。②不息式吐纳法,而其重点在肠胃,有祛邪强身作用。③是在蜀王乔式下鼻吸鼻呼,闭气自极,重点在胸胁部逐邪。三者均有消化积聚之功,而消除病邪的作用和部位则同中有异,各擅其长。

养生方导引法第(7)条,取仰卧式导引行气,重点在于腹部,其仰卧伸臂胫,是全身放松,而集中其功于腹部。瞑目闭口无息，是闭气攻病方法，在这个时候极张腹，又张两足，是引气充满于体内，攻击患病之所。再息顷间，又吸腹，仰两足，倍拳，则把体内浊气患病之邪，尽量排挤出去，散气下行，亦散邪外出；同时亦可按摩内脏，增强纳新吐故的作用。其功效可佳，所以能够荡涤五脏，津润六腑，使所病皆愈。

现在用于积聚病，《病源》作者特别加上一段话，即"腹有病积聚者"以下一段文字，意谓导引行气治疗积聚病，主要当用张吸其腹方法，因为一张一吸，纳新吐故，闭气攻病，又按摩内脏，则腹中邪热可止，癥瘕亦能够破散，其病就可痊愈，这是经验之谈。

又，原文"春三、夏五、秋七、冬九"，盖指行功一次的遍数，如果治疗积聚病，似亦不受此限，看患者体力如何，行功遍数可以适当增加，因为积聚是脏腑病，留而不去，比较顽固，要多行久行，坚持去做，其功乃显。

以上七条，是积聚病的一套养生导引法。行功姿式，有正坐、侧卧、仰卧、站立，而以正坐为多数；又大部分行气，这与腹中之病是相适应的。行气方法，具体有吸日精光，口纳气，并咽之；口纳鼻吐，鼻纳口吐，鼻纳鼻呼，闭口不息，不息式吐纳，以及张腹吸腹等，形式多样，极尽行气吐纳的能事。还有按摩。可以分别施治，突出重点；亦可配合参用。或先后运用，根据临床所需，随证择宜。其中以行气按摩为多数，合于积聚病情，着重扶正以祛邪。瘕病宜缓治、内治，应该深会其意。

至于张腹吸腹，当为治疗腹部疾患的一个重要方法，前面已有几处论及，可以汇通参阅，临床更显其效。

七十六、癥瘕候养生方及养生方导引法

（原书卷十九癥瘕病第二候）

癥瘕者，皆由寒温不调，饮食不化，与脏气相搏结所生也。

其病不动者,直名为癥;若病虽有结瘕,而可推移者,名为瘕[一]。瘕者,假也,谓虚假可动也。

候其人发语声嘶,中声浊而后语乏[二]气拖舌,语而不出,此人食结在腹,病寒,口里常水出,四体洒洒,常如发疟,饮食不能,常自闷闷[三]而痛,此食癥病也。其汤熨针石,别有正方,补养宣导,今附于后。

养生方云:饮食大走[四],肠胃伤,久成癥瘕,时时结痛。㊼

养生方导引法云:向晨去枕,正偃卧,伸臂胫,瞑目,闭口无息,极张腹,两足、再息顷[五]间,吸腹,仰两足,倍拳,欲自微息定,复为之。春三、夏五、秋七、冬九。荡涤五脏,津润六腑,所病皆愈。腹有疾[六]积聚者,张吸其腹,热乃止,癥瘕散破,即愈矣。〈195〉

校注

[一]瘕:此上原有"癥"字,衍文,据《医心方》卷十第十、《圣惠方》卷四十九治癥瘕方删。

[二]乏:原作"之",缺笔之误,据宋本、周本改。

[三]闷闷:《圣惠方》作"郁郁"。

[四]大走:疾走,奔走。

[五]顷:原作"项",形近之误,据本书卷十四咳逆候与本卷积聚候养生方导引法、周本改。

[六]腹有疾:原无,据本卷积聚候补。

语译

养生方导引法,语译见前咳逆候养生方导引法第(2)条(即〈149〉条)。

按语

《病源》于积聚之外,复立癥瘕一篇,并同在一卷中分别论述,积聚谓"由阴阳不和,腑脏虚弱,受于风邪,搏于腑脏之气所为也。"而于癥瘕,则谓"由寒温不调,饮食不化,与脏气相搏结所生也。"这似指出积聚与癥瘕在病因上的异同。但就一般而言,积系于脏,聚系于腑,癥系于血,瘕系于气。《圣济总录》则又视积聚癥瘕为名异实同之相类疾病。如该书卷第七十一积聚统论云:"然又有症瘕癖结者,积聚之异名也,证状不一,原其病本,大略相类,但从其所得,或诊其证状以立名耳。"

养生方导引法的主要精神及其所起作用,详见咳逆候和积聚候按语,可以参阅。

七十七、鳖瘕候养生方

(原书卷十九癥瘕病第十二候)

鳖瘕者,谓腹中瘕结如鳖状是也。有食鳖触冷不消而生者,亦有食诸杂肉,得冷[一]变化而作者。皆由脾胃气虚冷而遇冷,则不能克消所致。瘕言假也,谓其有形,假而推移也。昔曾有人共奴俱患鳖瘕,奴在前死,遂破其腹,得一白鳖,仍故[二]活。有人乘白马来看此鳖,白马遂[三]尿,随[四]落鳖上,即缩头及脚,寻[五]以马尿灌之,即化为水。其主曰:吾将瘥矣。即服之,果如其言,得瘥。

养生方云:六月勿食泽中水,令人成鳖瘕也。㊽

校注

[一]诸杂肉,得冷:《外台》卷十二鳖瘕方作"诸杂冷物"。又:肉,《医心方》卷十第九作"物"。

[二]仍故:同"仍旧"。故,旧也。

[三]遂:《外台》作"忽",义长。

[四]随:《外台》作"堕"。

[五]寻:于是;旋即。

七十八、鱼瘕候养生方

(原书卷十九癥瘕病第十三候)

有人胃气虚弱者,食生鱼,因为冷气所搏,不能消之,结成鱼痕,揣[一]之有形,状如鱼是也。亦有饮陂[二]湖之水,误有小鱼入人腹,不幸便即生长,亦有形,状如鱼也。

养生方云:鱼目赤[三],作鲙食之,生瘕。㊾

校注

[一]揣:量度。《说文》:"揣,量也。"在此引申为揣摸、触诊。

[二]陂(bēi 杯):池塘。《说文》:"陂"段注:"陂得训池者,陂言其外之障,池言其中所蓄之水"。

[三]目赤:原作"赤目",倒文,据《千金要方》卷二十六第五移正。

七十九、寒疝候养生方导引法

(原书卷二十第一候)

寒疝者,阴气积于内,则卫气不行;卫气不行,则寒气盛也。故令恶寒不欲食,手足厥冷,绕脐痛,白汗[一]出,遇寒即发,故云寒疝也。其脉弦紧者是也。其汤熨针石,别有正方,补养宣导,今附于后。

养生方导引法云:蹲踞,以两手举足[二],蹲极横。治气冲[三]肿痛,寒疝入上下。致肾气。蹲踞,以两手捉趾,令离地,低跟极横,挽,自然一通。愈荣卫中痛。〈196〉

校注

[一]白汗:亦名"盐汗"。《淮南鸿烈解》:"盐汗交流",许慎记:"白汗咸如盐,故曰盐汗也。"即因剧痛而出之汗,在皮肤上或衣裤上结晶,色白如盐。《金匮》第十二"寒疝绕脐痛,若发则白汗出,手足厥冷"。

[二]足:原作"手",误,据宋本、正保本、周本、《太清导引养生经·宁先生导引法》改。

[三]气冲:经穴名。在脐下五寸旁开二寸处,属足阳明胃

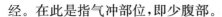

经。在此是指气冲部位，即少腹部。

语译

养生方导引法说：取蹲踞姿式导引，身体下蹲，踞于地上，安心宁神，舌抵上腭，闭口微息。而后以两手举足，抓起两足五趾，使离开地面，而脚底和脚跟，则随之转动，极力横向两侧，此时两足，几成对趾平踏形状，达到极度，再放松，回复蹲踞，如此每挽趾横足一次，为自然一通。可以反复为之，连续进行十通、二十通。这种导引方法，称为致肾气法。能够治愈少腹部位肿痛，寒疝腹痛，上下攻冲，以及荣卫不和，气血郁滞的疼痛等。

按语

寒疝腹痛，原文叙述较详，临床亦不少见，病理概括为："阴气积于内，则卫气不行"，并且"遇寒即发"，是信而有征的。其病较一般腹痛为甚，且反复发作。但应与腹部的炎症性、器质性病变相区别。

养生方导引法，取蹲踞姿式行功，原文见于《太清导引养生经·宁先生导引法》，但自"蹲踞，以两手捉趾"以下文字，是《病源》作者的补充解释，对"两手举足，蹲极横"提出具体做法和要求的，并补出主治证。身体蹲踞，则其气下沉；举趾横足，更是引气归肾，并能调理足三阴三阳经脉。尤其举趾底跟极横，一挽一松，一张一弛，能引气至足趾、涌泉，使行气通彻；又能开合下焦之气，即斡旋肾气，所以称之为"致肾气"。卫气出于下焦，肾气旺，卫气行，寒疝病情自可缓解，这就是功法的作用所在。

原文未言导引行功的强度和次数，此法在发病时运用，举趾底跟极横应用足气力，手足一齐用力，外张则内弛，当能缓其腹痛；而且一张一弛，亦能调和荣卫。行功次数宜多，多则发动阳气，又能祛寒，寒去荣卫和，其病亦自愈。又，"愈荣卫中痛"，盖即上文"治气冲肿痛"的互辞，含义相同。

269

八十、疝瘕候养生方及养生方导引法

(原书卷二十第十一候)

疝者,痛也;瘕者,假也。其病虽有结瘕,而虚假可推移,故谓之疝瘕也。由寒邪与脏腑相搏所成。其病,腹内急痛,腰背相引痛,亦引小腹痛。

脉沉细而滑者,曰疝瘕;紧急而滑者,曰疝瘕。其汤熨针石,别有正方,补养宣导,今附于后。

养生[一]方云:干脯[二]曝之不燥者,食之成疝瘕。○50

养生方导引法云:挽两足趾,五息止,引腹中气。去疝瘕,利孔窍[三]。坐[四],舒两脚,以两手捉大拇趾,使足上头下,极挽,五息止,引腹中气,遍行身体。去疝瘕病,利诸孔窍,往来易行。久行,精爽[五],聪明,修长[六]。〈197〉

校注

[一] 养生:原无,据文中内容和本书体例补。

[二] 干脯(fǔ 腑):干肉脯。

[三] 孔窍:《太清导引养生经·彭祖谷仙卧引法》作"九窍"。

[四] 坐:此上原有"又云"二字,误,据文中内容删。

[五] 精爽:在此谓精神明爽。《左传》昭公七年:"用物精多,则魂魄强,是以有精爽,至于神明。"疏:"精亦神也,爽亦明也;精是神之未著,爽是明之未昭。"

[六] 修长:长久。在此作长寿解。修,久也。

语译

养生方导引法说:取平坐姿式导引行气,身体下蹲,平坐于地上,伸长两脚,而后上身略前俯,低头向下,以两手抓住两足的大拇趾,拎起向上,超过头部,形成足上头下之势,极力挽急,进行长息吐纳,以鼻纳气,五息六息,而后呼出,是为一息。连续五息为止，最后放松，回复平坐，静息收功。这种方法，能够导引腹中之气，遍行于周身，去除疝瘕病，通利九窍，气之出入往来，易于通行。如果坚持锻炼，气行通畅，则精神清爽，耳目聪明，健康长寿。

按语

疝瘕病候，即腹痛时有瘕块扛起，而其块又是可推移的，不一定有实质性癥积。但其痛较剧，腹中拘急，能上引腰背，下引少腹，类似肠疝痛病情，其病有发作性，来去都较急速。

养生方导引法，原文见于《太清导引养生经·彭祖谷仙卧引法》第三节，而自"坐，舒两脚"以下文字，是《病源》作者对经文的阐释，指出行功姿式，应是平坐，而且要伸长两脚。"挽两足趾"的具体做法是，以两手捉起大拇趾，尽量拎高，所谓"极挽"，超过头部，使成足上头下之势。"引腹中气"，是使遍行身体，"利孔窍"，是使九窍之气的出入，往来便易。而且久行此法，又能精爽、聪明、长寿。如此一解，则经文的做法、用意，完全可以明白，真是行家的通解。原本分成两条，欠妥，今改正，合而为一。

此法平坐而低头举足，足上头下，是上下颠倒其形，而升降理顺其气，即是引腹中之气，遍行周身，通和内外之义，所以对于疝瘕的寒气结聚，孔窍的窒塞不利诸病，均能见效。正因为气机通畅，内外和调，则一身康泰，所以能够精爽、聪明、长寿，这是久行的效果。

八十一、痰饮候养生方导引法

（原书卷二十痰饮病第一候）

痰饮者，由气脉闭塞，津液不通，水饮停在胸府，结而成痰。又其人素盛[一]今瘦，水走肠间，漉漉[二]有声，谓之痰饮。其病也，胸胁胀满，水谷不消，结在腹内两肋。水入肠胃，动作有声，体重多唾，短气好眠，胸背痛；甚则上气咳逆，倚息[三]，短气不能^[四]卧,其形如肿是也。

脉偏弦为痰^[五],浮而滑为饮^[六]。其汤熨针石,别有正方,补养宣导,今附于后。

养生方导引法云:左右侧卧,不息十二通,治痰饮不消。右有饮病,右侧卧;左有饮病,左侧卧。又有不消者,以^[七]气排之。左右各十有二息,治痰饮也。〈198〉

校注

[一] 素盛:在此谓以往形体肥盛。素,向来、往常。

[二] 漉漉(lù 录):状声词,谓水流肠间,发出漉漉的声响。漉漉与沥沥通,《金匮要略》第十二即作"沥沥"。

[三] 倚息:谓因咳逆上气,不能平卧,只能依靠床褥,半卧位喘息。

[四] 不能:犹不得。《金匮要略》即作"不得"。

[五] 痰:《金匮要略》、《外台》卷八痰饮论作"饮"。

[六] 浮而滑为饮:《金匮要略》作"浮而细滑,伤饮"。

[七] 者,以:原无,据《太清导引养生经·宁先生导引法》(《云笈七签》本)补。

语译

养生方导引法说:取侧卧位姿式导引行气,左侧卧或右侧卧,两臂踡曲,置于胸前,两手握固;两腿屈膝,重叠转向一侧。安心宁神,两目轻闭,舌抵上腭,专意念气。而后以鼻纳气,五息六息,口鼻俱闭,不使息出,待清气充满于身中,然后微微呼气,呼出腹中恶浊邪气。如此为一通,连续一十二通。能够治疗痰饮不消的病证。

如果痰饮留在右边,或者饮症主要反映于右侧,体位即取右侧卧势;亦有病情相反,主要在左侧,即取左侧卧势。偶有用此不息式吐纳方法,而痰饮仍然不得消散的,即进一步用闭气攻病法闭气以排除之。更有病情复杂,其证并不集中于某一点,扩散于两侧,即用左右侧卧交替进行,各取不息式吐纳法一十二通,最终能够治好痰饮病。

按语

痰饮病机,《病源》责之"气脉闭塞,津液不通",这是论痰饮病史上的一个新论点。盖因水之所化,凭气脉以宣流。而三焦是水谷的道路,气化之终始,所以三焦调适,气脉顺匀,即能宣通水液,灌溉周身;反之,三焦气涩,脉道不通,则水饮停滞,不得宣行,停聚而为痰饮。正是气行则水行,气滞则水滞。故善疗此病的,要以宣通气脉为先,则水饮无所凝滞。后世常说:治痰先治气,气顺痰自下,其说即源于此。

本候所论痰饮病的具体证候,包括《金匮要略》的狭义痰饮和支饮;在病机阐述上,又较《金匮要略》有所补充,互相参阅,其义更明。

养生方导引法,取侧卧位导引行气,原文见于《太清导引养生经·宁先生导引法》,但自"左右各十有二息"以下二句,是《病源》作者的补充,补出一种复杂病情,灵活运用功法,取左右侧卧交替进行,各做不息式吐纳 12 次,如此则更为全面。

侧卧,有意守病位之义。不息式吐纳法,即含有闭气攻病作用,长息引气,使清气充满于腹中,注往患处攻病,达到极度,又慢慢呼出浊邪;更甚者,即以意排之。同时,卧而行气吐纳,胸腹升降起落,亦有按摩内脏作用,增强自身的活动能力,运气化水,所以能治痰饮为病。用闭气攻病法排除饮邪,下文第〈199〉条讲得更清楚,可以参阅。

八十二、诸饮候养生方导引法

(原书卷二十痰饮病第十三候)

诸饮者,皆由荣卫气否涩,三焦不调,而因饮水多,停积而成痰饮。其为病也,或两胁胀满,或心胸烦闷,或眼暗口干,或呕逆短气,诸候非一,故云诸饮。其汤熨针石,别有正方,补养宣导,今附于后。

养生方导引法云：(1) 行左之右之侧卧，闭目，闭[一]气不息十二通，治诸饮不消。右有饮病，右侧卧[二]，不息排下消之。〈199〉

(2) 又云：鹜行气，低头倚壁，不息十二通，以意排之，痰饮宿食从下部出，自愈[三]。鹜行气者，身直颈曲，排气下行，十二通[四]，愈宿食。久行自[五]然能出，不须孔塞[六]也。〈200〉

校注

[一] 闭：原无，下文"气不息"不能成句，据本书卷二鬼邪候养生方导引法第二条类同句例补。

[二] 右侧卧：原作一个"左"字，误，据痰饮候养生方导引法相同句例改。

[三] 自愈：原作一个"息"字，文义不通，据本书卷二十一宿食不消候养生方导引法重出此文，《太清导引养生经·宁先生导引法》改补。

[四] 十二通：原作"而一通"，误，据宿食不消候改。

[五] 自：原作"息"，据本条上下文义、周本改。

[六] 孔塞：通其闭塞。孔，即通。

语译

养生方导引法说：(1) 取左侧或右侧卧位导引行气，已如上条所述，轻闭两目，行闭气不息吐纳法，连续一十二通，能够治疗各种痰饮不消的病证，例如右部有饮病，即右侧卧，行闭气不息吐纳法，引气排除痰饮，攻下消散之。

(2) 又说：鹜行气法，取正坐姿式导引行气，身体下蹲，上身正直，倚靠墙壁，安心宁神，专意念气。而后低下头部，弯曲颈项，犹如鸭子形状。进行不息式吐纳法，一十二通；在闭气不息的时候，并以意念引气排除病患，使痰饮宿食，都从下部而出。如此排气下行为一通，随着不息式吐纳法，连续进行一十二通，则其病自能向愈。这种行气排积方法，坚持进行，则痰饮宿食,自然能够排出,不必另行疏通其闭塞的方药(参阅〈211〉条按语)。

按语

诸饮,是概指各种痰饮为患的证候。但证候虽多,而饮邪停留为患则一,故可以一方统治之。

养生方导引法第(1)条,是前文痰饮候养生方导引法的补充申述。在文字上补出"闭目"、"闭气"二词,闭气法应在闭目、握固的姿式下进行,在此是闭气、不息结合运用,较单行不息式吐纳法作用加强了。上条讲"以气排之",这里言"排下消之",攻击的效用亦增强了;这种增强,正是闭气不息的力量所致。字里行间,有理致可寻。

养生方导引法第(2)条,鹜行气,原文见于《太清导引养生经·宁先生导引法》(其文"鹜"误作"雁"),但从"鹜行气者,身直颈曲",以下文字,是《病源》作者补充的,补出"低头依壁",要身直颈曲,更似鹜状;"以意排之",是排气下行,取闭气攻病之意。并肯定"久行自然能出,不须孔塞也"。这是行家对经文的阐发,为实践经验之谈。

鹜行气低头倚壁,身直颈曲,重点尤在不息十二通,以意排之,闭气攻病与存念相结合。痰饮宿食,停积为病,都是气脉闭塞,不能运化所致;而停积为患,更阻其气。治以行气攻病,排之下行,富有针对性。气行积通,当然其病自愈。如果坚持去做,三焦之气顺行,通降复常,病亦随除,肯定不须再用通塞的方药了。真是"我命在我不在天",本身有自然疗法,只要充分发挥导引行气的作用,调整本身机能,病亦自然而去,这就是养生导引的优越性所在。

八十三、癖候养生方及养生方导引法

(原书卷二十癖病第一候)

夫五脏调和,则荣卫气理;荣卫气理,则津液通流,虽复多饮

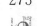

水浆，不能为病。若摄食乖方[一]，则[二]三焦否隔；三焦否隔，则肠胃不能宣行。因饮水浆过多，便令停滞不散[三]；更遇寒气，积[四]聚而成癖。癖者，谓僻侧在于两胁之间，有时而痛是也。其汤熨针石，别有正方，补养宣导，今附于后。

养生方云：卧觉，勿饮水更眠，令人作水癖。(51)

又云：饮水勿[五]急咽，久成水癖。(52)

养生方导引法云[六]：举两膝，夹两颊边，两手据地，服，疗宿壅[七]。蹲坐，故[八]久行之，愈伏梁。伏梁者，宿食不消成癖，腹中如杯如盘。宿痈者，宿水宿气，癖数生痈。久行，肠化为筋，骨变为实[九]。〈201〉

校注

[一] 乖方：犹谓违背常度；失当。

[二] 则：原无，据本候文例、《外台》卷十二疗癖方补。

[三] 不散：《医心方》卷九第八作“不能行”。

[四] 积：《医心方》作“即”。

[五] 勿：原作“忽”，据本书卷十三上气候养生方、《外台》改。

[六] 养生方导引法云：原作“又云”，据本条文内容改。

[七] 服，疗宿壅：原脱，据《太清导引养生经·宁先生导引法》补。服通“伏”。壅，通“痈”。

[八] 故：有如使之意。《说文》：“故，使为之也”。

[九] 肠化为筋，骨变为实：这是久行服气休粮的效果。《服气精义论》云：“凡服气断谷者，六年髓填，肠化为筋。”《元气论》亦云：“元气实则髓凝为骨，肠化为筋”。因为服气则元气充沛，填精补髓，所以骨髓充实。休粮断谷，则肠中无滓，所以肠化为筋。如此则宿痈。伏梁尽除，而延年益寿了。

语译

养生方导引法说：取蹲坐姿式导引行气，身体下蹲，脚底和臀部着地而坐，安心宁神，轻闭双目，舌抵上腭，闭口微息。

而后低头下倾，耸举的两膝，夹在两颊旁边，而两手又从腿膝外侧，向前向下按在地上，如此则头和上半身形成俯伏之状。同时进行服气吐纳，做不息式吐纳法一十二通。这种方法，能够治疗宿痛病。如果持久行功，更能治愈伏梁病。伏梁病，就是宿食不消，形成癖积，在腹中为如杯状，如盘状的癖块。宿痛病，亦是由于宿水宿气，癖积不消，由气及血，腐肉化脓，因而癖积病情发展，常能变生宿痛。但如果坚持服气辟谷的方法，辟谷则肠中无屎，肠化为筋；服气则元气充实，髓凝为骨。可入真人境界，还有什么伏梁、宿痛？这是最彻底的治疗方法。

按语

癖病在于两胁之间，以肝脾肿大硬变为多数，亦有是痰饮结癖的。文中责之"摄食乖方"，"三焦否隔"，"肠胃不能宣行"，水饮停积不散，这是常见的病因病理，但具体病情，尚多复杂，不能一概而言，宜从临床所见，细加审察。

养生方导引法，以蹲坐式行功，原文见于《太清导引养生经·宁先生导引法》(《云笈七签》失载)，但从"蹲坐、故久行之"以下文字，是《病源》作者补充的，并提出蹲坐姿式，还能治愈伏梁病。又对宿痛、伏梁的病理作出解释。而主要精神，在于服气休粮，认为这是治疗伏梁、宿痛的最根本最彻底的方法，可以考虑。这两种病，直至目前临床，尚欠确实有效的疗法，而气功导引，有时能显奇功，《病源》作者颇有预见性。

原文"服"字，有双重意义，既是指俯伏，作为导引姿式；又指服气，但此下，没有明言服气吐纳，盖有缺文，从以下"久行，肠化为筋，骨变为实"可以了解，这就是服气休粮的效果。兹补上不息式吐纳法，是从积聚、癥瘕、痰饮诸法移补的，癖病之治，在一定程度上亦可以借用诸法。

又，前逆气候养生方导引法"偃卧，以左足踵拘右足拇趾，鼻纳气，自极，七息。除癖、逆气"(〈142〉条)，亦可以移用于此。

277

八十四、诸否候养生方导引法

（原书卷二十否噎病第二候）

诸否者，荣卫不和，阴阳隔绝，府脏否塞而不宣通，故谓之否。但方有八否、五否或六否，以其名状非一，故云诸否。其病之候，但腹内气结胀满，闭塞不通，有时壮热，与前八否之势不殊，故云诸否。其汤熨针石，别有正方，补养宣导，今附于后。

养生方导引法云：正坐努腰，胸仰举头，将两手指相对，向前捺席使急，身如[一]共头胸向下，欲至席还起，上下来去二七。去胸肋否，脏冷，臑疼闷，腰脊闷也。〈202〉

校注

[一] 如：应当。《经传释词》："如，犹当也"。

语译

养生方导引法说：取正坐姿式导引，身体下蹲，虚坐于两足跟上，伸直腰部，挺起胸膛，仰头向上，使上半身正直仰起；同时又抬举两臂，两手平放，十指相对，向前向下按在地上，使劲按实，上身和头胸部亦当前俯向下，要叩至接近地面时，再放松还复仰起，仍为正坐势。如此一俯一仰（犹如正坐磕头之状），上下来去二七一十四次。恢复原位，静息收功。这种方法，能够去除胸胁痞胀，内脏寒冷，两臂疼闷不舒，腰脊闷胀不适等症。

按语

诸痞，是概指各种痞证。痞证形状很多，文中已经指出，有八痞、五痞、六痞等，但总的病理变化略同，不外乎荣卫失和，气机痞塞，出现腹内气结胀满，闭塞不通，时有壮热等症。

养生方导引法，取正坐势行功，主要是导引，正坐努腰，胸仰头举，能够扩展胸胁部位；伸展头项腰背，又有宽胸理气，运动骨节的作用。加之两手捺席，身如共头胸向下，至席还起，上下来去，则升降气机，调和脏腑荣卫的作用更著。而且是先伸展肢体,后上下活动,弛张相合,动静并举,其治痞塞不通,阴寒凝滞之病,作用是很易理解的;尤其痞和脏冷,升降其气,上下活动,则阴凝消散;臂和腰脊的疼闷,导引更是直接活动,自能见功。

八十五、脾胃气不和不能饮食候养生方导引法

(原书卷二十一第二候)

脾者,脏也;胃者,府也。脾胃二气,相为表里。胃受谷而脾磨之,二气平调,则谷化而能食。若虚实不等,水谷不消,故令腹内虚胀,或泄,不能饮食,所以谓之脾胃气不和不能饮食也。其汤熨针石,别有正方,补养宣导,今附于后。

养生方导引法云:敧身,两手一向偏侧,急努身舒头,共手竞扒相率,渐渐一时尽势。气共力皆和,来去左右亦然,各三七。项前后两角缓舒手,如是似向外扒,放纵身心,摇三七;递互[一]亦然。去太仓[二]不和,臂腰虚闷也。〈203〉

校注

[一] 互:原作"牙",乃"乇"之形误,乇为"互"之俗字。据周本改。

[二] 太仓:胃的异名。《灵枢·胀论》:"胃者,太仓也。"

语译

养生方导引法说:取站立姿式导引行气,一条两法。先是正身站立,安心宁神,舌抵上腭,闭口微息。而后侧转身体,举起两手,与肩相平,平行与身体偏向同侧。此时急把身体和头项舒展伸直,而两手又屈指相握,在原位用力互相牵拉,渐渐直身拉手一时间顺势使急,但此时用力与用气,要互相和合,动作协调。如此向左再向右,来去都是一个样,各运动三七二十一次,告一段落,回复正直站势。然后又举起两手,与肩项相平,向前后两角缓缓舒展,像是向外张开,而实际是向前向后舒手,并没有伸出;同时全身放松,心气和平,两手抖动三七二十一次,向前向后

交替运动,次数亦都是一样。最后回复站势,静息收功。这种方法,能够去除胃部不和,臂部腰部虚弱,烦闷不舒等症。

按语

脾胃气不和不能饮食的主证是,水谷不消,腹内虚胀,或泄,不能饮食。这是脾胃两病,尤其脾气不能运化所致。文中"虚实不等"一句要注意,是突出此证的虚实错杂性,脾胃既虚,又湿积阻滞,临床处理,每每是消补并举的。

养生方导引法,取站势行功,先是左右转侧,共手相牵,其取侧势,用功在于引伸肢体,运动气机,亦按摩内脏,有运脾消食的作用。而后在项前后两角,缓缓舒手,抖动三七,放纵身心,又是缓中补气,斡旋升降气机的。两法先张后弛,先急后缓,正是消补相合之意。用药用气,理致相通,都在辨证施治的原则下各显优势。这种功法,易学易行,见效亦快,临床大可推广,丰富治疗手段,值得加意。

八十六、呕吐候养生方及养生方导引法

(原书卷二十一呕哕病第四候)

呕吐者,皆由脾胃虚弱,受于风邪所为也。若风邪在胃,则呕;膈间有停饮,胃内有久寒,则呕而吐。其状:长大息[一],心里澹澹然[二],或烦满而大便难,或溏泄,并其候也。其汤熨针石,别有正方,补养宣导,今附于后。

养生方云:(1) 八月、九月[三]勿食姜[四]。㊹

(2) 一云:九月勿食[五]被霜瓜[六],向冬发寒热及温病。初食时即令人欲吐[七],食竟[八],心中停饮,不能自消[九],或为反胃。㊺

养生方导引法云:(1) 正坐,两手向后捉腕,反向[十]拓席,尽势,使腹绞绞[十一]上下七;左右换手亦然。除腹肚冷风,宿气积[十二],胃口冷,食饮进退,吐逆不下[十三]。〈204〉

（2）又云：偃卧，展两[十四]胫两手，左右跷两足踵[十五]。以鼻内气，自极，七息。除胃[十六]中病，食苦呕。〈205〉

（3）又云：坐地[十七]，直舒两脚，以两手叉[十八]挽两足，自极，十二通。愈肠胃不能受食，吐逆。以两手直叉两脚底，两脚痛，舒。以头抵[十九]膝上，自极，十二通。愈肠胃不能受食，吐逆。〈206〉

校注

[一] 大息：即太息，长叹息也。大、太音义通。

[二] 澹澹然：动荡不安貌。

[三] 九月：原无，据《千金要方》卷二十六第二补。

[四] 勿食姜：此下《千金要方》有"伤人神损寿"一句。

[五] 九月勿食：原无，据《千金要方》补。

[六] 被（bèi 倍）霜瓜：被覆秋霜的瓜，俗称霜打瓜。

[七] 初食时即令人欲吐：原作"食欲吐"三字，据《千金要方》改补。

[八] 食竟：原作一个"或"字，据《千金要方》改补。

[九] 不能自消：原作"不消"二字，据《千金要方》改补。

[十] 向：原无，据本书卷二风冷候、《外台》卷六呕逆吐方补。

[十一] 绘绘：同"弦弦"。

[十二] 积：《外台》作"或"。连下句读。

[十三] 下：原脱，据本书卷二补。

[十四] 两：原无，据《外台》、《太清导引养生经·王子乔八神导引法》补。

[十五] 左右跷两足踵：《太清导引养生经》作"左傍两足踵"。右，原无，据《外台》补。踵，原作"肿"，形近之误，据《外台》、《太清导引养生经》改。

[十六] 胃：原作"腰"，误，《外台》作"腹"。兹据《太清导引养生经》改。

〔十七〕地：原无，据《太清导引养生经》补。

〔十八〕叉：原无，据《太清导引养生经》补。

〔十九〕抵：原作"枕"，据《外台》改。

语译

养生方导引法说：(1) 语译见风冷候养生方导引法第(7)条（即〈37〉条）。

(2) 又说：取仰卧位姿式导引行气，正身仰卧，舒展两脚两手，使全身放松，而后跻起左右两足跟，并以意念守住，进行调息，以鼻纳气，五息六息，长引气到极度，直至足跟，而后慢慢呼气，如此连续七息。回复正身仰卧，静息收功。这种方法，能够除去胃中疾病，如食入不适，并且呕逆等症。

(3) 又说：取坐于地上姿式导引，一法二式。身体下蹲，平坐于地上，伸直两脚，先是上身前倾，以两手直叉两脚底，用力挽急，待到两脚有痛感时，才放松还起。再改换一种方式，低头向下，抵着膝头上，使上身又俯曲到极度，然后再缓缓仰起。如此两手叉挽两脚底至极，而后松手还起，又俯身头抵膝上至极，而后仰起。两度的一张一弛，一俯一仰，连续各做一十二通。最后回复平坐，静息收功。这种方法，能够治愈肠胃气机阻隔，不能进食，吐逆等症。

按语

呕吐一症，病情很复杂，这里是指脾胃虚弱，兼受风邪和停饮为患，基本属于虚寒而致的肝脾不和者。寒邪上逆，遏抑阳气，所以呕吐又心悸烦闷；木邪侮土，大便亦溏结无常了。

养生方导引法第(1)条，主要是运动腹部，"使腹绞绞上下"，即使腹部鼓起弦急，又复放松，亦是一种张腹吸腹运动。尤其是在"正坐，两手向后捉腕，反向拓席尽势"的姿式下进行，几乎是把身子架空了做功，不仅调身要用很大力气，弛张之势亦很大，如要"上下七，左右换手亦然。"难度高，则运气亦多，其温运阳气，升降中焦，按摩内脏等作用，亦是很多的。所以能治胃口冷，饮食减退,吐逆不下等症。其除腹肚冷风、宿气积,则更需此功的全部作用,斡旋气机,温运中阳,使阳气来复,则阴寒才能消散;并须坚持锻炼,才能收功,因为顽固病情,非多行久行,不易见效(参阅〈37〉条按语)。

养生方导引法第(2)条,原文见《太清导引养生经·王子乔八神导引法》第二十七条。取仰卧位行功,使全身放松,而气易行。跻起左右两足踵,以鼻纳气自极,这是"真人之息以踵"的吐纳,即长引气,纳气直到足跟,使清气充满于腹中,并归于丹田;而鼻吸鼻呼,亦是以补元气为主的。其除"胃中病,食苦呕",既是降胃止呕,更具纳气归原意义。亦从而可知,这种病情,就非一般,当为久病冲脉损伤了。

养生方导引法第(3)条,原文见于《太清导引养生经·宁先生导引法》,但从"以两手直叉两脚底"以下文字,是《病源》作者对经文的解释和补充。意谓此功应平坐于地上进行。"以两手叉挽两足",是先将上身前倾,以两手直叉两脚底,挽之使急,要待到两脚有痛感时,才放手还起。还应加上一种功法,即低头抵膝头上,使上身俯屈到极度,然后慢慢仰起。前者是手足腰腹的弛张,后者则重点在腰腹的俯仰,而实质后者是前法的加强功。这种补充,是实践经验的总结、发挥,对前人的导引方法有所发展了。这种两度的一张一弛,一俯一仰,连续两个一十二通,亦可以两法同时进行,即上身前倾,两手叉挽两脚时,头部亦下叩,抵着膝上,放松时头又仰起,共同的一挽一松,一俯一仰,一十二通,达到极度。其运动肢体,斡旋脾肾阳气的作用一定很大。何况坐地导引,能够引气下沉,有降逆作用;俯仰上下,弛张肢体,亦能升降气机。其治肠胃不能受食、吐逆等症,很有针对性,疗效亦是可以肯定的。

以上3条,是呕吐候的一组导引行气法,行功有三种姿式:正坐、偃卧、平地而坐。正坐作张腹吸腹吐纳,重点运动腹部。仰卧长息至踵,重点在长息行气。坐地弛张手足,俯仰上下,重点是导引肠胃,升降气机。各有特点,各有所宜,临床可以随证选用,亦可以根据患者体力,有机参合。

八十七、宿食不消候养生方导引法

（原书卷二十一宿食病第一候）

宿食不消,由脏气虚弱,寒气在于脾胃之间,故使谷不化也。宿谷未消,新谷又入,脾气既弱,故不能磨之,则经宿而不消也。令人腹胀气急,噫气醋臭,时复增[一]寒壮热是也,或头痛如疟之状。

寸口脉浮大,按之反涩,尺脉亦微而涩者,则宿食不消也。其汤熨针石,别有正方,补养宣导,今附于后。

养生方导引法云:(1)凡食讫,觉腹内过饱,肠内先有宿气,常须食前后,两手撩膝[二],左右欹身,肚腹向前,努腰就肚[三],左三七,右二七,转身按腰脊,极势。去太仓、腹内宿气不化,脾痹肠瘦,脏府不和。得令腹胀满,日日消除。〈207〉

(2)又云:正坐向王气,闭口微息,张鼻取气,逼置脐下,小口微出气[四],十二通,以除结聚。低头不息十二通,以消饮食,令身轻强,行之,冬月不寒[五]。〈208〉

(3)又云:端坐伸腰,举右手,承左胁,鼻内气,七息。除胃中寒,食不消。〈209〉

(4)又云:端坐伸[六]腰,举右手,仰掌,以左手承左胁。以鼻内气,自极,七息。所[七]除胃寒,食不变,则愈。〈210〉

(5)又云:鹜[八]行气,低头倚壁,不息十二通,以意排之[九],痰饮宿食从下部出,自愈。鹜行气者,身直颈曲,排气下行,十二通,愈宿食。〈211〉

(6)又云:雁行气,低头抱[十]膝,踞,以绳自缚拘左,低头,不息十二通。消食轻身,益精神,恶气不入,去万邪。〈212〉

(7)一本云:正坐仰天,呼吸天精[十一],解酒食饮[十二]饱。出

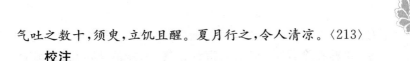

气吐之数十，须臾，立饥且醒。夏月行之，令人清凉。〈213〉

校注

[一]增：通"憎"，周本即作"憎"。

[二]撩膝：宋本作"捺膝"。撩膝，撩摩两膝。

[三]就肚：鼓起肚腹。《说文》："就，高也"。引伸作突起或鼓起解。

[四]气：原错置于"十二通"之下，文义不合，今按吐纳常法移正。

[五]不寒：此上本书卷十九积聚候养生方导引法第(5)条有"令人"二字。

[六]伸：原作"坐"，与原本"生"（原本伸皆作"生"）字形近之误，据宋本改。

[七]所：完全；全部。《广雅》："所，尽也"。

[八]鹜：原作"鹜"，形近之误，据本书卷二十诸饮候养生方导引法改。下一个"鹜"字同。

[九]之：原无，据本书卷二十补。

[十]头抱：原作"臂性"，误，据《太清导引养生经》改。

[十一]天精：自然纯粹的精气。《法言·问神》："天精天粹，万物作类。"注："天以精粹覆万物，各成其类。"

[十二]饮：本书卷二十六饮酒中毒候养生方导引法《养性延命录》、《太清导引养生经》作"醉"。

语译

养生方导引法说：(1) 取平坐姿式导引按摩，对于饭后腹中饱胀，或肠内先有宿食气不消等证，此为常法，宜在饭前饭后行功。平坐于凳上或床上，先用两手撩摩两膝头，来回数十次；而后再转侧身体，向左转三七二十一次，又向右转二七一十四次。在转身同时，还要按摩腰脊，以两手掌上下按摩数十次。然后又肚腹向前，挺起腰部，突出肚腹，一鼓起，又松弛，亦上下起落数十次。如此转身、摩腰、努腰突肚，都要尽量用力，达到极度，而

285

后放松,作有节奏的按摩运动。最后回复平坐,静息收功。这种方法,能够去除胃中、腹中的宿食之气,不能消化,以及脾痹肠瘦,脏腑不和等病;即使是肚腹胀满之病,亦能够一天一天减轻消除。

(2)语译见前积聚候养生方导引法第(5)条(即〈192〉条)。

(3)误文,不译(义见按语)。

(4)又说:取端坐伸腰姿式导引行气,身体下蹲,虚坐于两足跟上,伸展腰部,使上身正直。头目平视,安心宁神,舌抵上腭,闭口微息。而后举起右手,仰掌向上,以左手屈曲,承托左胁,左右两手,形成叉胁举手势,把整个上身张开。然后以鼻纳气,五息六息,口鼻俱闭,不使息出,达到极度,使清气冲满于身中,才慢慢呼气,吐出留邪宿食之气。如此为一息,连续七息。回复原姿,静息收功。这种功法,能够尽除胃寒,食不消化等病,达到痊愈。

(5)语译见前诸饮候养生方导引法第(2)条(即〈200〉条)。

(6)又说:雁行气,取蹲踞姿式导引行气,身体下踞,低头抱住两膝,并以绳索自缚,偏向左侧。同时在低头姿式下,做不息式吐纳法,即以鼻纳气,五息六息,长引气,口鼻俱闭,不使息出,待清气充满于腹中,达到极度,而后慢慢呼气,呼出留邪恶浊之气。如此为一通,连续一十二通。最后放松,回复踞势,静息收功。这种方法,能够恢复脾肾阳气,消化宿食,使人身体轻健,精神倍增,恶气不能侵犯,诸邪皆可祛除。

(7)又说:取正坐姿式导引行气,身体下蹲,虚坐于两足跟上,仰头向天,吸纳自然纯粹的精气,呼出腹中恶浊邪气,尤其要吐出酒食醉饱之气,连续大吸大呼大吐气数十次,能够解除伤酒伤食之证;而且只在须臾之间,即食消知饥,酒醉清醒。如果在夏月进行此功,还能使人清凉。

286

按语

宿食不消,例如食伤,一般是暂时之病。而这里归咎于"脏气虚弱,寒气在于脾胃之间";而且"宿谷未消,新谷又入,脾气既弱,不能磨之,则经宿而不消"。如此,则又病情较重且久,虚实错杂,非同一般了。其治亦较复杂,当多方考虑。

养生方导引法第(1)条,是导引按摩法,取平坐姿式,饭前饭后均可进行,即开胃运脾。两手撩膝,是运动四肢;左右转身,努腰突肚,更是向左右前后四方运动;而努腰突肚,还有张腹吸腹之意。肚腹向前,转身又加按摩腰脊,活动重点,均在身躯的上下左右之中,从此斡旋中阳,调和气机,以助磨化,调理脏腑,所以宿食不消、腹胀等病都能治疗;而对脾痹肠瘦,中焦久伤之病,治脾助运,后天得调,虚劳亦能恢复。

又,文中"右二七",疑为"右三七",与"左三七"相称为宜。"两手撩膝","努腰就肚","按腰脊",均未言次数,似有脱文,这里补上"数十次",可以相机增损。

养生方导引法第(2)条,首见于积聚候,一条二法。取正坐位向王气姿式行功,均以行气为主。前一法张鼻取气,逼置脐下,是长引气,送至丹田,补元气以扶正祛邪的;后一法低头不息十二通,亦是使清气充满于腹中,纳新以吐故。方法略异,但都是增进元气、清气的作用,加强抗病能力,从而散结聚,消饮食的。这种行气补阳之功,亦确有效,所以能令身轻体强,冬月亦不怕寒冷。参阅〈192〉条按语。

养生方导引法第(3)条,文字与下条相近,并有误缺,周本即无此条,义长,可从删。

养生方导引法第(4)条,取端坐伸腰势行功,并举右手仰掌,左手承左胁,这是升降阴阳气机的,中焦为升清降浊的枢纽,用此法治疗中焦病,有升引清阳之气上行,泄降浊阴之邪下出的功能。胃寒,食不变化,都是中阳不足,阴气有余,升降乖常为患,用此是有针对性。加之鼻吸鼻呼,自极,又有益气扶正作用,亦能闭气祛邪。气行则中阳来复,胃寒尽除,脾运则能消磨,宿食自化。所以能愈诸病。方法简便,亦易理解。

养生方导引法第(5)条,取鹜行气法,正坐姿式行功。低头依壁,身直颈曲,有压气下行之意。不息式行气法,长引气、闭气、排气下行,亦就是吸足清气,闭气攻病,并排之下行,亦可排除宿食从下而出。这亦是闭气攻病法的用意。但长引气,闭气、排气,均须意念行气,即以意领气,其功乃显。(参阅〈200〉条按语)

养生方导引法第(6)条,在《太清导引养生经》两出,文字均有差异,如导引服第七条作:"小低头,微息,但抱手左右,不息十二通,消食,令人轻身,益精神,恶气不得入。或导引服,写行气,皆低头,抱踞,以绳自缚,低头不息十通,消食轻身。"此下尚有一条,作"低头,以两手抱两足,不息十二通。主消谷,令人身轻,益精气,诸邪恶百病不得入"。互相比较,其主要内容还是一致的,只是在行功姿式上叙述稍有不同。但前后两者,均无"雁行气"的名词。这里语译解释,均以《病源》原文为主,兼取上文之意,以求通顺。

身体下踞,低头抱膝,引气下沉,并有意守两膝之义。其自缚拘左,是取静势,拘左与抱膝同意,是引气归肾,补其根本的。即补先天以培后天,充实丹田之气以斡旋脾运。低头不息十二通,又具有闭气攻病的作用。合而行之,为一种消补结合方法,所以既能消食祛邪,又能轻身益精神。正气兴旺,万邪恶气,自然不得侵犯。

养生方导引法第(7)条,原文见《养性延命录》《太清导引养生经》,取正坐式导引吐纳,仰头向天,伸颈扩胸,在此有双重作用,一方面能大量吸纳天精之气,另一方面亦可大呼恶浊醉饱之气,纳清吐浊,均较量大,而呼吸亦应加意,要大吸大呼大吐气,从"出气吐之数十"一句,可以了解,这里是以吐浊气为主的,不仅是呼,而且要吐出其气,属于泻法;大吸天精之气,亦是为了更有力地排出浊气,它与仰头吸日精光不同,有消与补的区别,行功时要求不同。正惟大吐浊气,所以见功亦很快,只在须臾之

288

间。如果吐纳稍缓，则作用亦小了。其有使人清凉之效，亦是身中清气多，能排除夏月湿热恶浊邪气的功用。

以上 7 条，除 1 条误文外，成为宿食不消的一组养生导引法。行功姿式有平坐、正坐、站立、踞等；方法有导引按摩，不息吐纳，鼻吸鼻呼，出气吐气，小口微出气，排气下行等，以行气为多数。作用有泻有补，防治结合，可以随宜选择，亦可以参伍配合。宿食不消，似为轻易之证，但一涉"脏气虚弱，寒气在于脾胃之间"，则往往又是为痞、为聚、为积的根萌，未许忽略，书中罗列许多养生方导引法，就可以知其重视程度了。

八十八、食伤饱候养生方导引法

(原书卷二十一宿食不消病第二候)

夫食过于饱，则脾不能磨消，令气急烦闷，睡[一]卧不安。

寸口脉盛而紧者，伤于食。脉缓大而实者，伤于食也。其汤熨针石，别有正方，补养宣导，今附于后。

养生方导引法云：(1) 若腹中满，食饮苦[二]饱，端坐伸腰，以口内气数十，满，吐之，以便为故，不便复为之。有寒气，腹中不安，亦得[三]之。〈214〉

(2) 又云：端坐伸腰，口内气数十。除腹中满，食饮过饱，寒热，腹中痛病。〈215〉

校注

[一] 睡：原作"睡"，形近之误，据宋本、汪本、周本改。

[二] 苦：原作"若"，形近之误，据本书卷十六腹胀候养生方导引法改。

[三] 得：本书卷十六作"行"，义同。可行。

语译

养生方导引法说：(1) 语译见前腹胀候养生方导引法第(3)条(即〈179〉条)。

（2）语译见前腹胀候养生方导引法第（4）条（即〈180〉条）。

按语

食伤脘腹饱胀，气急烦闷，睡卧不安，多为饮食暴伤之证，积阻于中，气机不通所致。食在上者可吐，食在中者宜消，一般不用下法，因为病情重点还在中上部。这里用导引行气法，临床又多了一种治疗手段。

养生方导引法两条，内容基本是一致的，仅在方法上可分繁简、轻重二等。法用端坐伸腰姿式，既可以宽展胸腹，亦能使腹中肾气无逼促之感，有利于气机流行。以口纳气，使清气充满于腹中，而后又以口吐气，如此连续数十次，口纳口吐，吐气较呼气为重，有吐去实邪作用，这是泻法，能通降胃肠之气，亦消食化滞，达到腹中宽展，闷消安卧为度。如果病情未全好转，还应继续进行，直至痊愈为止。这种方法，能够温运中阳，有祛寒气，消食除满，治腹痛等作用；如果病情略轻一等的，只要口纳口呼即行，不须吐气，同样有效。参阅〈179〉、〈180〉条按语。

八十九、水肿候养生方及养生方导引法

（原书卷二十一水肿病第一候）

肾者主水，脾胃俱主土，土性克水。脾与胃合，相为表里。胃为水谷之海，今胃虚不能传化水气，使水气渗液[一]经络，浸渍府脏。脾得水湿之气，加之则病，脾病则不能制水，故水气独归于肾。三焦不写[二]，经脉闭塞，故水气溢于皮肤而令肿也。其状，目裹上微肿，如新卧起之状[三]，颈脉动，时咳，股间冷，以手按肿处，随手而起，如物[四]裹水之状，口苦舌干，不得正偃，偃则咳清水；不得卧，卧则惊，惊则咳甚；小便黄涩是也。

水病有五不可治：第一，唇黑伤肝；第二，缺盆平伤心；第三，脐出[五]伤脾；第四，足下平满伤肾；第五，背平伤肺。凡此五伤，必不可治。

脉沉者，水也。脉洪大者可治，微细者死。其汤熨针石，别有正方，补养宣导，今附于后。

养生方云：十一月，勿食经夏自死肉脯[六]，内动于肾，喜成水病[七]。(55)

又云[八]：人卧，勿以脚悬踏高处，不久遂致成肾水[九]也。(56)

养生方导引法云：虾蟇行气，正坐，自[十]动摇两臂，不息十二通。以治五劳、水肿之病。〈216〉

校注

［一］液：《外台》卷二十水肿方、汪本、周本均作"溢"，义通。

［二］写：通"泻"，《外台》、《圣惠方》卷五十四水病论即作"泻"。

［三］目裹上微肿，如新卧起之状：《圣惠方》作"目上睑微肿，如卧蚕之状"，裹，《灵枢·水胀》作"窠"。目裹，即眼胞。

［四］物：《灵枢》无，《圣惠方》作"皮"。

［五］出：《外台》、《圣惠方》作"凸"，义同。《集韵》："凸，出貌。"

［六］自死肉脯：《千金要方》卷二十六第五作"臭脯"。

［七］水病：此下《千金要方》尚有"作头眩，丈夫阴痿"两句。

［八］又云：本条原错置于养生方导引法之后，据本书体例移正。

［九］肾水：此下《千金要方》卷二十七第二尚有"及损房足冷"五字。

［十］自：原无，据《太清导引养生经·宁先生导引法》补。

语译

养生方导引法说：语译见前虚劳候养生方导引法第(11)条(即〈75〉条)。

按语

水肿病机，归之脾胃与肾及三焦，土不能制水，肾与三焦不泻，这是经典理论所及，于临床亦是信而有征的。文中提出水病五不治证,以及脉诊、预后,可谓简明扼要。

养生方导引法用虾蟆行气法,取正坐位行功,正坐而自动摇两臂,是运动四肢,发动脾胃阳气的。又不息式吐纳一十二通,纳清吐浊,引伸气机,使气行而水化。两者相合,外运形体,内振气机,斡旋中阳,自有行气化水消肿的功效。参阅〈75〉条按语。

九十、霍乱候养生方

(原书卷二十二第一候)

霍乱者,由人温凉不调,阴阳清浊二气,有相干乱之时,其乱在于肠胃之间者,因遇饮食而变发,则心腹绞痛。其有先心痛[一]者,则先吐;先腹痛者,则先利;心腹并痛者,则吐利俱发。挟风而实者,身发热,头痛体疼而复吐利;虚者[二],但吐利,心腹刺痛而已。亦有饮酒食肉腥脍[三],生冷过度,因[四]居处不节,或露卧湿地,或当风取凉,而风冷之气归于三焦,传于脾胃,脾胃得冷则不磨,不磨则水谷不消化,亦令清浊二气相干,脾胃虚弱,便则[五]吐利,水谷不消,则心腹胀满,皆成霍乱。

霍乱有三名,一名胃反,言其胃气虚逆,反吐饮食也。二名霍乱,言其病挥霍[六]之间,便致缭乱[七]也。三名走哺,言其哺食变逆者也。

诊其脉来代者,霍乱。又脉代而绝者,亦霍乱也。霍乱,脉大可治;微细不可治。霍乱吐下,脉微迟,气息劣[八],口不欲言者,不可治。

养生方云:七月食蜜[九],令人暴下,发霍乱。⑤

校注

[一]心痛:在此当指胃脘痛。《灵枢·邪气脏腑病形》:"胃病者,腹膜胀,胃脘当心而痛。"

[二]虚者:是与上文"挟风而实者"对举而言,谓不感外风,亦无表证。

　　[三] 腥脍:此上《外台》卷六霍乱病源论有"好餐"二字。腥脍,指腥膻荤食而言。

　　[四] 因:《外台》《圣惠方》卷四十七霍乱论作"或",义长。

　　[五] 则:通"即"。《广雅》:"则,即也。"

　　[六] 挥霍:猝然;急遽。

　　[七] 缭乱:纷乱也。

　　[八] 气息劣:指气息微弱。《说文》:"劣,弱也。"

　　[九] 食蜜:《千金要方》卷二十六第五作"勿食生蜜",义较明晰。

九十一、转筋候养生方导引法

（原书卷二十二第二十二候）

　　转筋者,由荣卫气虚,风冷气搏于筋故也。手足之三阴三阳之筋,皆起于手足指,而并络于身。若血气不足,阴阳虚者,风冷邪气中于筋,随邪所中之筋,筋则转。转者,谓其转动也。经云:足太阳下,血气皆少,则喜转筋,喜[一]踵下痛者,是血气少,则易[二]虚,虚而风冷乘之故也。

　　诊其左手关上,肝脉也。沉为阴,阴实者,肝实也,苦[三]肉动转筋。左手尺中名神门以后[四]脉,足少阴经也,浮为阳,阳虚者,病苦转筋[五],其汤熨针石,别有正方,补养宣导,今附于后。

　　养生方导引法云:(1)偃卧,展两胫两手,足外踵,指相向[六],亦[七]鼻内气,自极,七息。除两膝寒,胫骨疼,转筋。〈217〉

　　(2)又法:覆卧,傍视,立两踵,伸腰,鼻内气,去转筋。〈218〉

　　(3)又云:张胫两足趾,号[八]五息止[九]。令人不转筋。极自用力张脚,痛挽两足[十]趾。号言宽大。去筋节急挛躄[十一]痛。久行,身开张[十二]。〈219〉

　　(4)又云:覆卧,傍视,立两踵,伸腰,以鼻内气,自极,七息已[十三]。除脚中弦痛,转筋,脚[十四]酸疼,一本云:治脚弱。〈220〉

校注

[一] 喜:《灵枢·阴阳二十五人》无;《外台》卷六霍乱转筋方作"若"。

[二] 易:《外台》作"阳"。

[三] 苦:原作"若",形近之误,据宋本、《外台》、正保本改。

[四] 后:原作"候",音近之误,据《脉经》卷二第二改。

[五] 浮为阳,阳虚者,病苦转筋:《脉经》作"左手尺中神门以后脉阳虚者,足太阳经也,病苦转筋"。

[六] 足外踝,指相向:原作"外踝者相向",误,据本书卷一风不仁候养生方导引法改。

[七] 亦:犹"以"也。

[八] 号:呼号;呼叫。《尔雅》:"号,呼也"。在此引申为大声呼号,即下文的"号言宽大"。

[九] 止:原无,据此后筋急候养生方导引法第(4)条、《外台》、《太清导引养生经·彭祖谷仙卧引法》补。

[十] 两足:原无,据筋急候、《外台》补。

[十一] 蹙(bì 避):足跛不能行。

[十二] 开张:联绵字,在此引申谓身体舒展。

[十三] 已:《外台》无。

[十四] 脚:《外台》无。

语译

养生方导引法说:(1)语译见前风不仁候养生方导引法第(1)条(即〈17〉条)。

(2)本条是此下第(4)条的重出,且有脱文,不译。

(3)又说:取仰卧姿式导引,正身仰卧,睁开两目,舌抵上腭,闭气不息,极力张开两脚,并用两手抓住两足趾,尽力挽起,手足形成攀弓状,尤其要把两脚的筋脉拉松,意守筋脉的起源之处,做大声喝哈号叫,如此连续五息为止。这种方法,能够使人不发足部抽筋,并能去除筋脉关节的挛急,甚至足蹙疼痛。如果坚持行功,更能使筋节活络,身体舒畅。

(4)语译见前脚气缓弱候养生方导引法第(2)条(即〈144〉条)。

按语

转筋为常见之症,病由荣卫气虚,不能荣养筋脉,并受风冷乘袭所致。文中又指出,血气少,阳气虚,亦能致此。病本归于肝肾。论述甚为全面。

养生方导引法第(1)条,取仰卧位导引行气,仰卧而伸展两脚两手,是使全身放松,阳气易行。足外踝,指相向,均以意念守住,在此有两种用意,"真人之息以踵",长引气,吸至深,下达足踵,有纳气归肾作用,这是一个方面;另外,"手足之三阴三阳之筋,皆起于手足指,而并络于身",用意念守住筋脉起源之处,亦是交通足之三阴三阳,并引气、散气之意。行气用鼻纳鼻呼,纳气至极,连续七息,其补气祛邪的作用,亦很显著。这种方法,治疗两膝寒冷,胫骨疼痛,转筋等症,颇为相宜,而且是从肝肾根本上着手的。(参阅〈17〉条按语)

养生方导引法第(3)条,原文见于《太清导引养生经·彭祖谷仙卧引法》第八节。取仰卧位导引,重点尤在两脚。但从"极自用力张脚"以下文字,是《病源》作者的补充解释。意谓"张胫"要极自用力伸张两脚。"两足趾"是指以两手痛挽两足十趾,并以意念守住。对于"号"字,是言大声号叫。如此则是对拘急转筋的病,以大力伸张而校正之。同时,两手痛挽两足趾,又是从手足三阴三阳筋脉的起源处加以调整。这样论证论治,标本兼顾了。尤其喝哈大声号叫,既能增强张脚痛挽足趾的力量,亦是震动身神,惊醒有关功能的恢复,而祛除邪恶,这在导引按摩中,是能立见功效的一种方法,如在运功中大喝一声,大吐一口气,剧咳一次等,都是其例。这里以导引为主,属于动功。动能生阳,动能舒展筋脉,流通气血,其治转筋,筋节急挛躄痛,法病相当。"久行,身开张",又是《病源》作者的实践经验,值得重视。

养生方导引法第(4)条,取俯卧位导引行气,是引气下沉的。立两踵则足趾柱席,以意念守住,有两种作用,①长引气,下行至踵,可以纳气归肾。②手足三阴三阳之筋皆起于指趾,而指趾又能散气,即有补正祛邪作用。行气是鼻纳鼻呼,达到极度,这是深息,纳新吐故,又能补于中,亦能攻病。与导引相合,其补下焦,舒筋脉,行气活血的功效,可以想见,而且动静相结合,所以能治脚中弦痛、转筋、脚酸疼、脚弱等多种病证(参阅〈144〉条按语)。

以上 3 条,为转筋的一组导引行气法,姿式均取卧位,仰卧或俯卧。用力重点亦多在下肢。盖取肾主腰脚之义。行功又有三等,第(1)条偏于静,重于行气;第(3)条偏于动,又张又号;第(4)条导引行气,动静相合。临床可以随证选择。

九十二、筋急候养生方导引法

(原书卷二十二第二十三候)

凡筋,中于风热则弛纵,中于风冷则挛急。十二经筋,皆起于手足指,循络于身也。体虚弱,若中风寒,随邪所中之筋则挛急不可屈伸。其汤熨针石,别有正方,补养宣导,今附于后。

养生方导引法云:(1) 两手抱足,头不动,足向口面[一]受气,众节气散,来往三七。欲得捉足,左右侧身,各各急挽,腰不动。去四支、腰上下髓内冷,血脉冷,筋急。〈221〉

(2) 又云:一足向前互跪,押端极势;一手向前,长努拓[二]势。一足向后屈;一手搦解溪,急挽尽势,膝头搂[三]席使急。面头渐举,气融散流向下[四]。左右换易四七。去腰、伏菟[五]、掖下闷疼,髓筋急。〈222〉

(3) 又云:长舒一足,一脚屈,两手抱[六]膝三里,努膝向前,身却挽,一时[七]取势,气内散消,如似骨解,递互换足,各别三七。渐渐去髀脊冷风、冷血、筋急。〈223〉

（4）又云：张胫两足趾，号五息止。令人不转筋。极自用力张脚，痛挽两足趾。号言宽大。去筋节急挛躄痛。久行，身开张。〈224〉

（5）又云：双手反向拓腰，仰头向后努急。手拓处不动，展两肘头相向，极势，三七。去两臂髆筋急，冷血，咽骨掘[八]弱。〈225〉

（6）又云：一手拓前极势长努，一手向后长舒尽势，身似大[九]形，左右迭互换手，亦[十]二七，腰脊不动。去身内八节[十一]骨肉冷血，筋髓虚，颈[十二]项髆急。〈226〉

（7）又云：一足踏地，一手向前长舒；一足向后极势，长舒一手一足，一时尽意急振，二七。左右亦然。去髓疼筋急，百脉不和。〈227〉

（8）又云：两手掌倒拓两髆井前，极势，上下傍两腋，急努振摇，来去三七，竟，手不移处，努两肘向上，急势，上下振摇二七；欲得捲两手七，自相将三七。去项、髆筋脉急劳。

一手屈捲向后左，一手捉肘头向内挽之，上下一时尽势，屈手散放，舒指三。方[十三]转手，皆极势四七。调肘髆骨筋急强[十四]。

两手拓向上，极势，上下来往三七；手不动，将两肘向上[十五]，极势七；不动手肘臂，侧身极势，左右回三七。去颈[十六]骨冷气风急。〈228〉

校注

[一] 口面：此下原有"不"字，衍文，据本书卷三十四诸痔候养生方导引法第（3）条重出此文删。

[二] 拓：湖本作"极"。

[三] 搂：原作"楼"，形近之误，据宋本改。搂，抱持，在此引申为贴着。

[四] 向下：周本作"上下"。

[五] 伏菟：同"伏兔"。在此作部位名称，在股前部，相当于股直肌部位。膝上六寸，为足阳明胃经。

　　[六]抱:本书卷二作"挽",义可两通。

　　[七]时:原作"肘",形近之误,据本书卷二风冷候养生方导引法改。

　　[八]掘:通"屈"。《老子》:"虚而不掘,动而愈出。"《释文》:"掘,河上公本作屈。"

　　[九]大:原作"夫",形近之误,据本文内容改。

　　[十]亦:皆。《古书虚字集释》:"亦,皆也。"《左传》照公二十四年:"纣有亿兆夷人,亦有离德。"

　　[十一]八节:指人体的肩、肘、髋、膝八个关节。《灵枢·九针》:"人之股肱八节。"马元台注:"人之手足,各有股肱关节计八,故谓八节。"在此并有指周身关节之意。

　　[十二]颈:原作"项",形近之误,据本书卷二、宋本改。

　　[十三]方:原作"左",误,据本书卷二改。

　　[十四]强:原作"张",据本书卷二改。

　　[十五]上:原无,据本书卷二补。

　　[十六]颈:原作"胫",误,据本书卷二改。

语译

　　养生方导引法说:(1)取踞坐姿式导引行气,一法二式。身体下蹲,足底和臀部着地而坐,头目平视,意守丹田,舌抵上腭,闭口微息。先以两手抱足,要抓住两足,而后上身向左右两侧摇摆,此时两手两足两肩,各处都要用力,拉急挽紧,使摇摆有劲。但腰部不能转动,保持手足两肩上身能够平面横向倾侧。如此向左右往来各三七二十一次,而后回复踞坐势。又两手抱足,头不动,保持上身正直,举起足趾朝上向口面,意念受气行气,并散气到各个肢节,全身放松,使气行全身通彻。最后静息收功。这种方法,能够去除手足四肢,腰脊上下骨髓内的寒冷,血脉中寒冷,以及筋脉挛急等症。

　　(2)又说:取胡跪姿式导引行气,一足向前下跪,上身尽量压在此足的足跟上;同侧一手亦提起,向前努力伸展,掌心向上托起。而后另一足则向后屈曲,与跪足形成前后叉开姿势。同侧一手,亦向后伸,搦住此足的脚腕部,尽量用力挽起向上,使膝头向下贴着地面,贴着实。如此两膝一前一后平衡着力,稳住身体;而两手则一上一下,一仰一拉,把胸背张开。然后头面部渐渐抬起上仰,向着正前方,轻闭双目,舌抵上腭,闭口微息,安心宁神,意守丹田,存念行气,感到有一股融和之气,流散周身,并向下行,归于丹田,是为行气已经通彻。如此为一遍,再交换左右手足姿势,各做四七二十八次。最后恢复胡跪,静息收功。这种方法,能够去除腰部、大腿前部、腋下部等处疼痛不舒,骨髓筋脉拘急等症。

(3)语译见前风冷候养生方导引法第(9)条(即〈39〉条)。

(4)语译见前转筋候养生方导引法第(3)条(即〈219〉条)。

(5)又说:取站立姿式导引,一法二式。身体正直,两足平踏站稳,头目平视,安心宁神,舌抵上腭,闭口微息。先是双手反向身后,托住腰部,头颈向上,用力向后仰,仰到极度,又复还正。接着两手仍然托腰不动,而展开两肘头,在后左右相向合拢,使劲活动到极度,又复放松。如此一仰一还,一紧一松,活动各三七二十一次。最后回复站势,静息收功。这种功法,能够去除两肩臂筋脉挛急,血脉风冷,咽骨屈弱等症。

(6)又说:取同上站立姿式导引,先身体正立,而后一脚旁开一步,两脚成八字步站稳。一手仰托向前;尽量伸长;另一手向后,亦掌心向上,尽量伸展,全身似乎一个"大"字形状,伸张使劲到极度,然后放松。再左右两手交换,仍如上动作,皆二七一十四次;但腰脊不要转动,这是向前伸手,而不是转侧,应加注意。这种方法,能够去除身内八个大关节,如肩、肘、髋、膝的骨肉血脉风冷,筋脉骨髓虚弱,颈项肩部拘急等。

(7)又说:仍取同上站立姿式导引,先身体正立,而后一足踏地踏实,同侧一手,又向前伸直;另一足则尽量后却,手和足都向后舒展伸长。一时间前后两手都尽情急速抖动,连续二七一十四次。再交换手足位置,同上运动二七一十四次。最后回复站势,静息收功。这种方法,能够去除骨髓疼痛,筋脉拘急,百脉不和等病。

(8)语译见前风冷候养生方导引法第(13)条(即〈43〉条)。

按语

筋急候,是指筋脉挛急证候。筋脉挛急,可以出现于全身各处,即文中所谓"十二经筋,循络于身,随邪所中之筋,则挛急不可屈伸"。因此,它与转筋之多在于两足的,有其不同之处,所以两候分列。筋急之因,责之"体虚弱,若中风寒",风病多动,寒则脉急,这确是多见病情。

养生方导引法第(1)条,取踞坐势导引行气,先后两式。文字颇似《太清导引养生经》内容,但今本无载,可能是遗文。其中自"欲得捉足"以下至"腰不动",当是《病源》作者的补充,解释上文"两手抱足"的具体要求和做法的。此法运动重点在两手足,盖因"十二经筋皆起于手足指",从筋脉源头处导引,自能调整诸筋脉的功用;尤其左右侧身,各个急挽,活动气血,伸展筋脉,自能松解挛急。头不动而"足向口面受气,众节气散",又是配合意念行气散气,疏通肢节,活利筋脉,更能扶正祛邪,增进导引功效,而且先动后静,由筋骨到元气,内外均调。所以其治诸证,都能动以生阳,祛除寒冷,流通血脉,煦濡骨髓筋脉。

养生方导引法第(2)条,取胡跪势行功,此功方法,大体与上条略同,都是先动后静,导引重点在于手足,行气是意念。具体区别,这里用胡跪,又前后分叉两膝两手,左右交替;行气亦随着换易四七,用力用气,均较前法为重一等。而且前者是左右侧身,上动下静;这里是左右屈足,前后岔手,上开下合。活动中尚有具体细别。前者是足向口面受气,众节气散;这里存念气融流散向下。两者亦有向外向内的不同。如此比较,其同其异,大体可见。不过,主治证候,虽有血脉筋骨之异,而实际亦不过远。临床可以作为一病两法,偏上筋急的用前法,偏下或上下均病的用后法;或者交替用,先后用,互相补充,随宜处理,不必截然分开。

养生方导引法第(3)条,取蹲踞姿式导引,两足交换屈伸,两手挽膝,又努膝向前,身却挽,如此则一身气机都在虚实参半,相互弛张的动态之中,其活动筋骨,流通气血,作用很大,所以导引之后,有"气内散消,如似骨解"的功效。风冷寒邪的为害,主要是伤筋骨,拘经脉,凝滞气血,甚至彻入骨髓,这里用动功方法,生阳祛寒,活动筋骨,流动气血,所以肩脊冷风,冷血筋急,都能逐渐见好。这里"渐渐"二字要注意,风冷之病,大都顽固不化,病痛亦非一日,导引见功,自当坚持才行;而且行功亦不能操之过急,自当以渐,否则过急过猛,欲速不达,甚至可反伤筋骨。(参阅第〈39〉条按语)

养生方导引法第(4)条,取仰卧位导引,其作用和意义,见前条〈219〉条按语,可参。

养生方导引法第(5)条,取站立姿式导引,主要活动两肩臂和头项腰背。其法先是反手托腰,仰头向后努急,一仰一还,是扩展前胸部两肩臂。又展开两肘头向后相对活动,张而后弛。是加强前法的扩展之势,全属动功。其治两肩臂筋急,咽骨屈弱,功病相当,针对性很强。动则生阳,经脉流通,所以又能治血脉风冷之证。

养生方导引法第(6)条,取同上站立姿式导引,但行功要像"大"字形状,则应先正立,而后两脚分开站八字步,才能符合其势,文中未言及,语译时特为补出。同时一手前托极势,一手向后长舒,平行成为"一"形,则整个身体似乎成"大"字。而文中作"夫",是形近之误,亦予改正。此功比较简易,但两手长舒均要求"极势"、"尽势",则用力很大;两手用力伸张,则腰脚亦要相应用力支撑,这是运动的重点所在。运动四肢,伸手张脚,一张一弛,左右迭互,其活动筋骨,流走气血的作用亦较大,所以有伸经活络,暖和关节,补益筋髓的功效。

养生方导引法第(7)条,取同上站立姿式行功,先正立,而后两脚前后岔开,两手亦分向前后长舒,并要一时间尽意急振,这是张而又动,特点尤在急速振动上。正惟多动,所以其功在伸展筋骨,调和血脉之外,还能治疼痛;因为动则气通,通则不痛,百脉亦从此安和了。

以上3条,大体相近,似乎一法三式,具体分析,①三者都取站立姿式导引,这是共同的;但第(5)条两足平踏,第(6)条两足成八字步,第(7)条则两脚一前一后,一虚一实,这是同中之异。②第(5)条是双手反向托腰,仅展两肘头相向活动,用力较少,且重点在上身头项肩臂;第(6)条则两手一前一后,长舒极势,张力很大,而重点仍在上肢;第(7)条则手足都伸展,更加一时尽意急振,动的幅度大了,及于全身。三者的用力,一个重于一个。这又是同中之异。③第(5)条主体是仰头向后;第(6)条则上肢向前后伸张,第(7)条则手和足前后伸张,又加抖动,这又是一个差别之点。正惟如此,主治证亦同中见异,如治筋脉拘急,血脉风冷,这是共同的;但第(5)条主证在两肩臂筋急,咽骨屈弱;第(6)条证及八节骨肉冷血,筋髓虚,颈项肩急;第(7)条证为髓疼,百脉不和,亦是各有所主的。当然,如果见证复杂,不妨参互运用;病情较顽,体力许可,亦能二式三式连续行功。这里三式并列,亦有尽供采择之意。

养生方导引法第(8)条,一条中包含三种功法。同取站立姿式运动,导引重点,多在两上肢,不过具体做法各有特色。第一法,又一法三式。先是曲肘,倒掌放在肩井前,两肘臂向前后摇摆;而后努两肘横开向上,上下摇动;最后做捲手活动。这是前后上下捲散两上肢,运动重点很集中,所以主治证亦是肩项筋脉急劳。第二法,两手一屈一挽,向外向内,上下内外牵拉;又散手舒指,先张后弛,左右换易,重点仍然在两手,所以主治证与前基本相同,肩肘筋骨急强。第三法,又是一法三式,运动面大了,先是两手向上托极势,上下往来;而后将两肘向上,极势七;最后手肘臂均不动,而是转侧身体,左右回动。总的是手肘向上,身体转侧,用力幅度最大,所以主治病情,为颈骨冷气风急,不过重点仍在颈项部。这样,以上 3 条,可以看作是一类病的三种功法,轻重三等,可以前后连用,或交替应用,亦可以有重点的分用。这里移治筋急,作用很易理解。弛张动静,舒经活血,煦濡筋骨,则挛急自解。并可参阅第〈43〉条按语。

　　以上 8 条,是筋急候的一大组导引行气法。行功姿式,有踞坐、有互跪、有蹲踞、有仰卧、有站立,而以站立为独多,盖取挛急者治以伸张之意。而八条中均以导引为主,用意同上。导引重点,又多在手足四肢,或举或伸,或屈或舒,或前或后,或上或下,竭尽变动的能事;身体或仰或转,或跪或踞,或卧或立,形式亦很多样化。尽管筋脉挛急,可以出现于全身各处,在此均可以找到适应的功法,随证而治,均可逐渐去除;如果久行,身体更能开张。

九十三、卒魇[一]候养生方及养生方导引法

(原书卷二十三第八候)

　　卒魇者,屈[二]也,谓梦里为鬼邪之所魇屈。人卧不悟[三],皆是魂魄外游,为他邪所执录[四],欲还未得,致成魇也。忌火照,火照则神魂[五]遂不复入,乃至于死;而人有于灯光前魇者,是本由明出[六],是以不忌火也。其汤熨针石,别有正方,补养宣导,今附于后。

　　养生方云[七]:人魇[八],勿然明唤之[九],魇死不疑,闻唤之好。唯[十]得远唤,亦不得近前[十一]而急唤,亦喜失魂魄也。⑤⑧

　　养生方导引法云:拘魂门,制魄户,名曰握固。法屈大拇指,著四小指内抱之。积习不止,眠时亦不复开,令人不魇魁。〈229〉

303

校注

[一]魇(yǎn　演):梦魇。梦中遇见可怕事情而呻吟或惊叫。

　　〔二〕屈:屈服;摧折。即下文"为他邪所执录"之意。

　　〔三〕悟:通"寤",《外台》卷二十八卒魇方即作"寤"。觉醒;醒悟。

　　〔四〕执录:原义为拘禁并省察囚徒情状的记录,此为迷信鬼神之说。执,拘捕;囚禁。录,省察记录。

　　〔五〕神魂:《外台》作"魂魄"。

　　〔六〕本由明出:谓魂魄本由灯光照明时外遊。

　　〔七〕养生方云:原作"又云",全文错置于养生方导引法之后,今据本书体例移正。

　　〔八〕人魇:《养性延命录》作"凡人魇",《千金要方》卷二十七第二作"凡人夜魇"。

　　〔九〕勿然明唤之:《千金要方》作"勿燃灯唤之"。《养性延命录》作"勿点灯照"。勿然即"忽然"。勿通"忽",《外台》即作"忽"。

　　〔十〕好。唯:原倒作"唯好",据《外台》移正。

　　〔十一〕前:原无,据《养性延命录》补。

语译

　　养生方导引法说:握固方法,是屈曲大拇指,用四个小指向内抱住,犹如婴儿握拳。无论行、住、坐、卧,均可握固。此法能够拘守魂门,制止魄户,不使魂魄外遊。如果积极去做,养成习惯,从不间断,睡眠时亦不放开手,并能使鬼魅邪恶不敢侵犯,不致梦魇。

　　按语

　　握固方法,是养生方导引法中的一个重要功法。《养性延命录·杂诫忌禳害祈善篇》已详加阐释,如云:"经云:拘魂门,制魄户,名曰握固,与魂魄安门户也。此固精明目,留年还魂之法,若能终日握之,邪气百毒不得入。"并注云:"握固法,令人不遭魔魅。"《幻真先生服内元气诀法》亦云:"夫握固所以闭关防,而却精邪。"

九十四、伏尸候养生方

(原书卷二十三尸病第七候)

伏尸者，谓其病隐伏在人五脏内，积年不除。未发之时，身体平调，都如无患；若发动，则心腹刺痛，胀满喘急。其汤熨针石，别有正方，补养宣导，今附于后。

养生方[一]云：叩齿二七过，辄咽气二七过，如此三百通乃止。为之二十日[二]，邪气悉去；六十日，小病愈；百日，大病除，伏尸皆去，面体光泽。(59)

校注

[一] 养生方：原作“养生方导引法”，据本书卷二鬼邪候养生方改。

[二] 二十日：此下原重一“日”字，衍文，据本书卷二、卷十八之三虫候养生方删。

九十五、诸注[一]候养生方

(原书卷二十四第一候)

凡注之言住也，谓邪气居住人身内，故名为注。此由阴阳失守，经络空虚，伤于[二]风寒暑湿饮食[三]劳倦之所致也。其伤寒不时[四]发汗，或发汗不得真汗，三阳传于诸阴，入于五脏，不时除瘥；留滞宿食，或[五]冷热不调，邪气流注；或乍感生死之气[六]；或[七]卒犯鬼物之精[八]，皆能成此病。其变状多端，乃至三十六种，九十九种，而方[九]不皆显其名也。

养生方云：诸湿食不见影[十]，食之成卒注。(60)

校注

[一] 注：通“疰”。

[二] 伤于：原无，文气不贯，据《圣济总录》卷一百诸注统

论,《普济方》卷二百三十八诸疰补。

[三] 饮食:原无,据《医心方》卷十四第十一、《圣惠方》卷五十六诸疰诸方补。

[四] 不时:犹言未能及时。

[五] 宿食,或:原作"或宿食",倒文,据《圣惠方》《普济方》移正。

[六] 生死之气:《医心方》作"卒死之气"。《圣济总录》作"死气"。义近,均指能致人死命的邪气。生死,偏义复词,犹言"死"、"决人生死"。

[七] 或:原无,据《医心方》补。

[八] 鬼物之精:即本书所称之鬼邪,邪恶之气。

[九] 方:方书;方家。

[十] 诸湿食不见影:《千金要方》卷二十七第二作"湿食及酒浆,临上看之,不见人物影者",义较具体。

九十六、风注候养生方导引法

(原书卷二十四第二候)

注之言住也,言其连滞停住也。风注之状,皮肤遊易往来,痛无常处是也。由体虚受风邪,邪气客于荣卫,随气行遊,故谓风注。其汤熨针石,别有正方,补养宣导,今附于后。

养生方导引法云:两手交拓两髆头面[一],两肘头仰上极势,身平头仰,同时取势,肘头上下三七摇之。去髆肘风注,咽项急,血脉不通。〈230〉

校注

[一] 两髆头面:谓两肩头前。《广韵》:"面,前也。"

语译

养生方导引法说:取站立姿式导引,身体正直,平踏站稳,安心宁神,舌抵上腭,闭口微息。而后两手提起,互相交叉,分别放在对侧的两肩头前面，又把两肘头抬起，上仰到极度，此时身体要平正，头向上仰，与手肘同时摆好姿势，而用两肘头一上一下的摆动，连续摆动三七二十一次。这种方法，能够去除肩肘的风注证，咽喉颈项拘急，血脉不得流通等病。

按语

风注证，是指皮肤上有蚁行感，来往不定，有时作痛，亦无固定部位，责之体虚受风邪，客于荣卫，随气行遊，是很符合临床所见的。

养生方导引法，取站势行功，运动两上肢和仰头，流通上部的气血，疏散风邪，法病相当。邪气停滞于荣卫，风气相搏，见证于皮肤咽项，病情在上在外，专用导引、引伸阳气，气行血行，风邪自无容留之地，而血脉流通，诸证亦自愈。

又，此功与筋急候第(8)条第一法相近，可以参阅。

九十七、冷注候养生方导引法

（原书卷二十四第十二候）

注者，住也。言其病连滞停住，死又注易傍人也。阴阳偏虚，为冷邪所伤，留连府脏，停滞经络，内外贯注，得冷则发，腹内时时痛，骨节痛疼[一]，故谓之冷注。其汤熨针石，别有正方，补养宣导，今附于后。

养生方导引法云：一手长舒，令掌仰[二]，一手捉颏，挽之向外，一时极势，二七；左右亦然。手不动，两向侧极[三]势，急挽之二七。去颈骨急强，头风脑旋，喉痹，膊内冷注，偏风。〈231〉

校注

[一] 痛疼：酸痛。

[二] 令掌仰：原作"合掌"二字，不合导引姿式，据周本卷二风头眩候养生方导引法第(3)条改。

[三] 极：原无，据本书偏风候养生方导引法补。

307

语译

养生方导引法，语译见前偏风候养生方导引法第(1)条(即〈15〉条)。

按语

冷注候，主证是腹内时常作痛，骨节酸疼。病因阴阳偏虚，为冷邪所伤，留连腑脏，停滞经络，内外贯注，得冷即发。为一种慢性反复发作的风冷腹痛，骨节酸疼，临床并不少见，但应与虫积腹痛或风湿筋骨痛相区别。

养生方导引法，取站立姿式行功，一法两式。先是一手仰掌伸长，一手握住下巴，挽之向外，两手从各自方向用力，达到极度，而后放松，如此一张一弛，连续二七一十四次。再交换两手位置，同上再做一遍。这是导引两手和颈项，先取有序的反复弛张活动。接着，手不动，把握住下巴的手，向左右两侧，尽力快速推拉二七一十四次，这是一种快速动作，而且要用劲。前后形成一慢一快的双重活动，力点都在两手颈项，所以能治上部颈骨急强，头风脑旋，喉痹，肩内冷注，偏风等病。其治冷注，动以生阳，温通内外，机理略同(参阅第〈15〉条按语)。

九十八、遁注候养生方

(原书卷二十四第十七候)

注者，住也。言其病连滞停住，死又注易傍人也。由人体虚，受邪毒之气，停遁[一]经络脏府之间，发则四肢沉重，而腹内刺痛，发作无时，病亦无定，以其停遁不差，故谓之遁注。

养生方云：(1) 背汗倚壁，成遁注。(61)

(2) 又鸡肉合獭肉食之，令人病成遁注[二]。(62)

校注

[一] 停遁：停留隐匿。《广雅》："遁，隐也。"

[二] 遁注：《千金要方》卷二十六第五作"遁尸注"，此下并

有"药所不能治"一句。

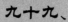

九十九、走注候养生方

（原书卷二十四第十八候）

注者，住也。言其病连滞停住，死又注易傍人也。人体虚，受邪气，邪气随血而行，或淫奕[一]皮肤，去来击痛，遊走无有常所，故名为走注。

养生方云：食米甘甜粥，变成走注，又两胁也。⑥

校注

[一] 或淫奕：《普济方》卷二百三十八走痊作"则淫溢"，义同。或犹"则"也。奕通"溢"，一声之转。

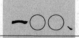

一〇〇、蛊毒候养生方导引法

（原书卷二十五第一候）

凡蛊毒有数种，皆是变惑之气[一]。人有故造作之，多取虫蛇之类，以器皿盛贮，任其自相噉食，唯有一物独在者[二]，即谓之为蛊，便能变惑。随逐酒食，为人患祸。患祸于他，则蛊主[三]吉利，所以不羁之徒，而畜事之。又有飞蛊，去来无由，渐状如鬼气者，得之卒重。凡中蛊病，多趋于死。以其毒害势甚，故云蛊毒[四]。其汤熨针石，别有正方，补养宣导，今附于后。

养生方导引法云：（1）以[五]两手著头相义，长引气，即吐之[六]。坐地，缓舒两脚，以两手从外抱膝中，痛[七]低头，入两膝间，两手交叉头上[八]，十二通。愈蛊毒及三尸[九]毒，腰中大气[十]。〈232〉

（2）又云：行大道[十一]，常度日月星辰。清净以鸡鸣，安身卧，噉口三咽之。调五脏，杀蛊虫，令人长生，治心腹痛。〈233〉

（3）又云：《无生经》曰[十二]：治百病邪蛊，当正偃卧，闭目闭

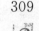

气，内视丹田，以鼻徐徐内气，令腹极满，徐徐以口吐之，勿令有声；令入多出少，以微为故。存视五脏，各如其形色；又存胃中，令鲜[十三]明洁白如素。为之倦极，汗出乃止。以粉粉身，摩挣形体。汗不出而倦者，亦可止。明日复为之。〈234〉

（4）又当存作大雷电，隆晃[十四]走入腹中，为之不止，病自除。〈235〉

校注

[一] 变惑之气：使人突然生变，迷惑动乱的邪气。惑，迷也；乱也。

[二] 唯有一物独在者：本书卷二十四蛊注候作"馀有一个存者"，义较明确。

[三] 蛊主：指造蛊毒的人。

[四] 蛊毒：原作"虫毒"，据《外台》卷二十八中蛊毒方、《圣惠方》卷五十六治蛊毒诸方、正保本改。

[五] 以：原无，据本书卷十八之三虫候、《外台》卷二十六之三虫方养生方导引法补。

[六] 长引气，即吐之：原无，据本书卷十八、《外台》补。

[七] 痛：本书卷十八、《外台》作"疾"，义可两通。

[八] 上：原无，据本书卷十八、《外台》补。

[九] 尸：原作"刀"，形近之误，据本书卷十八、《外台》、正保本改。

[十] 大气：大邪之气。《素问·热论》："大气皆去"，王冰注："大气，谓大邪之气也"。

[十一] 行大道：原无，据本书十六心腹痛候养生方导引法补。

[十二] 《无生经》曰：原无，据本书卷二鬼邪候养生方导引法补。

310

[十三] 鲜：原作"解"，形近之误，据本书卷二、《外台》、正保本改。

[十四]隆晃:本书卷二作"隆隆鬼鬼",《外台》作一个"光"字,属上句读。隆晃,状雷电之光、声。雷声隆隆,电闪晃晃。

语译

养生方导引法说:(1)语译见前三虫候养生方导引法(即〈187〉条)。

(2)语译见前心腹痛候养生方导引法(即〈184〉条)。

(3)语译见前鬼邪候养生方导引法第(1)条(即〈63〉条)。

(4)语译见前鬼邪候养生方导引法第(2)条(即〈64〉条)。

按语

蛊毒候,是论中蛊毒以后出现的证候。此证在历史上曾经是一个中毒急症,有关生命的大病,所以古医书记载较多,而现在是少见了,但类此病情,偶然尚可见到,因此,这些资料,还有它的研究价值。

养生方导引法第(1)条,取踞坐式行功,坐于地上,以两手从外抱腿,并伸入膝弯中,又把头尽量低下,入于两膝之间,用原先伸入的两手,交叉压在头项上,是把整个上身曲折了,对胸腹内脏的压力很大。同时还要长引气,口吐气,长息重吐,行气又很着意。如此形与气,内外都很紧张,其纳新吐故的作用,当然很大,所以能治大病急症,如蛊毒、三虫、腰中大邪之气等(参阅〈187〉条按语)。

养生方导引法第(2)条,是用存想方法和服醴泉。存想,在此是服日月光芒。服醴泉,要求在清净环境,鸡鸣时分,安身仰卧,漱津满口,分三次缓缓咽下。漱津咽津,次数愈多愈佳。以上两种方法,均能调和五脏,杀灭蛊虫,使人健康长寿,并能治心腹痛病。

养生方导引法第(3)条,用内视存想,闭气攻病法。首先是正身仰卧,闭目闭气,内视丹田,并以意念守住,清净归真。而后以鼻徐徐纳气,使清气充满于腹中,达到极度,又徐徐以口吐气。这种吐纳,要极轻微,不能听到呼吸气有出入的声音,而且还要入气多,出气少,纳新吐故。在此同时,进行内视,存想五脏,肝气青、心气赤、肺气白、肾气黑、脾气黄,一个一个各现其形状和气色;又存想胃中,亦鲜明洁白象素绢,发动五脏之神,扶正祛邪。如此逐个进行内视,又加以闭气,引气攻病,体力达到极度疲倦,周身汗出为止。然后扑上收敛药粉以止汗,按摩身体以调荣卫,防止再感外邪,静息收功。如果没有达到周身汗出程度,而身体已经疲倦了,亦可提前中止,待到明天再做。这种方法,能治百病邪鬼蛊毒(参阅〈63〉条按语)。

养生方导引法第(4)条,单用存想方法,想作大雷闪电,雷声隆隆,电闪晃晃,走入腹中,藉此以大张正气,驱逐邪鬼。这种方法,经常去做,正胜邪却,百病亦自去除。

以上存想二法,主要在精神上起作用,意守丹田,闭目闭气,还有返朴归真之意;存大雷电,更能伸张正气,以正压邪。所以用治鬼邪候,很易理解,亦能见效。这里移治蛊毒,蛊毒固然有些怪诞色彩,可以在精神上得到慰藉;但毕竟有"蛊毒"存在,而且是严重的中毒,此法是否有效可以再研究,临床中不要延误抢救时机,需加注意。

第(1)(2)条导引行气与存想,咽津,对蛊毒证可能有效,但重证亦宜斟酌。

一〇一、饮酒中毒候养生方导引法

(原书卷二十六第三十三候)

凡酒性有毒,人若饮之,有不能消,便令人烦毒闷乱。其汤熨针石,别有正方,补养宣导,今附于后。

养生方导引法[一]云:正坐仰天,呼出酒食醉饱之气。出气之后,立饥且醒[二]。〈236〉

校注

[一] 导引法:原无,据本书卷二十一宿食不消候养生方导

引法第(6)条、《养性延命录》、《太清导引养生经》补。

[二]且醒：此下本书卷二十一、《养性延命录》、《太清导引养生经》尚有"夏月行之，令人清凉"二句。

语译

养生方导引法说：取正坐姿式导引，身体下蹲，虚坐于两足跟上，仰头向天，进行呼气，呼出酒食醉饱的浊气，连续大呼吐气，能够消食解酒，所以在出气之后，立刻会知饥清醒。

按语

饮酒中毒，时常可以见到，这里用呼气方法，简便易行，可以推广。此前宿食不消候已有提出(第〈213〉条)，内容较此更为具体，可以参阅。

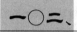

一〇二、吐血候养生方

（原书卷二十七第一候）

夫吐血者，皆由大虚损及饮酒、劳损所致也。但肺者，五脏上盖也，心肝又俱主于血，上焦有邪，则伤诸脏，脏伤血下入于胃，胃得血则闷满气逆，气逆[一]故吐血也。

养生方云：思虑伤心，心伤则吐衄，发则发焦也。⑥

校注

[一]气逆：此下《圣惠方》卷三十七吐血论有"上冲"二字。

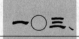

一〇三、唾血候养生方导引法

（原书卷二十七第四候）

唾血者，由伤损肺所为[一]。肺者，为五脏上盖，易为伤损，若为热气所加则唾血。唾上如红缕[二]者，此伤肺也；胁下痛，唾鲜血者，此伤肝。

关上脉微芤，则唾血。脉沉弱者生，牢实者死。其汤熨针石,别有正方,补养宣导,今附于后。

养生方导引法云:伸两脚,两手指着足五指上,愈腰折不能低著[三],若[四]唾血,久疼,为之愈。长伸两脚,以两手捉足[五]五趾,七遍。愈腰折不能低仰,若唾血、久疼、血病。久行,身则可卷转也。〈237〉

校注

[一] 所为:原无,据《医心方》卷五第四十八补。

[二] 红缕:此下《医心方》有"络"字。红缕,指唾中带血如红丝,通称血丝。

[三] 著:原无,据本书卷五腰痛不得俯仰候养生方导引法补。

[四] 若:及。《经传释词》:"若,犹及也。"

[五] 足:原无,据前文"两手指着足五指上"句补。

语译

养生方导引法,语译见前腰痛不得俯仰候(即〈110〉条)。

按语

唾血证,唾上有血丝,一般责之热气伤损于肺;如果唾血鲜红,并胁下痛的,又为伤损于肝之病。意即是说,唾血证候,有肺与肝两种病情。证之临床,尚多复杂,有涉及心与肾的,有外感与内伤分论的,均须鉴别处理。

养生方导引法,取平坐姿式行功,伸长两脚,又伸两手,上身前俯,以手指抓着足趾,并以意念守住,又放松仰起。如此俯仰抓放七通,目的在于流通经脉,升降气机,使血随气行,经脉调和,则唾血,瘀血,久疼,腰痛不能俯仰等症,均能痊愈。特别坚持久行,俯仰弛张,经脉通顺。关节活络,所以身体举动灵活,可以卷转自如了。(参阅前〈110〉条按语)

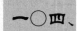

一〇四、小便血候养生方

(原书卷二十七第七候)

心主于血,与小肠合。若心家有热,结[一]于小肠,故小便血也。

下部脉急而绉者,风邪入于少阴,则尿血。尺脉微而芤,亦尿血。

养生方云:人食甜酪,勿食大酢,必变为尿血[二]。⑥

校注

[一] 结:《圣惠方》卷三十七治小便出血诸方作"流注"。又,此上有"积蓄不散"四字,义长可参。

[二] 必变为尿血:《千金要方》卷二十六第五作"变作血瘕及尿血"。

一〇五、须发秃落候养生方

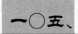

(原书卷二十七毛发病第一候)

足少阳,胆之经也,其荣在须;足少阴,肾之经也,其华在发。冲任之脉,为十二经之海,谓之血海,其别络上唇口。若血盛则荣于须[一]发,故须发美;若血气衰弱,经脉虚弱,不能荣润,故须发秃落。其汤熨针石,别有正方,补养宣导,今附于后。

养生方云:(1) 热食汗出,勿汤[二]风,令发堕落。⑥

(2) 养生方云:理发欲[三]向王地[四],既栉发之始[五],而微咒曰[六]:泥丸玄华[七],保精长存。左为隐月,右为日根[八],六合清炼,百神受恩[九]。咒毕,咽唾三过。能常行之,发不落而日[十]生。⑥

(3) 又云:当[十一]数易栉,栉之取多,不得使痛。亦可令侍者栉,取多也,于是[十二]血液不滞。须根常牢。⑥

校注

[一] 须:原作"头",据本候上下文例、《圣惠方》卷四十一治须发秃落诸方改。

[二] 汤:当;冲冒。《养性延命录》作"盈",义同。周本作"伤",亦通。

[三] 欲:原在句首,据《真诰》卷九引《太极绿经》移正。

　　[四]王地:本篇白发候,本书卷二十九齿痛候养生方作"本命日"。王地犹"王气"。

　　[五]之始:此下本书卷二十九有"叩齿九通"一句。

　　[六]而微咒曰:本书卷二十九作"阴咒曰"。此下并有"太帝散灵,五老返真"两句。

　　[七]玄华:发神。《太微帝君太一造形紫元内二十四神回元经》:发神名玄文华,字道衡。

　　[八]左为隐月,右为日根:本卷白发候养生方第(6)条、卷二十九齿痛候养生方第(1)条作"左回拘月,右引日根"。

　　[九]百神受恩:本篇白发候、卷二十九齿痛候作"百疾愈因"。

　　[十]日:原无,据《太极绿经》补。

　　[十一]当:《太极绿经》作"常",义同。《古书虚字集释》:"当,字或作常"。《汉书·东方朔传》:"安敢望常侍郎乎?"

　　[十二]也,于是:原无,据《太极绿经》补。

一〇六、白发候养生方及养生方导引法

(原书卷二十七毛发病第三候)

　　足少阴肾之经也,肾主骨髓,其华在发。若血气盛,则肾气强;肾气强,则骨髓充满,故发润而黑。若血气虚,则肾气弱;肾气弱,则骨髓枯竭,故[一]发变白也。其汤熨针石,别有正方,补养宣导,今附于后。

　　养生方云[二]:(1)正月十日沐发,发白更[三]黑。69

　　(2)又云:千过梳头,头不白。70

　　(3)又云:正月一日,取五香煮作汤,沐头不白。71

　　(4)又云:十日沐浴,头不白。72

　　(5)又云:十四日沐浴,令齿牢发黑。73

　　(6)又云:常向本命日[四],栉发之始,叩齿九通,阴咒[五]曰:

太帝[六]散灵,五老[七]返真;泥丸玄华,保精长存;左回拘月,右引日根;六合清炼,百疾愈因。咒毕[八],咽唾三过。常数行之,使人齿不痛,发牢不白。一云[九],头脑不痛。⑦

养生方导引法云:(1)解发东向坐,握固,不息一通。举左右手导引,手掩两耳。治头风,令发不白。以手复将头五,通脉也[十]。〈238〉

(2)又云:清旦初起,左右手交互从头上挽两耳,举,又引鬓[十一]发,即面气[十二]流通[十三]。〈239〉

(3)又云:坐地,直两脚,以两手指[十四]脚胫,以头至地。调脊诸椎,利发根,令长美。坐,舒两脚,相去一尺,以扼脚两胫,以顶至地,十二通。调身脊,无患害,致精气润泽。发根长美者,令青黑柔濡滑泽,发恒不白。〈240〉

(4)又云:伏,解发东向,握固,不息一通,举手左右导引,掩两耳,令发黑不白。伏者,双膝著地,额直至地,解发破髻[十五],舒头长敷在地。向东者,向长生之术。握固,两手如婴儿握,不令气出。不息,不使息出,极闷已,三嘘[十六]而长细引。一通者,一为之,令此身囊之中满其气。引之者,引此旧身内恶邪伏气,随引而出,故名导引。举左右手各一通,掩两耳,塞鼻孔三通,除白发患也。〈241〉

(5)又云:蹲踞,以两手举足五趾,低头自极,则五脏气遍至。治[十七]耳不闻,目不明。久为之,则令发白复黑。(242)

(6)又云:思心气上下四布,正赤通天地,自身[十八]大且长。令人气力增益,发白更黑,齿落再生。〈243〉

校注

[一] 故:此上宋本重"枯竭"二字。

[二] 养生方云:原作"又云",并连下六条错简于养生方导引法文中,今据养生方文例改并移正。

[三] 更(gēng 耕):变。《汉书·王嘉传》:"又数更政事。"注:"更,亦变也。"

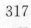

〔四〕本命日:"日"原无,据本书卷二十九齿痛候养生方补。本命,指出生年之干支。具体有"本命日",即出生日;"本命年",即出生年份。如生于子年属鼠,生于丑年属牛等。

〔五〕阴咒:默默祷祝。阴,默默。《书·说命》上:"亮阴三祀。"传:"阴,默也。"

〔六〕太帝:原作"太常",据本书卷二十九、《修真旨要》改。太帝,即天帝。《淮南子·坠形训》:"是谓太帝之居。"注:"太帝,天帝。"

〔七〕五老:五星之精。《竹书纪年·帝尧陶唐氏》:"有五老游焉,盖五星之精也。"

〔八〕咒毕:原无,据本篇须发秃落候补。

〔九〕一云:本书卷二十九无。

〔十〕以手复捋头五,通脉也:《太清导引养生经·彭祖导引图》作"以指掐两脉边五通",次于"以手掩两耳"句下,文义较通顺,捋,原作"持",据本书卷二头面风候养生方导引法改。

〔十一〕鬓:原作"须",形近之误,据本书卷九时气候养生方导引法改。

〔十二〕面气:原无,据《千金翼方》卷十二第一补。

〔十三〕流通:此下卷九时气候养生方导引法第(1)条有"令头不白,耳不聋",二句,可从。

〔十四〕指:《太清导引养生经》作"捻"。本候下文作"扼",义长可从。

〔十五〕髻(jì 寄):总发;发结。古亦作"结"。

〔十六〕嘘(xū 需):呼气。出气急曰吹,缓曰嘘。

〔十七〕治:原无,据本书卷二十八目暗不明候养生方导引法重出此文,《太清导引养生经·宁先生导引法》补。

〔十八〕身:原作"於",误,据周本改。

318

语译

养生方导引法说:(1)语译见前头面风候养生方导引法第

(2)条(即〈46〉条)。

(2) 语译见前时气候养生方导引法(即〈120〉条第一段)。

(3) 又说:取坐地姿式导引,身体下蹲,平坐于地上(或床上),舒伸两脚,并且岔开,中间相距一尺。而后以两手掐住两脚的胫骨部位,从而支撑上身的活动,亦是压使两腿伸直,不致上身俯屈时腿部弯曲拱起。头顶则顺势下叩,插入两腿中间,直叩至地。片刻后,又放松仰起头身,回复平坐。如此一俯一仰,连续一十二通。这种方法,能够调和脊骨各椎,使无病痛为害;并能引升精气,润泽周身。其有益于发根,长而且美,使发色青黑,柔软滑泽,永远不会发白。

(4) 又说:取跪伏姿式导引行气,身体跪伏,解开须髻,朝向东方。两手握固,闭气不息一通。而后举起双手,向左向右导引,又以手掩捂两耳。这种方法,能使发黑不白。上述诸点,具体的功法是:"伏"的姿势,要双膝跪下着地,头额下叩,直至于地面,即跪伏。"解发",是解开发髻,舒散头顶,使长发铺在地上。朝向东方,是一种长生之术,吸取东方上升生发之气,使人长生不老。"握固",是两手各自握紧,拇指在中,以余四指抱住,象婴儿的握拳,不使元气从手掌逸出。"不息",是不息式吐纳,即长引气后,口鼻俱闭,不使息出,待到闷极之时,才分三次,用嘘字口型又长又细的慢慢引出。"一通",就是纳气一次,要吸到身体中充满清气。"引之",是引此原在身体中的恶邪伏气,都随着呼气而排出于外,因此名之为导引。再举起左右手,各导引运动一通。掩捂两耳,一掩一揭;挪塞鼻孔,一挪一按,各作三通。如此一套方法,能够除去白发之病。

(5) 又说:取蹲踞姿式导引行气,身体下蹲,踞于地上,安心宁神,两目轻闭,舌抵上腭,闭口微息。而后以两手抓住两足的五趾,提起向上,并以意念守住,同时低头向下,达到极度,如此则头手足相交,三阴三阳五脏之气能遍行周身,到达头部。这种方法,能够治疗耳聋不闻,两目不明等症。如果坚持行功,还能

319

使白发变黑。

（6）又说：用内视存想方法养生治病，正身站立，两手握固，闭目宁神，舌抵上腭，闭口微息。存思心气，从上向下，四方布散，看到心气正赤，上下通彻天地，笼罩一身，自己身体，亦似变大且长，与赤气融和在一起，氤氲煊烂，形成一个大红色气团，身心都受到薰陶。这种方法，能够使人气力倍增，容光焕发，发白的能复黑，齿落了能再生。

按语

白发证候，文中认为是由于血气虚弱，肾髓枯竭，这是从其最根本处立论的。临床所见，病情尚有多端，未能一概而言。

养生方导引法第（1）条，用真人起居法结合不息式吐纳法治疗，着重吸纳清气，流通血脉，能使头脑清醒，耳目灵通，面色悦泽，头发润黑（详参〈46〉条按语）。

养生方导引法第（2）条，主要精神同上，补充了拔耳一法，与"手掩两耳"同作，则通利孔窍的功效更大。

养生方导引法第（3）条，取坐地姿式导引，原文见于《太清导引养生经·宁先生导引法》，但从"坐、舒两脚"以下文字，是《病源》作者的补充和解释。意谓"直两脚"，要舒伸两脚，并且岔开，中间相去一尺。"以两手指脚胫"，是用两手掐住两脚的胫部，支撑上身，亦压使伸直，以免上身俯屈时，其脚可能弯曲拱起。"以头至地"，是以头顶俯叩至地，而且下叩又要仰起，回复平坐，俯仰一十二通。"利发根，令长美"，是令发青黑柔濡滑泽，永不变白。这种坐地俯仰，功力重点在腰脚。"肾主腰脚"。外面导引其形，活动筋骨，从内亦斡旋阳气，强肾补精。所以见功，亦在两个方面，外能调和脊椎，内能致精气润泽，实际是一种补肾方法。肾气充，精髓满，当然身脊活络，能利发根，而且长美了，其效果是一致的。

养生方导引法第（4）条，内容与〈46〉条基本相同，不过，这里是取跪伏位，前者是坐位；并有塞鼻孔一法。更主要的，是功法各点的具体解释,亦是《病源》作者对仙经精神的阐发。并适用于前后各条有关术语的内容解释,可以看作是养生导引的基础知识。但文中"故名导引,举左右手各一通",与上文"举左右手导引"句不洽,是否有脱文,有待进一步考证。

养生方导引法第(5)条,原文见于《太清导引养生经·宁先生导引法》,取蹲踞式行功,是引气下沉,归于丹田。以两手举足五趾,并以意念守住,是交通手足三阴三阳之气,遍行于周身。加之低头自极,则三阴三阳五脏之气,都达到于头部,有下引丹田之气,还精补脑的作用。所以能治耳目之病,并能令白发复黑。盖肾气充盛,阴阳交通,则髓填脑满,所以孔窍通利,毛发荣华了。这种导引方法,至游居士最能道其精义,是"高以下为基"。值得注意。

又,此法文中未言举足五趾,低头自极的时间、次数,似有脱文。或者是无正限数,以愈为度,临床可斟酌行功。

养生方导引法第(6)条,是内视存想法,主要思心气,心色赤,主血脉;赤色为阳气,血脉养发养齿,所以能有倍增气力,乌发生齿诸功。此功或坐或卧亦可进行。

又有内视心火烧身法,与此略同,可以参阅。如《真诰》卷十引《凤纲口诀》云:"道士有疾,闭目内视心,使生火,以烧身,身尽,存之使精如仿佛,疾病即愈。是痛处,存其火,秘验。"

以上 6 条,为白发候的一套养生方导引法,内容比较丰富,第(1)(2)(4)条为真人起居法,主要运动头脑耳目,并吸纳东方生气,握固元气,流通血脉,有长生不老之功。第(3)条致精气,润泽周身;第(5)条更使五脏之气,遍至于头脑;第(6)内视存想心气,增益气力。这些都对鬓发耳目牙齿有益处,而且是从根本上培补、焕发生气的。其实,功效还不止于上述数证。

诸条之间,方式不一,有坐、有立、有跪伏,有坐地,有蹲踞,可以随宜选择,各别行功,亦可交替或连续进行。重点有两端,一个在于头部,一个在于心肾;善于运用的,兼而行之,效当更佳。

一〇七、面皰候养生方

(原书卷二十七面体病第二候)

面皰者,谓面上有风热气生皰,头[一]如米大,亦如谷大,白色者是。

养生方云:(1)醉不可露卧,令人面发疮皰。⑦

(2)又云:饮酒热未解,以冷水洗面,令人面发疮,轻者皶[二]皰。⑦

校注

[一]头:《医心方》卷四第十四、《圣惠方》卷四十治面皰诸方作"或"。

[二]皶(zhā 渣):《素问·生气通天论》:"劳汗当风,寒薄为皶。"王冰注:"皶刺长于皮中,形如米,或如针,久者上黑,长一分余。俗曰粉刺。"

一〇八、面䵟䵮[一]候养生方

(原书卷二十七面体病第三候)

人面皮上,或有如乌麻[二],或如雀卵上之色是也。此由风邪[三]客于皮肤,痰饮渍于腑脏,故生䵟䵮。

养生方云:饱食而坐,不行步,有所作务,不但无益,乃使人得积聚不消之病,及手足痹,面目梨䵟[四]。⑦

校注

[一]䵟(gān 杆)䵮(yùn 运):《圣惠方》卷四十治面䵟皰诸方作"䵟皰"。䵟䵮,面上黑色斑点,俗称雀斑。

[二]乌麻:即黑脂麻。

[三]风邪:《圣惠方》作"风冷"。

[四]梨䵟:形容面色黧黑。梨,通"黧"。

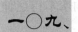

一○九、目风泪出候养生方导引法

（原书卷二十八第七候）

目为肝之外候，若被风邪伤肝，肝气不足，故令目泪出。其汤熨针石，别有正方，补养宣导，今附于后。

养生方导引法云：(1) 踞，伸右脚，两手抱左膝头，伸腰。以鼻内气，自极，七息，展右足著外[一]。除难屈伸拜起，去胫中痛痹，风目耳聋。〈244〉

(2) 又云：踞，伸左脚，两手抱右膝头[二]，伸腰。以鼻内气，自极，七息，展左足著外。除难屈伸拜起，去胫中疼。一本云，除风并[三]目暗，耳聋。〈245〉

(3) 又云：端坐，伸腰，徐徐[四]以鼻内气，以右手持鼻，徐徐闭目吐气[五]。除目暗，泪苦[六]出，鼻中息肉，耳聋，亦能[七]除伤寒头痛洗洗，皆当以汗出为度。〈246〉

(4) 又云：以鼻内气，左手持鼻，除目暗泣出。〈247〉

(5) 鼻内气，口闭自极，七息。除两胁下积血气。〈248〉

校注

[一] 展右足著外：原脱，据本书卷一风四肢拘挛不得屈伸候养生方导引法第(4)条、本候导引法第二条文例补。

[二] 头：原无，据本候导引法第一条文例补。

[三] 并：原无，据《神仙食气金匮妙录·治万病诀》补。

[四] 徐：原本不重，据本书卷二十九鼻息肉候养生方导引法补。

[五] 徐徐闭目吐气："徐徐"二字原无，据本书卷二十九补。"闭目吐气"四字，原误置于"除目暗，泪苦出"之下，据本书卷七伤寒候养生方导引法移正。

[六] 苦：原作"若"，形近之误，据本书卷二十九改。

[七] 能：原作"然"，据本书卷二十九改。

语译

养生方导引法说:(1)语译见前风四肢拘挛不得屈伸候养生方导引法第(4)条(即第〈8〉条)。

(2)语译见前风四肢拘挛不得屈伸候养生方导引法第(6)条(即第〈10〉条)。

(3)语译见前伤寒候养生方导引法第(1)条(即〈118〉条)。

(4)又说:取端坐伸腰姿式导引行气,身体下蹲,虚坐于两足跟上,放松腰部,闭上双目,两手握固。而后徐徐以鼻纳气,五息六息,口鼻俱闭,不使息出,并以左手捏住鼻子,助其闭住气息;同时意念引气,往攻病所,至得气感时,才徐徐吐气。如此纳气闭气,引气攻病,十攻、二十攻、三十攻至五十攻,至患处觉热,湿润,全身汗出为效。这种方法,能够去除目暗不明,时常流泪。

(5)语译见后卒被损瘀血候第(2)条(即〈282〉条)。

按语

两目感风流泪,临床所见,有虚实冷热的不同,这里讲"肝气不足,被风邪所伤",显然属于虚证。迎风流冷泪,治当以补益收敛为主。

养生方导引法第(1)、(2)两条,内容基本相同,仅是抱膝展足有左右之异。而均取踞位行功,引气下沉,归于丹田,有填实下焦之意。抱膝伸脚,又伸腰,有拘有松,都是流通肾气,助其开合,恢复平衡的。"肾主腰脚",在此是内补其脏,又外通肢体了。特别以鼻纳气,自极七息,鼻吸鼻呼,补元气,祛邪气,康复腰脚功能,疗效可必。其抱膝伸脚,左右不同,盖因难于屈伸拜起。胫中痛痹之病,有左腿、右腿的不同,所以分别治之;如果两腿俱病,可以合用或先后交替用。至于治风目暗,耳聋等症,是取其补肝肾,上病下取的方法(参阅第〈8〉条按语)。

养生方导引法第(3)、(4)条,姿式与上两条略同,均取端坐伸腰位行功,主要为闭气攻病法。端坐、放松腰部,能引气下沉,使肾气易行。以鼻徐徐纳气,闭上双目,又以手捏住鼻子,闭气不使息出,此时并以意念引气攻往病所,至患处感到得气时,才徐徐吐气。这种闭目闭气,引气攻病,可以十攻、二十攻、三十攻至五十攻,达到患处感热,并且湿润,全身汗出为度。这种方法,能够去除目暗不明,并时流泪,鼻中息肉,耳聋,以及伤寒病头痛,洒洒恶寒等症。这些都是取其开发腠理,上清头目,通利九窍的作用。其区别点,在以手持鼻中,前者是以右手,后者是以左手。右半主肺主气,左半主肝主血。若以行气为主,即如前者;兼顾肝与血,即用后者。所以其主治证亦专言"除目暗泪出",肝与目是密切相关的。如果病需气血兼顾,则左右手可以交替进行。

又,第(3)条原文见于《太清导引养生经·王子乔八神导引法》第四条。第(4)条失载,《病源》列于第(3)条之前,从其内容看,实为第(3)条的引申,功法相同,仅左或右手之异,这次把它调整,更易于理解,并能知其全面。

养生方导引法第(5)条,原本连于第(4)条之下,内容为《病源》卷三十六卒被损瘀血候养生方导引法第(2)条(即〈282〉条)。治瘀血病的,与本候无关,是重文错简于此,今为析出,不译,可参阅卷三十六原文。

以上4条,为目风泪出的一组养生方导引法,实际只有两法,一法是踞位伸脚抱膝,鼻纳鼻呼,补下焦,治上窍。一法是端坐伸腰,闭气攻病。各有特点,似寓补与泻之意,可以随宜选用。

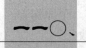 一一○、目暗不明候养生方及养生方导引法

(原书卷二十八第十二候)

夫目者,五脏六腑阴阳精气,皆上注于目。若为血气充实,则视瞻分明;血气虚竭,则风邪所侵,今目暗不明,其汤熨针石,别有正方,补养宣导,今附于后。

养生方云:恣乐伤魂,魂[一]通于目,损于肝则目暗。

养生方导引法云:(1)蹲踞,以两手举足五趾,低[二]头自极,则五脏气遍至[三]。治耳不闻人语声,目不明。久为之,则令发白复黑。〈249〉

(2)又云:仰[四]两足指,五息止。引腰背痹,偏枯;令人耳闻声。久[五]行,眼耳诸根,无有罣碍。〈250〉

(3)又云:伸左胫,屈右膝,内压之,五息止。引肺,去风虚,令人目明。依经为之,引肺中气,去风虚病,令人目明,夜中见色,与昼无异。〈251〉

(4)又云:鸡鸣以两手相摩令热,以熨目,三行;以指抑目,左右有神光。令目明,不病痛。〈252〉

(5)又云:东向坐,不息再通,以两手中指点口中[六]唾之,二七,相摩拭目,令人目明。以甘泉漱之,洗目,去其翳垢,令目清明。上以内气洗身中,令内晴洁,此以外洗,去其尘障。〈253〉

(6)又云:卧,引为三,以手爪项边脉五通[七],令人目明。卧正偃,头下却亢[八]引三通,以两手指爪项边大脉为五通。除目暗患。久行,令人眼夜能见色;为久不已,通见十方,无有剂限[九]。〈254〉

校注

[一]魂:原作"魄",误,据《医心方》卷五第十二改。"魂",在此义指肝,肝藏魂。

[二]低:原脱,据本书卷二十七白发候养生方导引法第(5)条、《太清导引养生经·宁先生导引法》补。

[三]遍至:遍,《太清导引养生经》作"总"。至原作"主",形近之误,据本书卷二十七、《太清导引养生经》改。

[四]仰:原无,据本书卷一风偏枯候养生方导引法补。

[五]久:本书卷一作"常"。义通,常,永久也。

[六]点口中:原作一个"口"字,据《太清导引养生经》补。

[七]以手爪项边脉五通:《太清导引养生经·宁先生导引法》作"以手指掐项边脉三通"。爪,抓之古字,义同"搔"。

[八]亢:举;抬。《新方言·释言》:"淮西谓戴物头上举之曰亢。"

[九]剂限:截止的界限。犹言"极限"。

语译

养生方导引法说:(1)语译见前白发候养生方导引法第(5)条(即〈242〉条)。

(2)语译见前风偏枯候养生方导引法第(2)条(即〈2〉条)。

(3)语译见前风虚劳候养生方导引法第(3)条(即〈104〉条)。

(4)又说:鸡鸣时分,以两手相摩擦,使手掌发热,用热手以熨两目,如此连续3次。又以手指轻轻揉按两目,在眼睛左右看到有神光。这种方法,能使眼目清明,没有病痛。运用此法,无论坐、卧、行、立姿式均可。

(5)又说:取正坐姿式行功,面向东方,行不息式吐纳法两通。而后以两手中指,沾口中唾液,互相摩擦,用以擦拭两目,连续二七一十四次。这种方法,能够使人眼目明洁。另有一法,漱口中津液,名为甘泉水,用以洗目,能够去除目睛上的翳膜污垢,使目睛清明。总而言之,以上(1)(2)(3)条和不息再通,是运用内气,洗涤身中恶浊,能使内睛清洁;此下(4)(5)两条,是外用法,从外面洗目,去除尘垢外障。

(6)又说:取正身仰卧姿式导引行气,身体正直,放松仰卧,头顶后仰往下,面颏向上抬举,以鼻长引气三通。又以两手指按捏项边大脉(即颈动脉)五通。这种方法,能够使人目明,去除目暗诸患。如果能够坚持去做,明目效果更好,黑夜亦能看见五色;久行而不间断,则眼光更加明彻,可以通见十方,一望无际。

按语

目暗不明,有外眼病,亦有内眼病,这里病情,责之"血气虚竭,则风邪所侵,令目暗不明"。是内伤兼有外感的,内外眼均有病变。

327

养生方导引法第(1)条,取蹲踞姿式导引,有填实下焦之意。以两手举足五趾,并以意念守住,同时低头自极,又具有还精补脑,引五脏六腑阴阳精气皆上注于目的作用。其治目暗不明,是补下以上通耳目孔窍的。(参阅〈242〉条按语)。

养生方导引法第(2)条,取仰卧姿式导引行气,仰卧则全身放松,阳气易行。仰起两足十趾,并以意念守住,在此既是引气下行至足趾,尚有散气之意,具有双重作用。肾主腰脚,又开窍于目,上注为"神水"(瞳子精),所以卧引仰足趾,能引去腰背痹痛,偏枯,并能使人耳聪目明(参阅第〈2〉条按语)。

养生方导引法第(3)条,取同上仰卧位导引行气,仰卧而放松左脚,屈曲右膝,脚跟向内压于臀部下方,进行吐纳,具有交通肺肾之气,升引清气上行的作用。清气上升,肺气下降,一身气机通行,所以能引出肺中邪气,去除风虚病。清气在头,自然两目清明(参阅〈104〉条按语)。

养生方导引法第(4)、(5)条,都是外用治目方法,如熨目、抑目、拭目、洗目等,是真人起居法的内容之一,而且大都已为人们的习用常识,明目疗效是肯定的。至于应用时间,鸡鸣是最佳选择,因此时肝胆之气当旺,清气上升;肝与目,清气与头目,有密切关系,能发挥最佳效果。但如目视疲劳,或深晚工作,头昏目涩时,运用此法亦佳。东向坐,不息再通,可以视为诸法的共同预备阶段,面向东方,是吸取上升生发之气;不息吐纳,纳新吐故,闭而不息,更有引气攻病意义。最好在每次行功前都如此去做。

又,第(5)条见于《太清导引养生经·宁先生导引法》,但自"以甘泉漱之洗目"以下文字,是《病源》作者补充的。补充一个洗目法,并归纳以上5条,分作内治与外治两类,深有识见,其理与内科相通。甘泉即醴泉,均为唾液的美称。又,第(5)条上半段功法的疗效,在此下〈255〉条经文第二法有具体论述,可参。

养生方导引法第(6)条,原文见于《太清导引养生经·宁先生导引法》(《云笈七签》本失载),但从"卧正偃"以下文字,是《病源》作者补充解释的。意谓"卧",应是正偃卧。"引为三",应把头仰后却亢引三通。因为正偃卧,则头部半放,深呼吸受限,头顶后仰往下,面颊向上抬举,则颈咽前胸宽展,对于以鼻纳气有利,能够长引气,犹如站立时的仰头取气,引气时胸廓容量增大,使清气充满于身中,且下归于丹田。这是行家的经验之谈。"以手爪项边脉五通",应以两手指爪项边大脉为五通。"手爪"要用手指按捏;"项边脉"是颈项两边的大脉,即颈动脉。"五通"是为之五通,即按捏 5 次。如此,则宁先生所讲的功法,全面具体,做到家了;亦只有如此,才能取得疗效。此法对明目是有很好效果的,所以又补充夜能见色,通见十方,无有际限等称颂词。

手指捏颈动脉,导引法中多次运用此法,而且都是治头面五官病,并赞赏其功效,值得注意。颈动脉与头脑五官的供血、循环有密切关系,在此加以调整,改善上部功能,于理易解,于法亦易行,但具体变化如何,可再做深入一步的研究。

以上为目暗不明的一套养生方导引法,大体功用可以分为两类,《病源》作者已加归纳分析了。但尚有一些问题值得注意,如养生方提出的"姿乐伤魂",足见目病与心肝肾有关。导引法中低头自极,指爪项边大脉,是从上部着意的。两手举足五趾,仰两足趾,伸左胫,屈右膝,内压之,又是从下部着意的。熨目、抑目、拭目、洗目,又是从患病局部入手的。如许方法,各具特色,各有作用,汇而观之,真是丰富多彩,多技多能了。再参前后诸候,目病的养生方导引法,大有文章,大可研究,应引起注意。

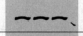

目青盲候养生方

(原书卷二十八第十三候)

清[一]盲者,谓眼本无异,瞳子黑白分明,直[二]不见物耳。但五脏六府之精气,皆上注于目,若脏虚,有风邪、痰饮乘之,有热则赤痛，无热但内生障，是府脏血气不荣于睛，故外状不异，只不见物而已。是之谓青盲。

养生方云：勿塞故井及水渎，令人耳聋、目盲。⑦

又云：正月八日沐浴，除目盲。⑧

校注

［一］清：通"青"。《释名》："清，青也。去浊远秽，色如青也。"

［二］直：特；但。

一一二、目茫茫^[一]候养生方导引法

（原书卷二十八第十五候）

夫目是五脏六腑之精华，宗脉^[二]之所聚，肝之外候也。腑脏虚损，为风邪、痰热所乘，气传于肝，上冲于目，故令视瞻不分明，谓之茫茫也。凡目病，若肝气不足，兼胸膈风痰劳热，则目不能远视，视物则茫茫漠漠^[三]也。若心气虚，亦令目茫茫，或恶见火光，视见蜚蝇^[四]黄黑也。

诊其左手尺中脉，沉为阴，阴实者目视茫茫。其脉浮大而缓者，此为逆，必死。其汤熨针石，别有正方，补养宣导，今附于后。

养生方导引法云：鸡鸣欲起，先屈左手噉盐指，直右手噉盐指以相摩^[五]，并^[六]咒曰：西王母女名曰益愈，赐我丹药^[七]，受之于口，积^[八]精摩形。常鸡鸣二七著唾^[九]，除目茫茫，致其精光，彻视万里，遍见四方。咽液^[十]二七，唾之，以热指摩目二七，令人目不瞑^[十一]。〈255〉

校注

［一］茫茫：视物模糊不清貌。

［二］宗脉：总脉。《类经》卷十八："目者，宗脉之所聚也，上液之道也。"注："宗，总也。凡五脏六腑之精气，皆上注于目，而为之精，故目为宗脉之所聚，又为上液之道。"

［三］漠漠：昏暗貌。

330

[四] 蜚(fēi 飞)蝇：即飞蝇。形容眼目视物昏花，如有黄黑苍蝇乱飞。蜚，通"飞"。

[五] 直右手噉盐指以相摩：原作"以指相摩"，文字有误脱，据《上清三真旨要玉诀》引《九都》文改。"噉盐指"即食指。

[六] 并：原无，据《上清三真旨要玉诀》引《九都》文补。

[七] 丹药：原作一个"目"字，据《上清三真旨要玉诀》引《九都》文改。

[八] 积：原作"即"，音近之误，据《上清三真旨要玉诀》引《九都》文改。

[九] 著唾：《上清三真旨要玉诀》引《九都》文作"咽液"，义长。

[十] 液：原无，据《上清三真旨要玉诀》引《九都》文补。

[十一] 目不瞑：此下《上清三真旨要玉诀》引《九都》文有"所谓唾手阳明摩目者也"一句。瞑，昏暗。

语译

养生方导引法说：在鸡鸣将要起身之前，先屈曲左手的食指，伸直右手的食指，两指互相摩擦使热，用以熨目，并且祝祷说：西王母女名曰益愈，赐我丹药，受之于口。这是积精于内，外摩其形的方法，能使两目精明。

或者常在鸡鸣时分，手指着上唾液，用以拭目，连续二七一十四次。能够去除目视模糊，而致精明光亮，可以透视万里之外，遍见于四方。

或者咽唾液二七一十四次，并唾两手指上，互相摩擦使热，以热指摩目二七一十四次。能够使人目明，而不昏暗。

按语

目茫茫候，即视瞻不分明，视物模糊不清。这常见于外眼病，或者是长年累月的炎症所致；或者为老年人的白内障。文中论及几种病源，如风邪、如痰热、如劳热，乘肝气不足而发，大都属于前一类病变，临床是比较多见的。如果是内眼病而目视模糊的,多为肝肾精血不足,更要提防脑部病变。

养生方导引法,一条中有三种方法,如以食指摩目,兼以存神祝祷;如以指着唾摩目;如咽唾又以指着唾摩目等,均是简便易行之法。在中医眼科历史上,曾经亦是常用方法,至今民间尚有沿用的;另外,亦可作为眼保健功。

又,第二法即前〈253〉条上半段的简词,具体方法和此功疗效,两者可以互参。

一一三、鼻衄候养生方

(原书卷二十九第一候)

经云:脾移热于肝,则为惊衄。脾,土也;肝,木也。木本克土,今脾热,为土气翻[一]盛,逆往乘木,是木之虚,不能制土,故受脾之移热也。肝之神为魂,而藏血,虚热则魂神不定,故惊[二]也。凡血与气,内荣腑脏,外循经络,相随而行于身,周而复始。血性得寒则凝涩,热则流散;而气,肺之所主[三]也,肺开窍于鼻,热乘于肺[四],则气亦热也。血气俱热,血随气发出于鼻,为鼻衄。

养生方云:思虑则伤心,心伤则吐、衄血。86

校注

[一] 翻:在此通"反"。

[二] 惊:此下疑有"衄"字,方能与上文相应。

[三] 主:原作"生",形近之误,据本书卷十三卒上气候、卷十五肺痿候、本卷鼻衄不止候改。

[四] 肺:原作"血",文义不协,据《医心方》卷五第三十六改。

一一四、鼻齆候养生方导引法

(原书卷二十九第五候)

肺主气,其经手太阴之脉也,其气通鼻。若肺藏调和,则鼻气通利,而知香臭。若风冷伤于脏腑,而邪气乘于太阴之经,其气蕴积于鼻者,则津液壅塞,鼻气不宣调,故不知香臭,而为齆也。其汤熨针石,别有正方,补养宣导,今附于后。

养生方导引法云:东向坐,不息三通,手捻鼻两孔。治鼻中患[一]。交脚踑坐。治鼻中患,通肺[二]痈疮,去其涕唾,令鼻道通,得闻香臭。久行不已,彻闻十方。〈256〉

校注

[一] 治鼻中患:《太清导引养生经·宁先生导引法》作"鼻宿息肉愈",义长可从。

[二] 肺:原作"脚",误,据本文内容改。

语译

养生方导引法说:面向东方,交叉两脚,两膝岔开坐下,形似簸箕。进行不息式吐纳法三通。而后用手轻轻揉捻鼻子两孔五七次。这种方法,能够治愈鼻中宿痈、息肉。为什么能治鼻中诸病?因为此法能通泄肺中痈疮,去掉涕唾,使鼻道通畅,闻到香臭之气。如果坚持去做,而不间断,则效果更好,能够通闻十方五气。

按语

鼻齆,是鼻道壅塞不通,不闻香臭,由于风冷伤肺之经,其气壅于鼻道所致。其人发声带鼻音,涕多清稀或浓厚,甚时有臭涕,于小孩为多见;延久不愈,则为变证。

养生方导引法,原文见于《太清导引养生经·宁先生导引法》,但自"交脚踑坐"以下文字,是《病源》作者所补充。指出"东向坐"的坐姿应当交脚箕坐。其"治鼻中患",是因此法能够通泄肺中痈疮,去其涕唾,令鼻通畅,从而得闻香臭。这些都是实践经验所得,把经文功法精神阐发出来了。

面向东方,交脚箕坐,能引东方升发生长之气,使清气充满于身中,又能开合肾气。肺肾相通,肾气充,则肺气亦自宣畅。再为轻轻揉捻鼻两孔,通利鼻道;并进行不息式吐纳,又具有闭气攻邪作用,成为标本兼顾方法。所以能通泄肺气,去其涕唾,令鼻道通利,而去痈疮。方法功效,均易理解。

一一五、鼻生疮候养生方导引法

(原书卷二十九第六候)

鼻是肺之候,肺气通于鼻。其脏有热,气冲于鼻,故生疮也。其汤熨针石,别有正方,补养宣导,今附于后。

养生方导引法云:踞坐,合两膝,张两足,不息五通。治鼻疮[一]。〈257〉

校注

[一] 治鼻疮:《太清导引养生经》作"治鼻口热疮及五痔"。本书卷三十四亦重出此文治五痔。

语译

养生方导引法说:取踞坐姿式导引行气,身体下蹲,足底和臀部着地而坐,头目平视,安心宁神,舌抵上腭,闭口微息。而后合拢两膝头,张开两足,进行不息式吐纳法五通。这种方法,能够治疗鼻口热疮及五种痔病。

按语

鼻生疮病情,责之肺脏有热,热气上冲于鼻,这确是临床上所常见的病情。

养生方导引法,取踞坐位行功,踞坐即有引气下沉,肃肺降热的功用。合两膝,张两足,亦是开合下焦;特别张两足,能散气泄热。再用不息式吐纳,寓闭气攻病之意。合而用之,所以能治鼻口热疮,这亦是上者下之的方法。

一一六、鼻息肉候养生方导引法

(原书卷二十九第七候)

肺气通于鼻。肺脏为风冷所乘,则鼻气不和,津液壅塞,而为鼻齆。冷搏于血气,停结鼻内,故变生息肉。其汤熨针石,别有正方,补养宣导,今附于后。

养生方导引法云:(1)端坐伸腰,徐徐以鼻内气,以右手捻鼻,徐徐闭目吐气[一]。除目臔,泪苦出,鼻中息肉,耳聋,亦能除伤寒头痛洗洗,皆当以汗出为度[二]。〈258〉

(2)又云:东向坐,不息三通,以手捻鼻两孔。治鼻中息肉。〈259〉

校注

[一] 徐徐闭目吐气:此句原错置于"除目臔、泪苦出"之下,据本书卷七伤寒候养生方导引法第(1)条移正。

[二] 度:原作"渡",形近之误,据本书卷七、《太清导引养生经·王子乔八神导引法》改。

语译

养生方导引法说:(1)语译见前伤寒候养生方导引法第(1)条(即〈118〉条)。

(2)语译见前鼻齆候养生方导引法(即〈256〉条)。

按语

鼻息肉,从文中所述,系由鼻齆复加"冷搏于血气,停结鼻内,变化而生"。这有其对的一面,有些息肉病情,即如此发展的。但又不尽然,某些鼻息肉是自发生长的,其人本无鼻齆,但息肉形成以后,并且长大了,发音犹如鼻齆;或者是两者同病,不能一概而言。而鼻气不和,风冷乘肺,其因又多相同。

养生方导引法治鼻息肉的机理,可参阅〈118〉、〈256〉两条按语。

一一七、耳聋候养生方及养生方导引法

(原书卷二十九耳病第一候)

肾为足少阴之经而藏精,气[一]通于耳。耳、宗脉之所聚也。

若精气调和,则肾脏强盛,耳闻五音。若劳伤血气,兼受风邪,损于肾脏而精脱,精脱者,则耳聋。然五脏六腑、十二经脉,有络于耳者,其阴阳经气有相并时,并则有藏气逆,名之为厥,厥气相搏,入于耳之脉,则令聋。

其肾病精脱耳聋者,候颊颧,其色黑。手少阳之脉动,而气厥逆,而耳聋者,其候耳内辉辉焞焞^[二]也。手太阳厥而聋者,其候聋而耳内气满。其汤熨针石,别有正方,补养宣导,今附于后。

养生方云;勿塞故井及水渎,令人耳聋、目盲。⑧

养生方导引法云;(1)坐地,交叉两脚,以两手从曲脚中入,低头,叉手^[三]项上。治久寒^[四]不能自温,耳不闻声。〈260〉

(2) 又云:脚着项上,不息十二通。必愈大寒,不觉暖热,久顽冷患,耳聋目眩。久行即成法,法身五六,不能变。〈261〉

校注

[一] 气:此上《医心方》卷五第一有"其"字。

[二] 辉辉焞焞:形容耳鸣的声响。

[三] 手:原无,据本书卷三虚劳寒冷候养生方导引法补。

[四] 寒:原作"塞",形近之误,据本书卷二风头眩候养生方导引法第(5)条改。下一个"寒"字同。

语译

养生方导引法说:(1) 语译见前风头眩候养生方导引法第(5)条(即〈56〉条)。

(2) 语译见前头眩候养生方导引法第(6)条(即〈57〉条)。

按语

耳聋,文中认为由于肾脏精气下脱,劳伤血气,兼受风邪所致。而五脏六腑,十二经脉,阴阳经气,有相并时,其气厥逆,入于耳,亦能致聋,并举出少阳、太阳病例。如此,则耳聋的成因,较为复杂,但关涉于肾,精气不能上通于耳,这是病情中最基本的。

养生方导引法两条,均取坐地姿式行功,具有引气下沉,实下补肾的意义。低头叉手项上,进一步还脚着项上,又是引宗脉之气,上归于耳。下引肾精,上入于脑,通于耳,所谓"还精补脑"法。后者更加不息式吐纳法十二通,意取闭气攻病。如此导引行气相合,以治耳聋,自有很好疗效。至于久寒顽冷,经过难度很大的导引和不息吐纳,发动阳气,祛除寒邪,自然亦能见功(参阅〈56〉〈57〉两条按语)。

一一八、齿痛候养生方及养生方导引法

(原书卷二十九牙齿病第三候)

手阳明之支脉入于齿,齿是骨之所终[一],髓之所养。若风冷客于经络,伤于骨髓,冷气入齿根,则齿痛。若虫食齿而痛者,齿根有孔,虫在其间,此则针灸不瘥,敷药虫死,痛乃止。其汤熨针石,别有正方,补养宣导,今附于后。

养生方云:常向本命日,栉发之始,叩齿九通,阴咒曰:太帝散灵,五老反真;泥丸玄华,保精长存;左回拘[二]月,右引[三]日根;六合清练,百疾愈因[四]。咒毕[五],咽唾三过,常数行之。使齿不痛,发牢,不白头,脑不痛。⊛

养生方导引法云[六]:(1)东向坐,不息四通,琢齿二七[七]。治齿痛病。大张口,琢齿二七;一通、二七。又解[八],四通中间,其二七大势,以意消息,瘥病而已。不复疼痛。解病,鲜白不梨[九],亦不疎离。久行不已,能破金刚。〈262〉

(2)又云:东向坐,不息四通,上下琢齿三十六下。治齿痛。〈263〉

校注

[一] 所终:《圣惠方》卷三十四治齿疼诸方作一个"馀"字。

[二] 回拘:本书卷二十七须发秃落候养生作"为隐"。

[三] 引:本书卷二十七作"为"。

[四] 百疾愈因:本书卷二十七作"百神受恩"。

［五］咒毕：原无,文义不贯,据本书卷二十七补。

［六］养生方导引法云：原作"又云",据本书养生方导引法文例改。

［七］啄齿二七：《太清导引养生经·宁先生导引法》作"啄齿无通数"。

［八］解：解说。《汉书·翟方进传》："微自解说"。颜注："解说,犹今言分疏。"

［九］鲜白不梨：谓牙齿洁白不黑。梨,黧黑。

语译

养生方导引法说：(1) 取正坐姿式导引,身体下蹲,虚坐于两足跟上,面向东方,安心宁神,舌抵上腭,进行不息式吐纳法四通,又啄齿二七一十四次。这种方法,能够治疗齿痛病。不过,啄齿之时,要大张其口,啄齿才有力;不息一通,就要啄齿二七一十四次。另有一种解说,不息四通中间,每通啄齿二七一十四次,这亦是一个约数,可以随意斟酌,目的只是要治好其病而已,不复疼痛,即不必机械按其次序去做。如何才算病解而愈？要看到其齿鲜明洁白,并不发黑,亦不疏豁脱落,才算病证全部解除。如果坚持锻炼,则牙齿更坚固有力,能够嚼破最坚硬的东西。

(2) 又说：取同上正坐姿式行功,身体正坐,面向东方,进行不息式吐纳法四通。又上下齿相啄三十六下。这种方法,亦能治疗齿痛病。

按语

齿痛病,责之风冷客于经络,伤于骨髓,冷气侵入齿根,或者虫蚀于齿所致,这是临床的常见病情。

养生方导引法第(1)条,原文见于《太清导引养生经·宁先生导引法》,但自"治齿痛病,大张口"以下文字,是《病源》作者所补充。意谓啄齿要大张口而啄,即张开上下齿距离,用力去啄,使叩齿有劲,效果方佳。并提出"又解",说明当时已有不同的具体做法。并说明"病解"的标准。短短数行字，颇能反映养生导引法在当时的广泛应用，和各种流传家法。

养生方导引法第(2)条，方法与上略同，盖是别一家言，所以并存。

一一九、风齿候养生方导引法

(原书卷二十九牙齿病第四候)

手阳明之支脉入于齿。头面有风，阳明之脉虚，风乘虚随脉流入于齿者，则令齿有风，微肿而根浮也。其汤熨针石，别有正方，补养宣导，今附于后。

养生方导引法云：凡人常[一]觉脊背皆崛强[二]而闷[三]，不问时节，缩咽髆内，仰面努髆并向上，头左右两向接[四]之，左右三七，一住，待血行气动定，然始更用。初缓后急，不得先急后缓。若无病人，常欲得旦起、午时、日没三辰如用，辰别三七[五]。除寒热病，脊、腰、颈、项痛，风痹。口内生疮，牙齿风，头眩，终尽除也。〈264〉

校注

[一]常：原无，据本书卷一风痹候养生方导引法第(10)条补。

[二]崛强：在此形容脊背强直不舒。崛，同"倔"。

[三]而闷：原无，据本书卷一补。

[四]接：原作"按"，据本书卷一改。接，挪动。

[五]三七：本书卷一、卷二风头眩候、卷三十口舌疮候养生方导引法作"二七"。

语译

养生方导引法说：语译见前风痹候养生方导引法第(10)条（即〈30〉条）。

按语

风齿证候，是齿龈微肿而自感有风，齿根亦浮。病为阳明脉虚,风邪乘虚,随脉流入于齿所致。这在牙科中是一种常见病情,而且往往反复发作,大都为齿龈慢性炎症而产生的敏感症状。

养生导引法,取站立姿式行功,重点在头项胸部。缩咽下移,仰面抬肩并向上,形成缩颈抬肩之状;而又头部向左右两侧挪动,反复为之。其活动上部经脉气血,重点很突出,调整局部病情,作用亦易理解。其治风齿证候,亦是调和阳明经脉,活血祛风的。血脉流通,濡养于齿,当然齿龈肿消,齿根亦牢(参阅〈30〉条按语)。

一二〇、肿候养生方

(原书卷二十九牙齿病第五候)

手阳明之支脉入于齿。头面有风,风气流入于阳明之脉,与断间血气相搏,故成肿。

养生方云:水银不得近牙齿,发[二]肿,善落齿。㉞

校注

[一] 齿龈(yín 银):同"齿龈",齿根肉。

[二] 发:此下《医心方》卷五第六十四有"龈"字。

一二一、齿虫候养生方

(原书卷二十九牙齿病第九候)

齿虫是虫食于齿,齿根有孔,虫在其间,亦令[一]齿疼痛。食一齿尽,又度食馀齿。

养生方云:(1) 鸡鸣时,常叩齿三十六下,长行之,齿不蠹虫[二],令人齿牢。㉟

(2) 又云:朝未起,早漱口中唾,满口乃吞之,辄琢齿二七过。如此者三,乃止,名曰炼精[三]。使人丁壮有颜色,去虫而牢齿。⑧⑥

（3）又云：人能恒服玉泉^[四]，必可丁壮妍悦，去虫^[五]牢齿。玉泉^[六]，谓口中唾也。⑧⑦

校注

［一］令：原作"全"，形近之误，据本篇牙齿虫候、周本改。

［二］蠹（dù　度）虫：即蛀虫。蠹，《说文》："木中虫。"段注："在木中食木者也。今俗谓之蛀。"

［三］如此者三，乃止，名曰炼精：原无，据本书卷三虚劳羸瘦候养生方补。

［四］玉泉：此下《千金要方》有"琢齿"二字，义长，与下文合。

［五］去虫：《千金要方》作"去三虫"。

［六］玉泉：原脱，据本书卷三补。

一二二、齿龋注候养生方

（原书卷二十九牙齿病第十候）

手阳明之支脉入于齿，足阳明^[一]脉有入于颊，遍于齿者。其经虚，风气客之，结^[二]搏齿间，与血气相乘^[三]，则龂肿^[四]。热气加之，脓汁出而臭，侵食齿龂，谓之龋齿。亦曰风龋。

养生方云：（1）朝夕琢齿，齿不龋。⑧⑧

（2）又云：食毕，常漱口数过；不尔，使人病龋齿^[五]。⑧⑨

校注

［一］阳明：原作"太阳"，文义不协，据湖本改。

［二］结：原作"络"，形近之误，据《医心方》卷五第五十八、《圣惠方》卷三十四治齿龋诸方改。

［三］乘：《医心方》作"蒸"。

［四］肿：原误植在"乘"字之上，倒文，据宋本、周本移正。

［五］不尔，使人病龋齿：《千金要方》卷二十七第二作"令人

341

牙齿不败，口香"。

一二三、口舌疮候养生方导引法

手少阴，心之经也，心气通于舌；足太阴，脾之经也，脾气通于口。腑脏热盛，热乘心脾，气冲于口与舌，故令口舌生疮也。

诊其脉，浮则为阳，阳数者，口生疮。其汤熨针石，别有正方，补养宣导，今附于后。

养生方导引法云：凡人常[一]觉脊背崛强，不问时节，缩咽膊内，仰面努膊井向上，头两向接[二]之，左右三七，一住，待血气行动定，然始更用。初缓后急，不得先急后缓。若无病人，常欲得旦起、午时、日没三辰如用，辰别二七[三]。除寒热病，脊腰颈项痛，风痹，口内生疮、牙齿风，头眩，终尽除也。〈265〉

校注

[一] 常：原无，据本书卷一风痹候养生方导引法第（10）条补。

[二] 接：原作"按"，据本书卷一改。

[三] 二七：本书卷一、卷二风头眩候同；卷五腰痛候、卷二十九风齿候作"三七"。

语译

养生方导引法说：语译见前风痹候养生方导引法第（10）条（即〈30〉条）。

按语

口舌生疮，在此责之腑脏热盛，乘于心脾，多属实证，这在临床上是常见的；但亦有虚火上薰，下虚上实，呈慢性病变，反复发作的，证治又当别论。

养生方导引法，取站立姿式行功，重点在于头项胸部，治疗口舌生疮，其理可参〈30〉、〈264〉条按语。

一二四、口臭候养生方

(原书卷三十第八候)

口臭,由五脏六腑不调,气上胸膈[一]。然腑脏气臊腐不同,蕴积胸膈之间,而生于热,冲发于口,故令臭也。

养生方云:空腹不用见臭尸,气入脾[二],舌上白黄起,口常臭也[三]。⑨

校注

[一] 气上胸膈:《圣惠方》卷三十六治口臭诸方作"壅滞之气,上攻胸膈",义较明晰。

[二] 不用见臭尸,气入脾:《千金要方》卷二十七第七作"不用见尸,臭气入鼻",义较明晰。不用,即不使。用,使也。

[三] 口常臭也:此下《千金要方》尚有"欲见尸者,皆须饮酒见之,能辟毒"三句。

一二五、謇吃[一]候养生方

(原书卷三十第十一候)

人之五脏六腑,禀四时五行之气,阴阳相扶,则柔相生。若阴阳和平,血气调适,则言语无滞,吐纳[二]应机。若阴阳之气不和,腑脏之气不足,而生謇吃。此则禀性有缺,非针药所疗治也。

若腑脏虚损,经络受邪,亦令语言謇吃。所以然者,心气通于舌,脾气通于口,脾脉连舌本,邪乘其脏,而搏于气;发言气动,邪随气而干之,邪气与正气相交,搏于口舌之间,脉则否涩,气则壅滞,亦令言謇吃,此则可治。

养生方云:愤满[三]伤神,神通于舌,损心则謇吃。⑨

343

校注

[一] 謇(jiǎn 简)吃:即口吃。

[二]吐纳:在此指气之呼吸出入。

[三]满:通"懑",烦闷。

一二六、喉痹候养生方导引法

（原书卷三十咽喉病第一候）

喉痹者,喉里肿塞痹痛,水浆不得入也。人阴阳之气出于肺,循喉咙而上下也。风毒客于喉间,气结蕴积而生[一]热,故[二]喉肿塞而痹痛。

脉沉者为阴,浮者为阳,若右手关上脉阴阳俱实者,是喉痹之候也。亦令人壮热而恶寒,七八日不治,则死。其汤熨针石,别有正方,补养宣导,今附于后。

养生方导引法云:(1) 两手拓两颊,手不动,搂肘使急,腰内亦然,住定。放两肘[三]头向外,肘髆腰气散尽势,大闷始起,来去七通。去喉痹。〈266〉

(2) 又云:一手长舒,令[四]掌仰,一手捉颏,挽之向外,一时极势,二七。左右亦然。手不动,两向侧极[五]势,急挽之,二七。去颈骨急强,头风脑旋,喉痹,髆内冷注,偏风。〈267〉

校注

[一]生:原作"之",误,据《外台》卷二十三喉痹方,《医心方》卷五第七十、周本改。

[二]故:原作"吹",形近之误,据《外台》、《医心方》改。

[三]肘:原作"肋",形近之误,据本书卷三虚劳候养生方导引法第(1)条改。

[四]令:原作"合",形近之误,据周本风头眩候养生方导引法第(3)条改。

[五]极:原无,据本书卷三补。

语译

养生方导引法说:(1) 语译见前虚劳候养生方导引法第(1)

条(即〈65〉条)。

(2) 语译见前偏风候养生方导引法第(1)条(即〈15〉条)。

按语

喉痹责之风毒客于喉间,喉肿塞而痹痛,水浆不得入,且壮热而恶寒,七八日不治,有死亡的危险,其为急喉痹症可知。这是一种急症危症,应及时抢救。

养生方导引法第(1)条,取正坐姿式行功,一法三式。先是两手托住两颊,手不动,搂肘使急,腰内亦然,住定。具有意守上半身,尤其扼住喉胸部,遏抑邪气,使其不得扩散之意。而后放开两肘头向外,在肩、肘、腰部尽量散气,这是使腰以上气行通彻,并祛邪从外向下而排出。最后用气达到大闷时,起身调和气息。如此上下来去七通,使一身气机流通,邪毒尽去。这对风毒邪气,结聚蕴积而生热的病变,具有针对性,泄郁解毒,当有疗效(参阅〈65〉条按语)。

养生方导引法第(2)条,取站立姿式行功,一法二式。先是一手长舒,仰掌向上,一手捉颏,挽之向外,使劲又放松,运动二七一十四次;再交换两手位置重复一遍。而后改换方式,两手势如前不动,但捉颏一手,把下巴推拉向两侧转动,尽量快速运动。如此先是一紧一松,而后快速推拉,用力点都在颈椎部位。其治喉痹,颇具松解郁结,散风泄毒的作用,因为流通经脉气血,即所以祛邪除痹,而且是重点突入病所的。

以上两条,运动都在病变部分,以导引为主,重点突出,可以分用,亦可以合用,视病情需要斟酌。不过,前者功量较大,又蹲又起,导引时须得有人从旁扶持,才较安全。

又,《引书》有引喉痹法,别有成就,可以充实这里内容,如云:"引喉痹,(两手)抚乳上,举颐,令下齿包上齿,力仰三而已。其病甚,令人骑其背,抚颜举颐而仰之,极而已"。此法与第(2)条适相反,前者是两向侧势,后者是仰极而驰,各有重点,却可以互相补充，上下左右，尽力为引，流通局部经脉气血，行散喉痹的壅塞邪气。

一二七、胸痹候养生方导引法

（原书卷三十咽喉病第十一候）

寒气客于五脏六腑，因虚而发，上冲胸间，则胸痹。胸痹之候，胸中愊愊如满，噎塞不利，习习如痒，喉里涩燥唾沫[一]。甚者，心里强[二]否急痛，肌肉苦痹，绞急如刺，不得俛仰，胸前皮[三]皆痛，手不能犯，胸满短气，咳唾引痛，烦闷，自汗出，或彻背膂[四]。其脉，浮而微者是也。不治，数日杀人。其汤熨针石，别有正方，补养宣导，今附于后。

养生方导引法[五]云：以右足践左足上。除胸痹，食热呕。〈268〉

校注

[一] 喉里涩燥唾沫：原作"喉里涩，唾燥"，据《千金要方》卷十二第七第二条改补。

[二] 心里强：《千金要方》作"心中坚满"。

[三] 皮：此下《圣惠方》卷四十二治胸痹诸方有"肉"字。

[四] 或彻背膂：《千金要方》作"或彻引背痛"；《圣惠方》作"或背膂微痛"。

[五] 导引法：原无，据本书卷十九积聚候养生方导引法第(1)条文例补。

语译

养生方导引法说：取站立姿式导引行气，端正身体，平直站稳，安心宁神，意守丹田，舌抵上腭，闭口微息。而后以右足踏在左脚上，使两脚一虚一实，偏有重点的意念行气，散邪下行。坚持去做，能够去除胸痹，食热作呕等病。

按语

胸痹病情，文中指出是"寒气客于五脏六腑，因虚而发，上冲胸间"所致,而且"不治,数日杀人",是一种危急重证。书中与心痹并列,似为一缓一急两证。

养生方导引法,仅有一条,是"以右足践左足上"一式,似较简单。但其文不误,卷十九积聚候养生方导引法尚有类同一条(〈188〉条),治心下积聚的,亦是以较简方法治较顽固之病,是否如同用药那样,为重病轻取,可以留意研究(参阅〈188〉条按语)。

一二八、瘿候养生方

(原书卷三十一第一候)

瘿者,由忧恚气结所生,亦曰[一]饮沙水,沙随气入于脉,搏[二]颈下而成之。初作与瘿核相似,而当颈下也,皮宽不急,垂搥搥然[三]是也。恚气结成瘿者,但垂核搥搥,无脉[四]也;饮沙水成瘿者,有核瘰瘰[五]无根,浮动在皮中。

又云:有三种瘿。有血瘿[六],可破之;有息肉瘿[七],可割之;有气瘿[八],可具[九]针之。

养生方云:诸山水黑土中出泉流者[十],不可久居,常食令人作瘿病,动气增患。⑨

校注

[一]曰:宋本、《外台》卷二十三瘿病方、《医心方》卷十六第十四作"由"。

[二]搏:原作"博",形近之误,据宋本、《外台》、周本改。

[三]垂搥(zhuì 坠)搥然:喻其瘿肿大而下垂貌。搥搥然,本书卷三十九瘿候、《医心方》作"脽脽然";本书卷二十一石水候又作"垂垂然"。字异义同。脽,肿也。

[四]核搥搥,无脉:《医心方》作"脽脽无胅"。无脉,谓瘿肿表面肤色不变,并无赤脉交络、筋脉呈露。

[五]瘰瘰:《外台》引《小品》作"瘰瘰";《圣惠方》卷三十五

治瘿气诸方作"瘟瘟"。字异义同,均是形容瘿核的块瘰状。

[六]血瘿:瘿块之上血脉交织,皮色紫红,擦破可流血。

[七]息肉瘿:瘿体柔软,顶大蒂小,状如息肉。

[八]气瘿:颈之一侧或双侧肿大弥漫,边缘不清,软而不坚,皮色如常,可随情志变化而消长。

[九]具:《圣惠方》无。具,加也。

[十]诸山水黑土中出泉流者:《千金要方》卷二十七第二作"凡遇山水坞中出泉者"。

一二九、多忘候养生方

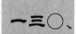

（原书卷三十一第十候）

多忘者,心虚也。心主血脉而藏于神,若风邪乘于血气,使阴阳不和,时相并隔[一],乍虚乍实,血气相乱,致心神虚损而多忘。

养生方云:丈夫头勿北首卧,神魂不安,多愁忘。⑨

校注

[一]并隔:争并阻隔。谓两者相争,致阴阳二气不相顺接,时有阻隔。

一三〇、嗜眠候养生方导引法

（原书卷三十一第十一候）

嗜眠者,由人有肠胃大,皮肤涩者,则令分肉不开解,其气行,则于阴而迟留,其阳气不精神明爽,昏塞,故令嗜眠。其汤熨针石,别有正方,补养宣导,今附于后。

养生方导引法云:跂踞,交两脚[一],手内屈[二]脚中入,叉[三]两手急[四]引之,愈久[五]寐,精气不明。交脚跂踞,凡故[六]言跂踞,以两手从内屈脚中入,左手从右趺跑[七]上入左足,随孔下,右手从左足踠上入右足，随孔下，出抱两脚，急把两手极引二通。愈久寐，精神不明。久行则不睡^[八]，长精明。〈269〉

又云：一手拓额，向上极势，一手向后长舒急努，四方显手掌，一时俱极势，四七。左右换手皆然。拓额手两向共头欹侧，转^[九]身二七。去臂髀风、眠睡。寻用，永吉日康。〈270〉

校注

[一] 脚：原无，据《太清导引养生经·宁先生导引法》补。

[二] 屈：原作"并"，据下文句例改，导引姿势较洽。

[三] 叉：原作"且"，据《太清导引养生经·宁先生导引法》改。

[四] 急：《太清导引养生经》作"极"，义同。在导引养生经文中，"急"、"极"二字，往往互用，如下文即作"极"。

[五] 久：原作"又"，形近之误，据宋本、周本改。

[六] 凡故：犹"凡夫"。故，《经传释词》："犹夫也。《礼记》是故知为人子。《家语》作是夫。则故与夫同义矣。"

[七] 跗(fū 夫)踠(wǎn 碗)：足弓。跗同"跗"，足背。踠即弯；曲。《集韵》："踠，屈也。"

[八] 睡：原作"唾"，形近之误，据汪本、周本改。

[九] 转：原作"二"，误，据本书卷二头面风候养生方导引法第(1)条、宋本、正保本改。

语译

养生方导引法说：(1) 取跗踞姿式导引，张开两膝下蹲，又交叉两脚，成为交脚跗踞势。头目平视，安心宁神，舌抵上腭，闭口微息。而后两手从膝弯内侧伸入，左手从右脚弓上下去抓住左足，右手从左脚弓上下去抓住右足，急速把交叉两手极力挽起两足，极引又放松，连续二通。这种方法，能够治愈嗜眠证，久寐不醒，精神昏沉，不得清明。如果坚持这样锻炼，还能使人不感倦怠，并无睡意，常常精神焕发，清醒明爽。

(2) 语译见前头面风候养生方导引法第(1)条(即〈45〉条)。

按语

嗜眠证候,是由于卫气不能行于阳,而迟留于阴分者久,使阴气反盛,阳气不明所致。阴盛故精神昏塞,不得明爽,多寐少醒。

养生方导引法第(1)条,原文见于《太清导引养生经·宁先生导引法》,但从"交脚趺踞"以下文字,是《病源》作者的补充,解释上文"趺踞"的具体要求,是交叉两脚,岔开两膝,蹲踞如箕形,便于两手从内侧屈脚中伸入。两手极引两足,张而后弛,亦要连做两通。

"交脚趺踞",具有开合下焦,沟通足三阴三阳经脉的双重作用。更加两手从内侧屈脚中入,挽两脚,极引二通,有张有弛,又是交通手足三阴三阳经脉,并从而斡旋留滞于阴分的卫气,还出于阳分,恢复正常运行之意。这里的"极引",就是极力引气上升,亦即引卫气由阴出阳。这种功法,重点在导引腰脚手足,颇有理致可寻,因为卫气出于下焦,三阴三阳经脉又均发源于手足。从此调整阴阳之气,使卫气能正常运行,用治嗜眠,是治病求本方法。正惟有上述功用,所以久行此法,更能不感倦怠,长常精明。

养生方导引法第(2)条,取站立姿式行功,主要是导引上部,一法二式。先是两手前后弛张,一手仰掌托住下巴往上抬;一手往后长舒,手掌显四方,两手交换,均以张为主,张中有弛。而后两手拱托头部左右歆侧,并且转动身体。如此则前后左右活动周遍了,其发动阳气,流通经脉,尤其重点在上肢和头项,阳盛则阴消,气行神亦爽,所以对嗜眠亦有很好疗效。(参阅〈45〉条按语)。

以上两法,前者交通手足,升阳出阴,是从经脉源头着手;后者则前后左右活动上肢头项,是从就近部位用功,其效果则殊途同归。而前者取趺踞位,有实下治上之意;后者取站立势,有升阳散气意义,这又是各有攸宜的。

一三一、体臭候养生方

（原书卷三十一第十三候）

人有体气不和，使精液杂秽，故令身体臭也。其汤熨针石，别有正方，补养宣导，今附于后。

养生方云：以手掩口鼻[一]，临目[二]微气，久许时，手中生液，速[三]以手摩面目。常行之，使人体香。(94)

校注

[一] 以手掩口鼻：此上《三洞珠囊》引《石景赤字经》有“常能”二字。

[二] 临目：《云笈七签·秘要诀法·临目诀》云：“临目，目欲闭而不闭，欲开而不开，令幽显相关，存注审谛。今人入靖及呈章，可依此法。”

[三] 速：《石景赤字经》作“遂”。

一三二、丁疮候养生方

（原书卷三十一丁疮病第一候）

丁疮者，风邪毒气搏[一]于肌肉所生也。凡有十种：一者，疮头乌而强凹；二者，疮头白而肿实；三者，疮头如豆垽[二]色；四者，疮头[三]似葩[四]红色；五者，疮头内有黑脉；六者，疮头赤红而浮虚；七者，疮头葩而黄；八者，疮头如金薄[五]；九者，疮头如茱萸[六]；十者，疮头如石榴子。

养生方云：人汗入诸[七]食内，食之作丁疮。(95)

校注

[一] 搏：原无，据《医心方》卷十六第一补。

[二] 豆垽（yìn　印）：豆渣。垽，渣滓。

[三] 头：原无，据上下文例、《圣惠方》卷六十四治丁疮诸方补。

　　[四] 葩(pā 趴):花。《文选·琴赋》:"若众葩敷,荣曜春风"注:"葩,为古花字。"

　　[五] 金薄:即金箔。以金子槌成,其簿如纸的方片。在此借喻疮头色黄光亮。

　　[六] 茱萸:为芸香科植物吴茱萸之果实,呈扁球形,紫红色,较绿豆粒稍小。在此借喻疮头之形状色泽。

　　[七] 诸:《医心方》作"酒"。

一三三、痛候养生方

(原书卷三十二第一候)

　　痛者,由六府不和所生也。六府主表,气行经络而浮。若喜怒不测,饮食不节,阴阳不调,则六府不和。荣卫虚者,腠理则开,寒客于经络之间,经络为寒所折,则荣卫稽留于脉。荣者,血也;卫者,气也。荣血得寒,则涩而不行,卫气从之,与寒相搏,亦壅遏不通。气者,阳也,阳气蕴积,则生于热,寒热不[一]散,故聚积成痛。府气[二]浮行,主表,故痛浮浅,皮薄以泽[三]。久[四]则热胜于寒,热气蕴积,伤肉而败肌,故血肉腐坏,化而为脓。其患在表浮浅,则骨髓不焦枯,府脏不伤败,故可治而愈也。

　　养生方云:(1)五月勿食不成核果及桃、枣,发痛痔;不尔,发寒热,变为黄疸[五],又为泄利。⑭

　　(2)又云:人汗入诸食中,食之则作丁疮、痛、痔等。⑰

校注

　　[一] 不:此上《圣惠方》卷六十一治痛诸方有"久"字。

　　[二] 府气:《圣惠方》作"腑者阳气",并于此断句。

　　[三] 皮薄以泽:皮肤薄而光亮。泽,光泽。

　　[四] 久:原作"夕",形近之误,据本篇疽候、《圣惠方》、正保本改。

[五]疽:原作"疸",形近之误,据本书卷十七水谷痢候养生方、周本改。

一三四、疽候养生方及养生方导引法

（原书卷三十二第十五候）

疽者,五脏不调所生也。五脏主里,气行经络而沉。若喜怒不测,饮食不节,阴阳不和,则五脏不调。荣卫虚者,腠理则开,寒客经络之间,经络为寒所折,则荣卫稽留于脉。荣者,血也,卫者,气也;荣血得寒则涩而不行,卫气从之,与寒相搏,亦壅遏不通。气者,阳也;阳气蕴积,则生于热,寒热不散[一],故积聚成疽。脏气沉行,主里,故疽肿深厚,其上皮强如牛领[二]之皮。久则热胜于寒,热气淳盛[三],蕴结伤肉也。血肉腐坏,化而为脓,乃至伤骨烂筋,不可治而死也。其汤熨针石,别有正方,补养宣导,今附于后。

养生方云:(1)铜器盖食,汗出入食中[四],食之令人发恶疮内疽。⑱

(2)又云:鲫鱼脍合猪肝肺食之,发疽[五]。⑲

(3)又云:乌鸡肉合鲤鱼肉[六]食,发疽。⑳

(4)又云:鱼腹内有白如膏,合乌鸡肉食之,亦发疽也。㉑

(5)又云:鱼金鳃,食发疽也[七]。㉒

(6)又云:已醉,强饱食,不幸发疽。㉓

养生方导引法云:(1)正住[八]倚壁,不息行气,从头至足止。愈疽。行气者,鼻内息,五入方一吐为一通。满十二通愈。〈271〉

(2)又云:正坐[九]倚壁,不息行气,从口趣[十]令气至头而止。治疽、痹,气不足。〈272〉

校注

[一]不散:此上《圣惠方》卷六十一治疽诸方有"久"字。

[二]牛领:牛的颈项。《说文》:"领,项也"。段注:"领字以

全颈言之,不当释以头后。"

[三] 淳盛:犹言大盛,旺盛。淳,大。

[四] 汗出入食中:原作"汗入食",据《养性延命录·食诫篇》改,义较具体。

[五] 鲫鱼脍合猪肝肺食之,发疽:《千金要方》卷二十六第五作"凡猪肝肺共鱼脍食之,作痈疽"。

[六] 鲤鱼肉:原无,据《千金要方》补。

[七] 鱼金鳃,食发疽也:《千金要方》作"鱼无全鳃,食之发痈疽",义长可从。

[八] 住:原无,据《太清导引养生经》补。

[九] 坐:本书卷一偏枯候养生方导引法作"住",盖此法坐、立两式均可进行。

[十] 趣:原作"辄",据本书卷一改。

语译

养生方导引法说:(1) 语译见前风偏枯候养生方导引法第(1)条(即〈1〉条)。

(2) 语译见前风偏枯候养生方导引法第(3)条(即〈3〉条)。

按语

疽候,是五脏不调所生。五脏为里,其气行于经络亦深。如果荣卫气虚,为寒所伤,则荣卫稽留于脉,郁而生热,寒热不散,便能生疽。其证肿在深部,外表皮硬,即现在通称的深部脓疡。

养生方导引法第(1)条,取站立姿式导引行气,是引外气治病法。不息式行气,更有闭气攻病之意。尤其从头上引气,达到足涌泉为止,是以念行气,充分发挥吐故纳新的作用。本书第〈13〉条云:"行气大佳,能愈万病"。

原文见于《太清导引养生经》,而且两出。"行气者"以下文字,是《病源》作者的补充,解释行气的方法,是鼻纳气,五入方一吐,为一通,行气次数,应行满十二通为止。

养生方导引法第（2）条，姿式行气同上，但是引外气合内气治病法，不息行气，从鼻引气入丹田，从口呼气，又从丹田引内气上至头。这样行气又补气，所以治疽痹，又能补气不足。

以上两条，站立行气方法相同，所以均能治疽；行气中引外气与内气略异，所以主治证亦略有区别。但总的精神还是一致的，《上清黄庭内景经·呼吸章》云："呼吸元气以求仙，"梁丘子注："探飞根，采玄晖，吞五芽，挹九霞，服食胎息之道，皆谓天地阴阳四时五行之气。"行气时还有许多具体要求，如握固、调息、漱醴泉等，可参阅〈1〉〈3〉两条按语。

一三五、风疽候养生方

（原书卷三十三第二十二候）

肿起，流之血脉，而挛曲疾痛，所以发疮历年，谓之风疽。此由风湿之气，客于经络，与气相搏所成也。

养生方云：大解汗[一]，当以粉粉身，若令自干者，成风疽也。⑩

校注

[一] 大解汗：犹言解表而汗大出。

一三六、肠痈候养生方

（原书卷三十三第四十一候）

肠痈者，由寒温不适，喜怒无度，使邪气与荣卫相干，在于肠内，遇热加之，血气蕴积，结聚成痈。热积不散，血肉腐坏，化而为脓。其病之状，小腹重而微强[一]，抑之即痛[二]，小便数似淋[三]，时时汗出[四]，复恶寒，其身皮皆甲错[五]，腹皮急[六]，如肿状。诊其脉，洪数者，已有脓也；其脉迟紧者，未有脓也。甚者腹胀大，转侧闻水声；或绕脐生疮，穿而脓出；或脓自脐中出；或大便去脓血。惟宜急治之。

355

养生方云：六畜卒疫死，及夏病者，脑不中食[七]，喜生肠痈也。⑩

校注

[一]小腹重而微强：《金匮要略》第十八作"少腹肿否"。强，僵硬；不柔和。

[二]抑之即痛：此下《鬼遗方》有"或在膀胱左右，其色或赤或白色，坚大如掌，热"数句。抑，按压。

[三]小便数似淋：《金匮要略》作"如淋，小便自调"。

[四]时时汗出：《金匮要略》作"时时发热，自汗出"。

[五]甲错：谓皮肤粗糙干揭，如鳞如甲，交错而生。

[六]腹皮急：此下《金匮要略》有"按之濡"三字。

[七]脑不中食：谓病畜之脑不可以食。中，可以；能。《广韵》："中，堪也。"

一三七、内痛候养生方

(原书卷三十三第四十二候)

内痛者，由饮食不节，冷热不调，寒气客于内，或在胸膈，或在肠胃。寒折于血，血气留止，与寒相搏，壅结不散，热气乘之，则化为脓，故曰内痛也。

养生方云：四月勿食暴[一]鸡肉，作内痛[二]，在胸掖下，出瘘孔。⑩

校注

[一]暴（pù 铺）：原作"螺"，误，据《千金要方》卷二十六第五改。暴同"曝"；晒也，晒之使干也。《广韵》："暴，日干也。"

[二]痛：《千金要方》作"疽"。

一三八、痤疖候养生方

(原书卷三十三第四十五候)

痤疖者，由风湿冷气搏于血，结聚所生也。人运役劳动，则阳气发泄，因而汗出，遇风冷湿气，搏于经络，经络之血，得冷所折，则结涩不通，而生痤痱，肿结如梅李也。

又云：肿一寸、二寸，疖也。其不消而溃者，即宜熟捻去脓^[一]，至清血出。若脓汁未尽，其疮合者，则更发。其著耳下、颌、颈、掖下，若脓汁不尽，多变成瘘也。

养生方云：(1) 人汗入诸食中，食之作痈疖。⑩

(2) 又云：五月勿食不成核果及桃、枣，发痈疖也。⑩

校注

[一] 熟捻去脓：谓仔细地挤去脓液。熟，仔细；细致；精审。捻，捏；挤。

一三九、诸瘘候养生方

(原书卷三十四第一候)

诸瘘^[一]者，谓瘘病初发之由不同，至于瘘成，形状亦异，有以一方而治之者，故名诸瘘，非是诸病共成一瘘也。而方说九瘘者，是狼瘘、鼠瘘、蝼蛄瘘、蜂瘘、蚍蜉^[二]瘘、蛴螬^[三]瘘、浮疽^[四]瘘、瘰疬瘘、转脉瘘，此颈之九瘘也。

养生方云：(1) 六月勿食自落地五果，经宿蚍蜉、蝼蛄、蜣螂遊上，喜为九瘘。⑩

(2) 又云：十二月勿食狗、鼠残肉，生疮及瘘，出颈项及口里，或生咽内。⑩

校注

[一] 瘘：《千金要方》卷二十三第一作"漏"，以下瘘皆同。瘘、漏古医书时有互用，在此亦是字异病同。

[二] 蚍(pí 皮)蜉(fú 浮)：昆虫名，即大蚂蚁。

[三] 蛴(qí 齐)螬(cáo 曹)：昆虫名，金龟子之幼虫。

[四] 疽：《千金要方》作"沮"，字异病同。

一四〇、鼠瘘候养生方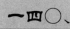

（原书卷三十四第二候）

鼠瘘者，由饮食不择，虫蛆毒[一]变化，入于腑脏，出于脉[二]，稽留脉内而不去，使人寒热[三]。其根在肺[四]。出于[五]颈掖之间。其浮于脉中，而未内著于肌肉，而外为脓血者，易去也。

养生方云：正月勿食鼠残食，作鼠瘘，发于颈项；或毒入腹，下血不止；或口生疮，如有虫食[六]。⑪

校注

[一] 虫蛆毒：《圣惠方》卷六十六治鼠瘘诸方作"虫鼠毒"，与标题洽。

[二] 出于脉：谓虫毒流走，出于经脉。

[三] 寒热：此下《千金要方》卷二十三第一、《外台》卷二十三九瘘方引《集验》有"脱肉"二字，可参。

[四] 肺：《千金要方》、《外台》作"胃"。

[五] 出于：《太素》卷二十六寒热瘰疬作"其末上于"四字。

[六] 食：通"蚀"。

一四一、瘰疬瘘候养生方导引法

（原书卷三十四第三十四候）

此由风邪毒气客于肌肉，随虚处而停结，为瘰疬，或如梅、李、枣核等大小，两三相连，在皮间，而时发寒热是也。久则变脓，溃成瘘也。其汤熨针石，别有正方，补养宣导，今附于后。

养生方导引法云：跂踞，以两手从曲脚内[一]入，据地，曲[二]脚加其上[三]，举尻，其可用行气。愈瘰疬、乳痛[四]。〈273〉

校注

[一] 内：原无，据本书卷四十乳结核候养生方导引法重出

此文补。

［二］曲：原作“由”，缺笔之误，据本书卷四十乳结核候、《外台》卷二十三寒热瘰疬方、《太清导引养生经·宁先生导引法》改。

［三］上：《太清导引养生经》作“手”，义较明晰。

［四］痛：《太清导引养生经》同；《外台》作“痈”。又，此下本书卷四十重出此文尚有“交两脚，以两手从曲脚极捖，举十二通，愈瘰疬乳痛也”四句，二十一字，宜从。

语译

养生方导引法说：取踑踞姿式导引行气，身体下蹲，两膝向外张开，两足又向内相交叉，形成交脚踑踞姿势。头目平视，安心宁神，舌抵上腭，闭口微息。而后以两手从曲脚内侧伸入，此时两手要极力摩擦，运气出劲，然后据按于地上，极力撑起身体，力点亦由两足转向两手。并把两脚抬起，加于按地的手上，身体亦略移向前，顺势又把臀部抬起，同时长息行气，待气至以后，放松回复踑踞，如此为一通。接着又两手据地，曲脚加手上，举尻、行气，连作一十二通，最后恢复踑踞，静息收功。这种方法，能够治愈瘰疬、乳痈，乳结核诸病。

按语

瘰疬瘘是瘰疬延久，化脓溃破，不能愈合，或愈后又溃，形成瘘管，此证在临床上不少见。文中责之风邪毒气，客于肌肉，随虚处而停结，并时发寒热。后世研究已证实，大都为颈部淋巴结核，溃后形成窦道。

养生方导引法，取交脚踑踞姿式导引行气，原文见于《太清导引养生经·宁先生导引法》，而〈287〉条补充的“交两脚”以下文字，是《病源》作者对经文的解释，应联系起来阅读。意谓“踑踞”要交叉两脚，形成交脚踑踞姿式。“两手从曲脚内入”，还要“极捖”，即极力摩擦两手，使劲发功，把力点转移到手上，才能支撑起身体，举尻。而举尻行气，亦要进行一十二通。如此则功法用意全明白了。

此功取交脚跐踞势,是引气下沉,又能增强开合作用,填实下焦的。其两手据地,头身亦向前倾,又把臀部抬起行气,明显是下引丹田元气还上,至手部,上达胸腋头项,从而冲开上部停结于虚处的病所,解散风邪毒气。这种行气,先下沉,后又引气还上,能使一身之气,得以上下通彻,当然瘰疬结核,以及瘘管等一切病灶,都能消除。而且其气下归于肾,又复还上,亦具有治本达标的意义(参阅〈287〉条按语)。

一四二、㿉瘶候养生方导引法

(原书卷三十四第三十五候)

㿉病之状,阴核肿大,有时小歇,歇时终大于常,劳冷阴雨便发,发则胀大,使人腰背挛急,身体恶寒,骨节沉重。此病由于损肾也。足少阴之经,肾之脉也,其气下通于阴;阴,宗脉之所聚,积阴之气也。劳伤举重,伤于少阴之经,其气下[一]冲于阴,气胀不通,故成㿉也。其汤熨针石,别有正方,补养宣导,今附于后。

养生方导引法云:正偃卧,直两足[二],两手捻胞[三]所在,令赤如油囊裹[四]丹。除㿉[五]、少腹重,不便。腹中热,但口内气,鼻[六]出之,数十,不须小咽气;即腹[七]中不热者,七息已,温气[八]咽之十数[九]。〈274〉

校注

[一]下:原作"不",形近之误,据本书卷五十差㿉候"击于下所致"文义改。

[二]足:原作"手",误,据《太清导引养生经·王子乔八神导引法》改。

[三]两手捻胞:原作"两足,念月",文字有误,据《太清导引养生经》改。

[四]裹:原无,据《太清导引养生经》补。

[五]除㿉:《太清导引养生经》作"除阴下湿,小便难,颓"。

〔六〕鼻：原作"息"，误，据《太清导引养生经》改。

〔七〕即腹：腹，原作"肠"，形近之误，据《太清导引养生经》改。即《经传释词》："即，训若，亦训或。"

〔八〕气：原作"热"，据《太清导引养生经》改。

〔九〕数：《太清导引养生经》作"所"。

语译

养生方导引法说：取仰卧姿式导引行气，端正身体，自然仰卧，伸直两脚，略为岔开，而后以两手搓捻阴囊和睾丸肿大之处，捻至阴囊表皮发赤，犹如油囊裹着朱砂颜色。这种方法，能够去除㿗病，少腹重滞，自感不舒等症。如果病人腹中有热，但须以口纳气，以鼻出气，数十次，不必小咽气；或者腹中无热，则吐纳七息以后，再温气咽之十数次。

按语

㿗病，是阴囊肿大，或阴核偏有大小。㿗瘘，文中没有叙证。㿗病是伤于肾经，其气下冲，气胀不通，所以阴囊肿或睾丸偏大的，每由劳伤、阴冷、阴雨、举重等因而发作，发则胀大，使人腰背挛急，身体恶寒，骨节沉重，很符临床所见。

养生方导引法，原文见于《太清导引养生经·王子乔八神导引法》第二十二条。全文可以分为两段，第一段从开首至主治证，是针对㿗病立法的。取仰卧位，伸直两足，以两手捻胞所在，令赤如油囊裹丹，有引气集中于局部，流走气血，温经去寒，以治㿗病的作用，其功很易理解。第二段从"腹中热"以下，是吐纳兼以咽气，以治腹中热与不热病情的。文字与前虚劳里急候养生方导引法（即〈79〉条）略同。重出于此，是顾及㿗病兼有腹中里急，或寒或热的病情，可参前〈79〉条解释。

一四三、诸痔候养生方及养生方导引法

（原书卷三十四痔病第一候）

诸痔者，谓牡痔、牝痔、脉痔、肠痔、血痔也。其形证各条如

后章[一]。又有酒痔、肛边生疮,亦有血出。又有气痔,大便难而血出,肛亦出外,良久不肯入。

诸痔皆由伤风[二],房室不慎,醉饱合阴阳,致劳扰血气,而经脉流溢,渗漏肠间,冲发下部。有一方而治之者,名为诸痔,非为诸病共成一痔。痔久不瘥,变为瘘也。其汤熨针石,别有正方,补养宣导,今附于后。

养生方云:忍大便不出,久作气痔。⑪

养生方导引法云:(1)一足踏地,一足屈膝,两手抱犊鼻下,急挽向身,极势。左右换易四七。去痔、五劳、三里气不下。〈275〉

(2)又云:踞坐,合两膝,张两足,不息两通[三]。治五痔。〈276〉

(3)又云:两手抱足,头不动,足向口面[四]受气,众节气散,来去三七。欲得捉足[五],左右侧身,各各[六]急挽,腰不动。去四肢、腰上下髓内冷,血脉[七]冷,筋急闷,痔。〈277〉

(4)又云:两足相踏,向阴端急蹙,将两手捧膝头,两向极势,捺[八]之二七,竟,身侧两向取势,二七;前后努腰七。去心劳,痔病。〈278〉

校注

[一] 章:原作"竟",形近之误,据宋本改。

[二] 伤风:《圣惠方》卷六十治五痔诸方作"伤于风湿",义长。

[三] 两通:本书卷二十九鼻生疮候养生方导引法作"五通",义长可从。

[四] 面:原无,据本书卷二十二筋急候养生方导引法第(1)条补。

[五] 足:原无,据本书卷二十二补。

[六] 各:原书不重,据本书卷二十二补。

[七] 脉:原无,据本书卷二十二补。

[八] 捺:原作"捧",形近之误,据本书卷三虚劳候养生方导引法第(6)条改。

语译

养生方导引法说:(1)语译见前虚劳候养生方导引法第(9)条(即〈73〉条)。

(2)语译见前鼻生疮候养生方导引法(即〈257〉条)。

(3)语译见前筋急候养生方导引法第(1)条(即〈221〉条)。

(4)语译见前虚劳候养生方导引法第(6)条(即〈70〉条)。

按语

痔病是临床上的常见病、多发病。这里分为五痔,并加酒痔、气痔,为本病的早期分类法,后世已少沿用。其论病因,谓由伤于风湿,房室不慎,醉饱合阴阳等,着重责之肾与风湿,尚有参考价值。

养生方导引法第(1)条,取踞坐姿式导引,踞坐后又一足踏地,一足屈膝,两手抱住屈膝的犊鼻下,急速挽起靠拢身体,尽量用力抱紧,而后又放松,如此一抱一松;再左右换足,如上运动,各做四七二十八次。这种方法,重点在于下焦,踞坐则引气下沉,填实下焦。抱膝向身,一抱一松,左右换易,又是发动肾气,助其开阖。肾主下焦,司二阴,并主开阖。肾气能充,开阖有常,则痔病之多便艰,又易出血,开阖失司的病情,当然亦能够随之而愈。其治五劳、三里气不下,抓住肾气的根本,都能见功(参阅〈73〉条按语)。

养生方导引法第(2)条,亦取踞坐姿式导引行气,合两膝,张两足,亦是补肾而开阖下焦的,与上条用意略同。尽管方法中有一抱一松与一张一合之异,这正反映了异曲同工之妙。不过,这里张两足,又有散气散邪作用;而且兼用不息式行气法,寓闭气攻病意义,内容更充实(参阅〈257〉条按语)。

养生方导引法第(3)条,亦取踞坐姿式导引行气,跪坐而以两手抱足,并且抓住两足,把上身往左右两侧摇摆,此时两手两足两肩各处还要一齐用力,使摇摆有劲;但腰部不能转动,是平面的倾侧,如此三七二十一次。而后回复踞坐势,仍两手抱足,头不动,保持上身正直,举起足趾朝上向口面,意念受气行气,并从各支节散气,全身放松。此法较以上二条复杂,但踑坐是相同的;而抱足左右摇摆,亦是一抱一松和一合一张的类同形式,不过动的程度加大了,遍及上半身。其意念从足趾受气散气,又为不息行气的另一种形式。这在补肾气,开阖下焦,更增添一个方法。而治痔之功又是一致的(参阅〈221〉条按语)。

养生方导引法第(4)条,取平坐姿式导引,一法前后三式。先是平坐于地,两足相踏,急速向会阴收缩,这是使臀足坐稳坐实,亦是收摄肾气,填实下焦,尤于治痔,有直达病所作用。将两手捧膝头,两向极势,捺之二七,亦是一种开阖肾气的方法,与前三条互勘,治痔的功用仍是一致的。而后又上身向左右摇摆,又向前后挺胸努腰,由两膝发展到上身,由捧捺发展到左右前后,由坐地而逐步扩大运动,其升引肾气,有散有收,交通上下之功,颇为显著。心为一身之主,又须水上火下,才致神明,才能既济,此法却能著其妙用,所以又能去心劳;其治痔病,就更易理解了(参阅〈70〉条按语)。

以上4条,为治痔的一组导引行气法,均取踑坐、平坐式行功。对痔病之在下部,针对性很强。两手抱犊鼻下,急挽向身;合两膝,张两足;两手抱足,左右侧身;两手捧膝头,两向极势捺之等,四种方式不同,但斡旋肾气,助其开阖,则是一致的,可以交替或配合应用,增进疗效。至于行气,或不息吐纳,或意念受气散气,虽各有重点,亦可以交互参合。经文4条,分散在虚劳、鼻生疮、筋急三种病候,固然各有所宜;但集中于此,汇而观之,更见治痔方法较多,而且各有妙用。

一四四、诸恶疮候养生方及养生方导引法

(原书卷三十五第三候)

诸疮生身体,皆是体虚受风热,风热与血气相搏,故发疮。

若风热挟湿毒之气者,则疮痒痛㶿肿,而疮多汁,身体壮热,谓之恶疮也。其汤熨针石,别有正方,补养宣导,今附于后。

养生方云:(1)铜器盖食,汗[一]入食,发恶疮、内疽也。⑬

(2)又云:醉而交接,或致恶疮。⑭

(3)又云:饮酒热未解,以冷水洗面,令人面发[二]恶疮;轻者皶皰。⑮

(4)又云:五月五日,取枣叶三升,井华水捼取汁,浴,永不生恶疮。⑯

(5)又云:井华水和粉洗足[三],不病恶疮。⑰

(6)又云:五月一日、八月二日、九月九日、十月七日、十一月四日、十二月十三日,沐浴,除恶疮。⑱

养生方导引法云:龙行气,低[四]头下视,不息十二通。愈风疥、恶疮,热不能入。〈279〉

校注

[一]汗:原作"汁",缺笔之误,据本书卷三十二疽候养生方、《医心方》卷十七第四改。

[二]人面发:原无,据本书卷二十七面皰候、《医心方》补。

[三]足:《医心方》作"之"。

[四]低:原作"叩",据《太清导引养生经·宁先生导引法》改。

语译

养生方导引法说:龙行气方法,取蹲踞姿式导引行气,身体下蹲,低头向下看,安心宁神,专意念气,进行不息式吐纳法一十二通。这种方法,能够治愈风疥、恶疮等病,并使湿热邪毒,不能侵入于内。

按语

恶疮,是诸疮病中的凶险证候,因为体虚受风热,并挟有湿毒之邪。其证疮面痒痛㶿肿,而且脂水很多,身体壮热,变化快而病情重,所以称为恶疮。

养生方导引法,见于《太清导引养生经·宁先生导引法》。

取蹲踞式行功,并且低头下视,能引气下行,亦有降火作用。不息式行气,更含闭气攻病之意。合而用之,泻火泄毒,使邪有出路,则湿热毒气,非但不会内陷,而且转向痊愈了。

一四五、癣候养生方

(原书卷三十五第九候)

癣病之状,皮肉隐胗如钱文[一],渐渐增长,或圆或斜,痒痛,有匡郭[二],裹生虫,搔之有汁。此由[三]风湿邪气,客于腠理,复值寒湿,与血气相搏,则血气否涩,发此疾。

按九虫论云:蛲虫在人肠内,变化多端,发动亦能为癣,而癣内实有虫也。

养生方云:夏勿露面卧[四],露下堕面上[五],令面[六]皮厚,及喜成癣。⑲

校注

[一] 皮肉隐胗如钱文:隐胗即"隐疹"。谓患处皮肉隐疹粗糙,犹如钱币表面所铸的花纹。文,古"纹"字。

[二] 匡郭:边框。喻癣与正常皮肤间有明显的界限。

[三] 由:原作"肉",形近之误,据《外台》卷三十二癣疮方、周本改。

[四] 夏勿露面卧:《医心方》卷十七第二作"夏不用屋而露面卧"。

[五] 上:原无,据本书卷二头面风候养生方第3条、《医心方》补。

[六] 令面:原无,据本书卷二、《医心方》补。

一四六、疥候养生方导引法

(原书卷三十五第二十候)

疥者,有数种,有大疥[一],有马疥,有水疥,有干疥,有湿疥。

多生手足,乃至遍体。大疥者,作疮,有脓汁,焮赤痒痛是也。马疥者,皮肉[二]隐嶙起[三],作根墌[四],搔之不知痛[五]。此二者则重。水疥者,痦瘰[六]如小瘭浆,摘破有水出。此一种小轻。干疥者,但痒,搔之皮起,作干痂。湿疥者,小疮[七]皮薄,常有汁出。并皆有虫,人往往以针头挑得,状如水内痟虫。此悉由皮肤受风邪热气所致也。

按九虫论云:蛲虫多所,变化多端,或作痟、疥、痔、瘘,无所不为。其汤熨针石,别有正方,补养宣导,今附于后。

养生方导引法云:龙行气,低[八]头下视,不息十二通。愈风疥、恶疮,热不能入。〈280〉

校注

[一]大疥:《圣惠方》卷六十五治一切疥诸方作"火疥"。下同。

[二]肉:周本作"内"。

[三]嶙(lín　林)起:突出;突起。在此状形疥疮处皮肉突起貌。

[四]根墌:根基。《集韵》:"墌,筑土为基。"

[五]痛:此下《圣惠方》有"痒"字。

[六]痦瘰:此上《医心方》卷十七第三、《圣惠方》有"作"字。

[七]小疮:此上《医心方》有"起"字;《圣惠方》有"作"字。

[八]低:原作"叩",据《太清导引养生经·宁先生导引法》改。

按语

本候相当于疥证概论,对疥之分证命名和各自症状,以及病因、病机等,作了全面的叙述,亦符于临床所见。其养生方导引法的语译、功法、意义,可参阅前条诸恶疮候所论。

一四七、卒被损瘀血候养生方导引法

(原书卷三十六腕伤病第三候)

夫有瘀血者,其人喜忘,不欲闻物声。病人胸满,唇萎舌青,口燥,但欲漱水不欲咽,无热[一],脉微大来迟,腹不满,其人言我腹满,为有瘀血。汗当出不出,内结亦为瘀血[二]。病人胸满,口干、髀痛、渴,无寒热,为有[三]瘀血。腹满,口燥不渴,唾如浆状,此有留血尔。

从高顿仆[四],内有血,腹胀满。其脉牢强者生,小弱者死。得笞掠[五],内有结血。脉实大者生,虚小者死。其汤熨针石,别有正方,补养宣导,今附于后。

养生方导引法云:(1)端坐伸腰,举左手,仰掌,以右手承右胁,以鼻内气,自极,七息。除瘀血、结气。〈281〉

(2)又云:鼻内气[六],口闭自[七]极,七息。除两胁下积血气。〈282〉

(3)又云:端坐伸腰,举左手,右手承右胁,鼻内气七息,除瘀血。〈283〉

(4)又云:端坐,右手持腰,鼻内气七息,左右戾头[八],各三十止。除体瘀血,项颈痛。〈284〉

(5)又云:双手搧腰,手指相对向,尽势,前后振摇二七。又,将手大指向后,极势,振摇二七。不移手,上下对,与气下尽势,来去三七。去云门、腰、掖血气闭塞。〈285〉

校注

[一] 热:此上《金匮要略》第十六有“寒”字。

[二] 血:原无,据《脉经》卷八第十三补。

[三] 有:原作“弱”,误,据宋本、正保本、周本改。

[四] 顿仆:倒扑;摔倒在地。在此指摔跌致伤。

[五] 笞(chī 痴)掠:以竹板打人脊背或臀腿的一种刑罚。笞,竹板。掠,拷打。

[六] 气:原无,据本书卷二十八目风泪出候养生方导引法第(5)条补。

[七] 自:原作“有”,形近之误,据本书卷二十八改。

[八] 戾(lì 丽)头:谓头部向下屈曲转动。戾,曲也;转也。

语译

养生方导引法说:(1) 语译见前结气候养生方导引法第(2)条(即〈140〉条)。

(2) 又说:取端坐伸腰姿式导引行气,身体下蹲,虚坐于两足跟上,伸直腰部,头目平视,安心宁神,舌抵上腭,专意念气,以鼻纳气,五息六息,闭口不使息出,达到极度,而后微微呼出,如此为一息,连续七息。最后静息收功。这种方法,能够除去两胁下的瘀血和积气。

(3) 本条是前第(1)条的重文,不译。

(4) 又说:取端坐姿式导引行气,身体下蹲,虚坐于两足跟上,以右手托住腰部,安心宁神,舌抵上腭,专意行气。以鼻徐徐纳气,五息六息,又微微呼气,如此连续七息。而后回复端坐,又向下屈曲头部,往左复往右,各转动30次而止,最后静息收功。这种方法,能够去除身体各处的瘀血,颈项疼痛。

(5) 又说:取站立姿式导引行气,而重点是按摩,一法三式。正身站立,两目轻闭,安心宁神,舌抵上腭,闭口微息。而后以双手按摩揉搦腰部,手指对称相向,尽量利用手指功力,按摩时向前向后,又推又拿,活动二七一十四次。再反转两手,将大拇指向后,四指向前,尽量利用手指功力,又向前向后,又推又拿,活动二七一十四次。最后手放原位不移,而是上下相对推拿,并意念领气下行,散气使尽,如此亦上下来去三七二十一次。静息收功。这种方法,可以祛除云门、腋下、腰部的血气闭塞,瘀滞不行诸症。

按语

卒被损伤瘀血候,主要是论瘀血证。这里叙证,较《金匮要略》所论,更加详备,是古医书中,瘀血资料最丰富的。内容可分六段,第一段,从原文开首至"其人言我腹满,为有瘀血",是瘀血证的概述;第二段,指出汗当出不出,邪热内结,迫于血分,亦形成瘀血;第三段,分析证如外感热病,但无寒热,亦为瘀血;第四段,辨别内伤燥湿不和,亦是内有留血;第五、六段,诊断从高顿仆和得笞掠瘀血证的预后吉凶。题名虽为卒被损瘀血,而实际上已经概有临床上瘀血证的常见病情。至于导引行气按摩方法,亦为此病提供了许多处理门径。

养生方导引法第(1)条,取端坐伸腰姿式导引行气,端坐伸腰,有引气下行,归于丹田,又通行肾气的作用。举左手仰掌,以右手承右胁,是升降阴阳之气,并有守住病位之意。鼻纳鼻呼,自极七息,纳新吐故,兼寓闭气攻病之功。如此丹田之气上升,左右之气顺畅,并能以气攻病,气行则结散,气通则血亦自行,所以能治瘀血、结气等症(参阅〈140〉条按语)。

养生方导引法第(2)条,亦取端坐伸腰姿式行功,重点是行气。以鼻纳气,闭口自极,不使息出,其闭气攻病的用意更明显。治疗两胁下积血气,亦更易理解;若与前条举左手仰掌,以右手承右胁导引相配合,则疗效亦当更佳。

养生方导引方第(4)条,亦取端坐,并右手持腰姿式行功,与第(1)条略同;但增加了左右戾头各三十的运动。头为一身之巅,颈椎又为脊椎的上端,在此运动,有以上统下之意;而且是先行气,后导引,有行气以通络,从内以达外的作用,所以能除身体各部位的瘀血。至于治疗项强痛,运动就在局部,见功更易理解。

养生方导引法第(5)条,取站立姿式导引按摩,一法三式。重点在于腰部,正是一身之半。腰以上天气主之,腰以下地气主之;天气下降,地气上升,又为一身之气交通的枢纽。在此前后上下按摩,运气、散气、下气,自有活动痹阻,交通上下一身之气的作用。其去上部的云门、两腋和腰部的血气闭塞,完全从下而消散,机理很易了解。而且不仅按摩,还与意念行气相配合,则疗效自当更佳。

以上4条,为瘀血证的一组导引行气法,位势均取端坐或站立,用意即在升降气机。举左手,承右胁,治两胁之病;左右戾头,治体瘀颈项病;按搦腰部,治腰以上病,使之从下散,各有理致可寻。而总的精神亦很明确,行气、闭气以祛瘀,不是见血治血;导引行气以除痹着,亦不是见痛治痛。临床见解高明,方法亦是因病制宜,简要易行的。

一四八、月水不调候养生方

(原书卷三十七第十九候)

妇人月水不调,由劳伤气血,致体虚受风冷,风冷之气客于胞内,伤冲脉、任脉,损手太阳,少阴之经也。冲任之脉,皆起于胞内,为经络之海。手太阳小肠之经,手少阴心之经,此二经为表里,主上为乳汁,下为月水。然则月水是经络之余,若冷热调和,则冲脉、任脉气盛,太阳、少阴所主之血宣流,以时[一]而下。若寒温乖适,经脉则虚,有风冷乘之,邪搏于血,或寒或温,寒则血结,温则血消[二],故月水乍多乍少,为不调也。

养生方云:病忧悲泣哭,以令阴阳结气不和,故令月水时少时多,内热苦渴,色恶,体肌枯,身重。⑳

校注

[一] 以时:《圣惠方》卷七十二治妇人血水不调诸方作"依时"。

[二] 消:散也。

一四九、漏下候养生方

(原书卷三十八第三十三候)

漏下者,由劳伤血气,冲任之脉虚损故也。冲脉、任脉为十二经脉之海,皆起于胞内。而手太阳小肠之经也,手少阴心之经也,此二经主上为乳汁,下为月水。妇人经脉调适,则月水以时,若劳伤[一]者,以冲任之气虚损,不能制其经脉,故血非时而下,淋沥不断,谓之漏下也。

养生方云:怀娠未满三月,服药自伤下血,下血未止而合阴阳,邪气结,因漏胎[二]不止,状如腐肉,在于子脏,令内虚。⑫

校注

[一]伤:原作"復",形近之误,据宋本、《圣惠方》、正保本改。

[二]漏胎:胎原作"治",形近之误,据湖本改。漏胎,即胎漏,谓妊娠时下血。

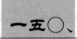

一五〇、漏下[一]五色俱下候养生方

(原书卷三十八第三十四候)

漏下之病,由劳伤血气,冲任之脉虚损故也。冲脉、任脉为经脉之海,起于胞内。手太阳小肠之经也,手少阴心之经也,此二经之血,主上为乳汁,下为月水。冲任之脉虚损,不能约制其经血,故血非时而下,淋沥成漏也。五脏皆禀血气,虚则淋沥漏下[二],致五脏伤损。五脏之色随脏不同,若五脏皆虚损者,则漏五色,随血而下。

养生方云:夫妇自共诤讼[三],讼意未和平,强从[四],子脏闭塞,留结为病,遂成漏下,黄白如膏。⑫

校注

[一]下:原无,据宋本补。

[二]漏下:下字原无,据《圣惠方》卷七十三治妇人漏下五色诸方补。

[三]诤讼:联绵字,在此犹言争吵。

[四]强从:在此隐指强行交合。

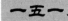

一五一、无子候养生方导引法

(原书卷三十八第五十一候)

妇人无子者,其事有三也。一者坟墓不祀,二者夫妇年命相

克,三者夫病妇疹[一],皆使无子。其若是坟墓不祀,年命相克,此二者,非药能益。若夫病妇疹,须将药[二]饵,故得有效也。然妇人挟疾无子,皆由劳伤血气,冷热不调,而受风寒,客于子宫,致使胞内生病,或月经涩闭,或崩血带下,致阴阳之气不和,经血之行乖候,故无子也。

诊其右手关后尺脉,浮则为阳,阳脉绝,无子也。又脉微涩[三],中年得此,为绝产。少阴脉如浮紧,则绝产。恶寒,脉尺寸俱微弱,则绝嗣不产也。其汤熨针石,别有正方,补益吐纳,今附于后。

养生方导引法[四]云:吸月精,月初出时,月中,月[五]入时,向月正立[六],不息八[七]通。仰头吸月光精,八咽之。令人阴气长。妇人吸之,阴气[八]益盛,子道通。阴气长,益精髓脑。少小者,妇人至四十九已还[九],生子断绪[十]者,即有子。久行不已,即成仙矣。〈286〉

校注

[一]疹:即病。

[二]药:原无,据《圣惠方》卷七十治妇人无子诸方补。

[三]脉微涩:《脉经》卷九第四作"脉微弱而涩",此下并有"年少者得之,为无子"二句。

[四]导引法:原无,据《太清导引养生经·宁先生导引法》补。

[五]月中,月:原作一个"日"字,文有误脱,据《太清导引养生经》改补。

[六]向月正立:此下《摄生纂录·食日月精法》有"展两手"一句,义长可从。

[七]八:《摄生纂录》作"九"。下一个"八"字同。

[八]气:《太清导引养生经》作"精"。

[九]还:此上原有"上"字,衍文,今删。

[十]断绪:断绝子绪。在此指妇女多年不孕。

语译

养生方导引法说：吸月光精方法，选择在月亮初出和月亮中天以及月入的三个时间，面向月亮，正身站立，展开两手，放松身体，进行不息式吐纳，连续八通，而后仰起头面，吸纳月光精华，亦连续八次咽下。这种方法，能够使人阴气增长。尤其妇人吸月光精华，则阴气更加旺盛，子道畅通，能够生育。上文所讲的长阴气，主要是指补益精、髓与脑。如果是少小发育不良，或者妇人年至49岁以前，还不能生子，而有断宗的忧患，运用这种方法，即能有子。如果坚持去做，从不间断，则阴精充沛，就能成仙。

按语

无子候，责之"夫病妇疹"，论点大胆而正确。封建流毒，无子往往归咎于妇人，而实际不育证是男女都有的。《病源》作者能够实事求是，殊可称赞。妇女不育，由于劳伤血气，冷热不调，而受风寒，客于子宫，致使胞内生病，这亦是临床上多见病情。但目前医疗条件大大改善了，多作妇科检查，更能从早确诊，及时治疗。

养生方导引法，运用吸月光精方法，原文见于《太清导引养生经·宁先生导引法》，而文字从"阴气长，益精髓脑"以下，是《病源》作者补充的，解释上文"令人阴气长"的具体所指，以及治疗妇人无子的效用。吸月光精与吸日精光，均见于宁先生导引法，而元刊本一称养生方导引法，一称养生方，明显有误，兹为统一起见，均称作养生方导引法，符于原貌。吸月光精和吸日精光与服食日月光芒略同，亦属于服气法中的一个内容。服气时尚有一些具体要求，参阅导论中有关部分，和〈128〉条〈189〉条按语。

一五二、月水不通无子候养生方

（原书卷三十九第五十三候）

月水不通而无子者，由风寒邪气客于经血。夫血得温则宣流,得寒则凝结,故月水不通。冷热血结,搏子脏而成病,致阴阳之气不调和,月水不通而无子也。

月水久不通,非止令无子,血结聚不消,则变为血瘕,经久盘结成块,亦作血癥[一]。血水相并,津液壅涩,脾胃衰弱者,水气流溢,变为水肿。如此难可复治,多致毙人。

养生方云:少时若[二]新产后,急带[三]举重,子阴挺出或倾邪,月水不泻,阴中激痛,下塞[四],令人无子。⑫⑬

校注

[一]癥:原作"瘕",文义不洽,据《圣惠方》卷七十二治妇人月水不通无子诸方改。

[二]若:犹"或"也。

[三]急带:谓束缚腰带过紧。急,紧;紧缩。

[四]塞:周本作"寒"。

按语

文中提出,妇人月经不调,经闭等,为不孕证的重要因素,此论甚确。后人据此,立调经种子之说,明确妇人孕育,以血为本,经调则血气和畅,阳施阴成,是以有子。文中并论证,月水久不通,非但无子,更能发展至为瘕为癥,甚至变为水肿,均切于临床,是颇有阅历之言。

本候引养生方"子阴挺出或倾斜"之论,是现存医书中有关阴挺病的早期记载。该病包括现在所知的子宫脱垂、阴道壁膨出、阴痔等疾病。"少时或新产后急带举重",确为该病的重要而常见的因素,此后本书卷四十的阴下脱候尚有"子脏虚冷"、"因产而用力喔气"等因,汇而观之,则对于阴挺的病情,认识就更全面。

一五三、结积无子候养生方

(原书卷三十九第五十六候)

五脏之气积,名日积,脏积之生,皆因饮食不节,当风取冷过度。其子脏劳伤者,积气结搏于子脏,致阴阳血气不调和,故病结积而无子。

养生方云:月水未绝,以合阴阳,精气入内,令月水不节,内生积聚,令绝子,不复产乳^[一]。⑫

校注

[一]产乳:犹言产子。乳,生子。

一五四、乳痈候养生方

（原书卷四十第一二九候）

肿结皮薄以泽,是痈也。足阳明之经脉,有从缺盆下于乳者。劳伤血气,其脉虚,腠理虚,寒客于经络,寒搏于血,则血涩不通,其气^[一]又归之,气积不散,故结聚成痈者。痈气不宣,与血相搏,则生热,热盛乘于血,血化成脓;亦有因乳汁蓄结,与血相搏,蕴积生热,结聚而成乳痈。

年四十已还,治之多愈;年五十已上,慎,不当治之,多死;不治,自当终年。又,怀娠发乳^[二]痈肿及体结痈,此无害也。盖^[三]怀胎之痈,病起阳明,阳明胃之脉也,主肌肉,不伤脏,故无害。

诊其右手关上脉,沉则为阴,虚者则病乳痈。乳痈久不瘥,因变为瘘。

养生方云:热食汗出,露乳伤风,喜发乳肿,名吹乳,因喜作痈。⑫

校注

[一]气:原作"血",误,据以下疽发乳候、《圣惠方》卷七十一治妇人乳痈诸方、宋本改。

[二]发乳:即"乳发",为乳痈之别名。有时亦作乳部痈疽之总称。

[三]盖:原作"兼",文义不通,据《圣惠方》、周本改。

一五五、乳结核候养生方导引法

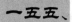

（原书卷四十第二三二候）

　　足阳明之经脉，有从缺盆下于乳者，其经虚，风冷乘之，冷折于血，则结肿。夫肿热则变败血为脓，冷则核不消。又重疲劳，动气而生热，亦㷀烊[一]。其汤熨针石，别有正方，补养宣导，今附于后。

　　养生方导引法[二]云：跂踞，以两手从曲脚内入，据地，曲脚加其上，举尻。其可用行气。愈瘰疬乳痛[三]。交两脚，以两手从曲脚极捖[四]，举十二通。愈瘰疬乳痛也。〈287〉

校注

　　[一] 㷀（xīn　欣）烊（yàng　炀）：《圣惠方》卷七十一治妇人乳结核诸方作"㷀痒"。㷀烊，谓㷀肿并有烧灼感疼痛。烊同"炀"。

　　[二] 导引法：原无，据本书卷三十四瘰疬瘘候、周本补。

　　[三] 痛：《外台》卷二十三寒热瘰疬方养生方导引法作"痈"。

　　[四] 极捖（wán　完）：极力摩擦。《玉篇》："捖，摩切也。"

语译

　　养生方导引法，语译见前瘰疬瘘候养生方导引法（即〈273〉条）。

按语

　　乳结核、以乳房结核肿块为主证，病情是"冷则核不消"；亦有重因疲劳，动气生热，而㷀肿灼痛的，但与乳痈不同，论证很具体。

　　养生方导引法，跂踞而交两脚，能引气入丹田，又交通阴阳之气；两手极捖而据地，是将两手摩擦发功，把全身力点移到在手上，使能支撑身体，并把曲脚加于其上。举尻十二通，又是下引丹田之气,还上至手至胸至项,扶正祛邪,温经散结,机理与治疗瘰疬相同。这种导引行气,难度较大,而发挥的作用,温经散结,效果亦更大,所以能治乳结核比较顽固的病(参阅〈273〉条按语)。

一五六、逆产[一]候养生方

(原书卷四十三难产病第三候)

逆产者,初觉腹痛,产时未至,惊动伤早,儿转未竟,便用力产之,则令逆也。或触犯禁忌所为[二]。故产处及坐卧,须顺四时方面,并避五行禁忌,若触犯,多致灾祸。

养生方云:妊娠大小便,勿至非常之去处,必逆产杀人也。⑫

校注

[一]逆产:指臀位、膝位、足位等难产证候。

[二]所为:原无,文义未完,据前横产候、《医心方》卷二十三第十补。

《病源》养生导引功法

　　《诸病源候论》的养生方导引法,有特殊成就,这是人所共知的,但在历史上很少有人专题研究,尤其对功法的探讨分析,资料缺如。其实,导引功法,有她本身的特殊规律;方法与主治证候之间,亦有她的一定关系;即在如许方法中间,亦有她的学术渊源与流派发展。这些问题,在这次校释中是看到了,亦做了很多工作,是有所突破的。但还可深入研究下去,使之形成一门有系统,有规律,具有独特性和时代气息的专门学问。在这一点上,前人亦是有所发现,如明代胡文焕先生校刊的《养生导引法》(不著撰人姓氏),但仅是《病源》中的原文罗列,补充了一些《太清导引养生经》等内容,而未能在上述诸方面深入研究。近人廖平先生所辑的《巢氏病源补养宣导法》,工作仅及其半,哲人已逝。曹炳章先生复加辑佚,收入《中国医学大成》,亦仅是照抄《病源》之文,未作任何加工。足见此事的艰巨性和迫切性。这里虽然完成了校释研究一稿,但尚需进一步的整理研究,创新一格,由于精力和时间的限制,这里只能将此文中的原文分类提出,希望同道和有志之士,共同来玉成此举,在前人养生导引资料中,绽出新葩,能继承,又大发扬,企予望之。

　　原文大体从形体部位分类,所谓“卧—坐—立”,更从内容相近的加以排列,(不拘编码次第),并在原文字里行间,略补行功姿式,和功法的衔接处,加以夹注,以括弧括出,以备研究时获得启发,看到线索。这亦是拳拳之心,提供一些识途老马之忱。

导引头项

〈15〉(立),一手长舒,令掌仰;一手捉颏,挽之向外,一时极势,二七;左右亦然。手不动,两向侧极势急挽之,二七。去颈骨急强,头风脑旋,喉痹,肩内冷注,偏风。

〈30〉(立),缩咽髆内,仰面,努肩井向上,头左右两向挪之,左右三七。一住,待血行气动定,然始更用。初缓后急,不得先急后缓。若无病人,常欲得旦起、午时、日没三时而用,辰别二七。除寒热病,脊、腰、颈项痛,风痹,口内生疮,牙齿风,头眩尽除。

〈46〉解发东向坐,握固,不息一通,举手左右导引,手掩两耳。治头风,令发不白。以手复捋头五,通脉也。

〈47〉端坐伸腰,左右倾头(倾侧),闭目,以鼻纳气,自极,七息止。除头风。

〈51〉(立),叉两手头后,极势,振摇二七;手掌反复按之,二七;头欲得向后仰之,一时一势,欲得倾斜四角,急挽之三七。去头、腋、肩、肘风。

〈60〉(立或正坐),还向反望,侧望,不息七通。治咳逆、胸中病,寒热癫疾,喉不利,咽干噎塞。

〈103-2〉(立),头向下,努手长舒向背上,高举手向上,共头渐渐五寸,一时极势;手还收向心前,向背后,去来和谐,气共力调,不欲气强于力,不欲力强于气,二七。去胸背前后筋脉不和,气血不调。

〈115〉坐地,举手交项上,相握自极,治胁下痛。坐地,交两手著不周遍,握当挽(手与项相争,极势,放松)。久行,实身如金刚,令息调长,如风云如雷。

〈138〉(立),两手交叉颐下,自极。利肺气,治暴气咳。以两手交颐下,各把两颐脉(两侧颈动脉),以颐句交中,急牵来著喉骨,(按摩揪捺)自极,三通。致补气充足。治暴气、上气,马喉等病。令气调长,音声弘亮。

〈254〉卧,引为三,以手爪项边脉五通,令人目明。卧正偃,头下却亢引三通,以两手指爪项边大脉为五通。除目暗患。久行,令人眼夜能见色;为久不已,通见十方,无有剂限。

〈256〉东向坐,不息三通,手捻鼻两孔,治鼻中患。交脚踑坐,治鼻中患,通肺痈疮,去其涕唾,令鼻道通,得闻香臭。久行不已,彻闻十方。

〈285〉端坐,右手持腰,鼻内气七息,左右戾头各三十止。除体瘀血,项颈痛。

导引上肢

〈9〉立,身上下正直,一手上托,仰手如似推物势;一手向下,如捺物,极势。上下来去,换易四七。去肩内风,两肩井内冷血,两腋筋脉挛急。

〈14〉(立),左右拱两臂,不息九通。治臂足痛,劳倦,风痹不随。

〈32〉蹲坐,身正头平,叉手安颏下,头不动,两肘向上振摇,上下来去七七。亦持手三七,放纵身心。去乳房风冷肿闷,鱼寸不调,日日损。

〈41〉(立),身平正,舒两手向后,极势,屈肘向后,空捺四七。转腰,垂手向下,手掌四面转之。去臂内筋急。

〈42〉(立),两手长舒,合掌向下,手高举与肩齐,极势,使肩闷痛,然始上下摇之,二七。手下至髀,还,上下缓急。轻手前后散振七。去肩内风冷疼,日日消。双手前托,努手合掌向下。

〈43〉(立),两手掌倒托两肩井前,极势,上下傍两腋,急努振摇,来去三七,竟,手不移处,努两肘向上,急势,上下振摇二七;

欲得拳两手七,因相将三七。去项、肩筋脉急劳。

一手屈拳向后左,一手捉肘头向内挽之,上下一时尽势;屈手散放,舒指三,方转手,皆极势四七。调肘、肩骨筋急强。

两手托向上极势,上下来去三七;手不动,将两肘向上极势七;不动手肘臂,侧身极势,左右回三七。去颈骨冷气风急。

〈65〉(正坐),两手托两颊,手不动,搂肘使急,腰内亦然,住定。放两肘头向外,肘、肩、腰散气尽势,大闷始起,来去七通,去肘、臂劳。

〈66〉(正坐),两手抱两乳,急努,前后振摇,极势,二七。手不动摇,两肘头上下来去三七。去两肘内劳损,散心向下,众血脉遍身流布,无有壅滞。

〈80〉(立),双手舒指向上,手掌从面向南,四方回之,屈肘上下尽势,四七;始放手向下垂之,向后双振,轻散气二七;上下动两肩,二七。去身内、臂、肋疼闷。渐用之,则永除。

〈83〉端坐,伸腰,举右手,仰其掌;却左臂,覆左手。以鼻内气,自极七息,息间稍顿左手。除两臂背痛。

〈139〉端坐,伸腰,举左手,仰其掌;却右臂,覆右手。以鼻内气,自极,七息;息间稍顿右手。除两臂背痛,结气。

〈140〉端坐,伸腰,举左手,仰掌,以右手承右胁。以鼻内气,自极,七息。除结气。

〈210〉端坐,伸腰,举右手,仰掌,以左手承左胁。以鼻纳气,自极,七息。所除胃寒,食不变,则愈。

〈118〉端坐,伸腰,徐以鼻内气,以右手持鼻,闭目吐气。治伤寒头痛洗洗,皆当以汗出为度。

〈159〉偃卧,直两手,捻左右胁。除大便难,腹痛,腹中寒。口内气,鼻出气,温气咽之,数十,病愈。

〈105〉(立),一手向上极势,手掌四方转回,一手向下努之。合手掌努指，侧身欹形；转身向似看，手掌向上，心气向下，散适，知气下缘上，始极势，左右上下四七亦然。去肩井，肋，腰脊闷。

〈191〉（端坐伸腰），以左手按右胁，举右手极形。除积及老血。

〈225〉（立），双手反向托腰，仰头向后努急（一仰一还）。手托处不动，展两肘头相向，极势，（放松。各）三七。去两臂肩筋急，冷血，咽骨掘弱。

〈230〉（立），两手交托两肩头面（前），两肘头仰上极势，身平头仰，同时取势，肘头上下三七摇之。去肩肘风注，咽项急，血脉不通。

〈193〉端坐伸腰，直上，展两臂，仰两手掌。以鼻内气，闭之自极，七息，名曰蜀王乔。除胁下积聚。

导引下肢

〈2〉（仰卧），仰两足趾，五息止。引腰背痹，偏枯，令人耳闻声。常行，眼耳诸根，无有罣碍。

〈7〉（踞），两手抱左膝，着膺。除下重，难屈伸。

〈52〉（踞），以两手抱右膝，着膺。除风眩。

〈8〉踞，伸右脚，两手抱左膝头，伸腰，以鼻内气，自极，七息，展右足着外。除难屈伸拜起，胫中疼痹。

〈10〉踞，伸左脚，两手抱右膝，伸腰，以鼻内气，自极，七息，展左足着外。除难屈伸拜起，胫中疼痹。

〈11〉（偃伏），极力左右振两臀，不息九通，愈臀痛，劳倦，风气不随。振两臀者，更互蹁蹋，犹言蹩。九通中间，偃伏皆为之，名虾蟆行气。久行不已，愈臀痛，劳倦，风气不随，不觉痛痒，作种种形状。

〈17〉偃卧，展两胫两手，足外踵，趾相向。以鼻内气，自极，七息。除死肌，不仁，足寒。

〈18〉（偃卧），展两足，上。除不仁，胫寒之疾也。

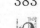

〈82〉偃卧，展两足趾右向，直两手身旁，鼻内气，七息。除骨痛。

〈93〉(偃)卧，展两胫，足十趾相柱，伸两手身旁，鼻内气，七息。除两胫冷，腿骨中痛。

〈97〉偃卧，展两胫，两足趾左向，直两手身旁，鼻内气，七息。除死肌及胫寒。

〈21〉偃卧，以右足踵拘左足拇趾，以鼻内气，自极，七息。除风痹。

偃卧，以左足踵拘右足拇趾，以鼻内气，自极，七息。除厥痹。又除癖逆气〈142〉。

两手更引足跗置膝上。除体痹。

〈23〉踞，伸腰，以两手引两踵，以鼻纳气，自极，七息，以两手布两膝头。除痹、呕。

〈24〉正偃卧，端展两手足臂，以鼻内气，自极，七息，摇足三十而止。除胸、足寒，周身痹，厥逆。

〈134〉正偃卧，展两足，鼻内气，自极，摇足三十过止。除足寒厥逆也。

〈38〉凡学将息人，先须正坐，并膝头足。初坐，先足趾相对，足跟外扒，坐上少欲安稳；须两足跟向内相对，坐上，足趾外扒，觉闷痛，渐渐举身似欹便(离开足跟片刻，松弛一下，再)，坐足上。待共两坐相似不痛，始双竖足跟向上，坐上，足趾并反向外。每坐常学(调息)。去膀胱内冷气，膝冷，两足冷疼，上气，腰痛，尽自消适。

〈49〉(踞坐)，抱两膝，自弃于地，不息八通。治胸中上至头诸病，耳、目、鼻、喉痛。

〈76〉(平坐)，外转两足，十遍引，去心腹诸劳。内转两足，十遍引，去身一切诸劳疾疹。外转两脚，平踏而坐，意努动膝节，令骨中鼓，挽向外十度，非转也。

〈104〉(仰卧)，伸左胫，屈右膝，内压之，五息止。引肺，去风虚,令人目明。依经为之,引肺中气,去风虚病,令人目明,夜中见色,与昼无异。

〈185〉(仰卧),伸右胫,屈左膝,内压之,五息止。引脾,去心腹寒热,胸臆邪胀。依经为之,引脾中热气出,去心腹中寒热,胸臆中邪气胀满。久行,无有寒热时节之所中伤,名为真人之方。

〈127〉覆卧,去枕,立两足。以鼻内气四十所,复以鼻出之。极令微,气入鼻中,勿令鼻知。除身中热、背痛。

〈137〉(仰卧),两足两趾相向,五息止。引心肺,去咳逆上气。极用力,令两足相向,意止,引肺中气出;病人行(气于)肺内外,展转屈伸,随适,无有违逆。

〈144〉覆卧,傍视,立两踵(足趾柱席),伸腰。以鼻内气,自极,七息。除脚中弦痛,转筋,脚酸疼,脚痹弱。

〈147〉(蹲踞),一足踏地,一足向后,将足解溪安(踏足)踹上。急努两手,(平行)偏相向后,侧身如转,极势,二七。左右亦然。去足疼痛,痹急,腰痛也。

〈154〉(仰卧),以两足踵布膝。除瘅。

〈188〉(立),以左足践右足上。除心下积。

〈268〉(立),以右足践左足上。除胸痹,食热呕。

〈196〉蹲踞,以两手举足,蹲极横。治气冲肿痛,寒疝入上下,致肾气。蹲踞,以两手捉趾,令离地,低跟极横,挽,自然一通。愈荣卫中痛。

〈205〉偃卧,展两胫两手,左右跻两足踵。以鼻内气,自极,七息。除胃中病,食苦呕。

〈219〉(仰卧),张胫两足趾,号五息止。令人不转筋。极自用力张脚,痛挽两足趾。号言宽大。去筋节急挛躄痛。久行,身开张。

〈257〉踞坐,合两膝,张两足,不息五通。治鼻疮。

导引四肢

〈16〉(平坐),一足踏地,一手向后长舒努之;一手捉涌泉急挽,足努手挽,一时极势。左右易,俱二七。治上下偏风,阴气不和。

〈19〉(仰卧),任臂,不息十二通。愈足湿痹不任行,胫脊痹痛。

正卧,叠两手着背下,伸两脚,不息十二通。愈足湿痹不任行,腰脊痛痹。

有偏患者,患左压右足,患右压左足。久行。手亦如足,用行满十方止。

〈67〉(正坐又跪),两足跟相对,坐上,两足趾向外扒;两膝头拄席,两向外扒使急,(伸腰),始长舒两手,两向极势,一一皆急,三七。去五劳,腰脊膝冷,肠冷脾痹。

〈91〉(平坐),舒两足坐,散气向涌泉,可三通,气彻到。始收右足屈捲,将两手急捉脚涌泉,挽足踏手。手挽足踏,一时取势,手足用力,逆气向下,三七,不失气之行度。数寻,去肾内冷气,膝冷脚疼。

〈102〉(踞),屈一足,趾向地,努之使急,一手倒挽足解溪,向心极势,腰、足解溪,(膝)头如似骨解气散;一手向后托席,一时尽势,(再慢慢放松),三七。左右换手亦然。去手、足、腰、肩风热急闷。

〈129〉(立),一足向下,踏地;一足(抬起)长舒,向前极势;手掌四方取势。左右换易四七。去肠冷,腰脊急闷,骨疼。令使血气上下布润。

〈130〉(踞坐,两膝放下),两足相合,两手仰捉两脚,向上急挽,头向后振(来去摇摆),极势,三七。欲得努足,手两向舒张,身手足极势,(一张一弛),二七。去窍中生百病,下部虚冷。

〈146〉(平坐,伸脚),一足屈之,足趾仰,使急;一足安膝头。散心,两足跟出气向下。一手托膝头向下急捺,一手向后托席,一时极势。左右亦然,二七。去膝髀疼急。

〈147〉（踞），一足踏地，一足向后，将足解溪安踹上。急努两手，偏相向后，侧身如转，极势，二七。左右亦然。去足疼痛，痹急，腰痛也。

〈225〉（立），双手反向托腰，仰头向后，努急。手托处不动，展两肘头，相向（合拢活动）极势，三七。去两臂肩筋急，冷血，咽骨掘弱。

〈226〉（立，两脚踏八字步），一手托前极势长努，一手向后长舒尽势，身似大形，左右迭互换手，亦二七，腰脊不动。去身内八节骨肉冷血，筋髓虚，颈项肩急。

〈227〉（立），一足踏地，一手向前长舒；一足向后极势，长舒一手一足，一时尽意急振，二七。左右亦然。去髓疼筋急，百脉不和。

〈152〉向南方，蹲踞，高一尺许，（身体稍前倾），以两手从外屈膝内入，至足跌上，急手握足五趾，令内曲，极力一通。以利腰髋，治淋。

〈269〉跂踞，交两脚，两手（从）内（侧）屈脚中入，叉两手急引之，愈久痱，精气不明。交脚跂踞，凡故言跂踞，以两手从内屈脚中入，左手从右跌踠上入左脚，随孔下；右手从左足踠上入右足，随孔下，出抱两脚，急把两手极引二通。愈久痱，精神不明。久行则不睡，长精明。

〈273〉跂踞（交两脚），以两手从曲脚内入，据地，曲脚加其上，举尻，其可用行气。愈瘰疬，乳痛。交两脚，以两手从曲脚极挽，举十二通。愈瘰疬乳痛也。

〈174〉偃卧，展两胫两手，仰足趾。以鼻内气，自极，七息。除腹中弦急切痛。

〈176〉偃卧，仰两足，两手。鼻内气，七息。除腹中弦切痛。

导引腹部

〈35〉欲治股胫手臂痛法，正偃卧，屈一胫一臂，伸所病者；以鼻引气，闭气令腹满，以意推之，想气行至（痛）上，温热,即愈。

〈63〉治百病,邪鬼,蛊毒,当正偃卧,闭目闭气,内视丹田,以鼻徐徐内气,令腹极满,徐徐以口吐之,勿令有声;令人多出少,以微为故……为之倦极,汗出乃止。

〈37〉正坐,两手向后捉腕,反向托席,尽势,使腹弦弦上下七;左右换手亦然。损腹肚冷风,宿气积,胃口冷,食饮进退,吐逆不下。

〈12〉偃卧,合两膝,布两足,伸腰。口内气,振腹自极,(而后放松),七息。除壮热疼痛,两胫不随。

〈101〉偃卧,令两手布膝头,取踵置尻下。以口内气,腹胀自极,以鼻出气,七息。除阴下湿,少腹里痛,膝冷不随。

〈131〉(踞),叉跌,两手反向托席,(身体)渐渐向后(仰卧),努脐腹向前散气,待大急,还放,来去二七。去脐下冷,脚疼,五脏六腑不和。

〈141〉(正坐),两手(向后)托肘头,柱席,(腰腹悬空架起),努肚上极势,待大闷始(放松落)下,来去上下,五七。去脊背、体内疼,骨节急强,肚肠宿气。行忌太饱,不得用肚编也。

〈149〉向晨去枕,正偃卧,伸臂胫,瞑目,闭口无息,极、胀腹、两足,再息顷间,吸腹,仰两足,倍拳(放松);欲自微息定,复为之。春三、夏五、秋七、冬九。荡涤五脏,津润六腑,所病皆愈。

〈194〉腹有疾积聚者,张吸其腹,热乃止,癥瘕散破,即愈矣。

导引腰部

〈26〉(踞),左右手夹据地,以仰引腰,五息止。去痿痹,利九窍。

〈98〉立,两手搦腰遍,使身正,放纵,气下使得所。前后振摇,七七;足并头两向振摇,二七;头上下摇之七;缩咽举两肩,仰柔脊。冷气散,令脏腑气向涌泉通彻。

〈132〉（立），两手向后托腰，蹙肩极势，左右转身，来去三七。去腹肚脐冷，两肩急，胸胁不和。

〈135〉（立），两手向后，合手托腰，向上，急势（放松）；振摇臂肘，来去七。始得手不移，直向上向下（按摩腰部），尽势，来去二七。去脊、心、肺气壅闷，消散。

〈285〉（立），双手搦腰，手指相对向，尽势，前后振摇二七。又，将手大指向后，极势，振摇二七。不移手，上下对，与气下尽势，来去三七。去云门、腰、腋血气闭塞。

侧卧、侧向

〈113〉胁侧卧，伸臂直脚，以鼻内气，以口出之，七息止。除胁皮肤痛。

〈114〉端坐，伸腰，右顾视目，口徐内气，咽之三十。除左胁痛，开目。

〈164〉左胁侧卧，伸臂直脚，以口内气，以鼻出之，周而复始。除积聚，心下不便也。

〈198〉左右侧卧，不息十二通。治痰饮不消。右有饮病，右侧卧；左有饮病，左侧卧。又有不消者，以气排之。左右各十有二息，治痰饮也。

〈199〉行左之右之侧卧，闭目，闭气不息十二通。治诸饮不消。右有饮病，右侧卧，不息排下消之。

〈35〉欲以闭气出汗，拳手屈膝侧卧，闭气自极，欲息气定，复闭气，如此汗出乃止。复转卧，以下居上，复闭气如前，汗大出乃止。此主治身中有风寒。

又，〈50〉条取仰卧位治头痛。

转身（侧相、欹侧）

〈4〉（立），一足踏地，足不动，一足向侧相，转身欹势，并手尽急回。左右迭互，二七。去脊风冷，偏枯不通润。

〈170〉蹲坐，欹身，努两手向前，仰掌，极势，左右转身腰，三七。去膀胱内冷，血风，骨节急强。

389

〈177〉蹲坐，住心，捲两手，发心向下。左右手摇臂，递互欹身，尽肩势（使倾斜侧势增大）。（改换一式）捲头筑肚，两手（按摩）冲脉至脐下，来去三七。渐去腹胀肚急闷，食不消化。

〈181〉（正身站立），两手向身侧一向，偏相极势；发顶足，气散下，欲似烂物解散。手掌指直舒，左右相皆然。来去三七。始正身，前后转动肩腰七。去腹肚胀、膀胱、腰脊、臂冷，血脉急强，悸也。

〈203〉（站立），欹身，两手一向偏侧，急努身舒头，共手竞扒相牵，渐渐一时尽势，气共力皆和，来去左右亦然，各三七。项前后两角缓舒手，如是似向外扒，放纵身心，摇三七；递互亦然。去太仓不和，臂腰虚闷也。

导引半身

〈119〉（立），举左手，顿左足，仰掌，鼻内气四十息之。除身热背痛。

导引全身

〈34〉（俯卧），长舒足，肚腹着席，安徐看气向下，知有去处。然始着两手掌托席，努使臂直，（把上半身撑起，并使头背仰伸，同时存念行气），散脊背气向下，渐渐尽势。（如此俯伏又撑起），来去二七。除脏腑内宿冷，脉急，腰肩风冷。

〈36〉（俯卧），肚腹着席，长舒一足，向后急努足趾，一手舒向前尽势；将一手向背上，挽足倒极势，头仰蹙背使急。先用手足斜长舒者，两向自相挽急，始屈手足共头，一时取势。常记动手足先后，交番上下来去二七；左右亦然。去背、项、腰、膝、肩井风冷疼闷，脊里倔强。

〈40〉（俯卧），两手向后，倒挽两足，极势，头仰，足趾向外努之，缓急来去七。始手向前直舒，足自摇，膝不动，手足各二七。去脊腰闷，风冷。

〈39〉（踞），长舒一足，一脚屈，两手挽膝三里，努膝向前，身却挽，一时取势，气内消散，如似骨解。迭互换足，各别三七。渐渐去肩、脊冷风、冷血、筋急。

〈44〉（踞），一手前托使急，一手发乳房，向后急挽之，不得努用力气，心开下散；迭互换手三七。始将两手攀膝头，急捉身向后极势，（又复放松，如此攀膝又后仰，张而后弛），三七。去惋闷疼，风府、云门气散。

〈45〉（立），一手托颐，向上极势，一手向后长舒急努，四方显手掌，一时俱极势，四七。左右换手皆然。托颐手两向共头欹侧，转身二七。去臂、肩头风，眠睡。

〈53〉（坐地），以两手承辘轳，倒悬，令脚反在其上元。愈头眩、风癫。坐地，舒两脚，以绳绊之，大绳绊讫，拖辘轳上来下去，以两手挽绳，使脚上头下，使离地，自极，十二通。愈头眩、风癫。久行，身卧空中，而不堕落。

〈58〉（坐地、或踞或站立），低头，不息六通。治耳聋，目癫眩，咽喉不利。

〈56〉坐地，交叉两脚，以两手从曲脚中入，低头，叉手项上，（长引气，即吐之）。治久寒不能自温，耳不闻声。

〈57〉（坐地），脚着项上，不息十二通。愈大寒不觉暖热，久顽冷，患耳聋目眩病。久行即成法，法身五六，不能变也。

〈187〉（坐地），以两手着头相叉，长引气，即吐之。坐地，缓舒两脚，以两手从外抱膝中，疾低头，入两膝间，两手交叉头上，十二通。愈三尸也。

〈68〉跪一足，坐上，（另一足屈曲），两手髀内捲足，努踹向下，身（亦向屈足一侧）外扒，（与跪足拉开），一时取势，向心（内侧）来去，二七；左右亦然。去五劳，足臂疼闷，膝冷阴冷。

〈69〉（踞）坐，抱两膝下，去三里二寸，急抱向身，极势，足两向身起，欲似胡床。住势，还坐。上下来去，二七。去腰、足、臂内虚劳，膀胱冷。

〈73〉（踞坐），一足踏地，一足屈膝，两手抱犊鼻下，急挽向身,极势,(而后放松)。左右换易四七。去五劳,三里气不下。

〈96〉(踞坐),两手抱两膝,极势,仰头向后(极势,放松,回复),来去摇之七七。去膝冷。

〈70〉(平坐),两足相踏,向阴端急蹙,将两手捧膝头,两向极势,捺之二七,竟;身侧两向取势,二七;前后努腰七。去心劳,痔病,膝冷。调和未损尽时,须言语不瞋喜。

〈71〉偏跏,两手抱膝头,努膝向外,身、手膝各两向极势(然后放松),挽之(松之),三七;左右亦然。头须左右仰扒。去背急臂劳。

〈72〉(平坐),两足相踏,令足掌合也,蹙足极势。两手长舒(上举),掌相向脑项之后,兼至肩,相挽向头、肩、手向席,(然后又放松,仰头坐起。上下),来去七;仰手七,合手七,始两手角上极势(须加注意,做上述功法时),腰正,足不动。去五劳、七伤,脐下冷暖不和。数用之,常和调适。

〈85-1〉(踞),坐一足上,一足横铺,安膝下压之;一手捺上膝向下,急,一手反向取势长舒;头仰向前,共两手一时取势,捺摇二七。左右迭互亦然。去髀、胸、项、腋脉血迟涩,挛痛闷疼。

〈85-3〉(蹲),一足屈如向前,使膀胱着膝上;一足舒向后,尽势,足趾急努。两手向后,形状欲似飞仙,虚空头昂,一时取势,二七;足左右换易一过。去遍身不和。

〈86〉(坐),长舒两足,足趾努向上;两手长舒,手掌相向,手指直舒。仰头努脊,一时极势;满三通。动足相去一尺,手不移处,手掌向外,七通。须臾,动足二尺,手向下托席,极势,三通。去遍身内筋节劳虚,骨髓疼闷。

长舒两足,向身角上,两手捉两趾急搦,心不用力,心气并在足下,手足一时努纵,极势,三七。去踹、臂、腰疼。解溪蹙气,日日渐损。

〈161〉正坐,以两手交背后,名曰带便。愈不能大便,利腹,愈虚羸。反叉两手着背上，推上使当心许（按摩）。跂坐，反倒九通，（上下来去）。愈不能大小便，利腹，愈虚羸。

〈177〉蹲坐，住心，捲两手，发心向下。左右手摇臂，递互欹身，尽势。捲头筑肚，两手（按摩）冲脉至脐下，来去三七。渐去腹胀肚急闷，食不消化。

〈197〉挽两足趾，五息止，引腹中气。去疝瘕，利孔窍。坐，舒两脚，（上身略前俯，低头向下），以两手捉（拎起）大拇趾（超过头部），使足上头下，极挽，五息止，引腹中气，遍行身体。去疝瘕病，利诸孔窍，往来易行。久行，精爽，聪明，修长。

〈221〉（踞坐），两手抱足。头不动，足向口面受气，众节气散。来往三七，（而两手抱足），欲得捉足，左右侧身，各各挽急，腰不动。去四肢腰上下髓内冷，血脉冷，筋急。

〈222〉一足向前互跪，押踹极势；一手向前，长努托势。一足向后屈，一手搦解溪，急挽尽势，膝头搂席使急。面头渐举，气融散流向下。左右换易四七。去腰、伏菟、腋下闷疼，髓筋急。

〈274〉正偃卧，直两足，两手捻胞所在，令赤如油囊裹丹。除瘕，少腹重，不便。腹中热，但口内气，鼻出之，数十，不须小咽气；即腹中不热者，七息已，温气咽之十数。

俯仰导引

〈33〉（平）坐，两足长舒，自纵身，（先吐纳），内气向下，使心内柔和适散。然始（导引），屈一足，安膝下；努长舒一足，（压住屈脚，并），仰足趾向上，使急。（上身后倾）仰眠，头不至席，两手（握固），急努向前（起身），头向上努挽，一时（间、身、手、头、足）各各取势，（如此一仰倒，又起身，上下）来去二七。迭互亦然。去脚疼，腰肩冷，血冷，风痹，日日渐损。

〈59〉伏，前，侧牢，不息六通。愈耳聋目眩。随左右聋伏，并两膝，耳着地牢，强意多用力，至大极。愈耳聋、目眩病。久行不已，耳闻十方；亦能倒，头则不眩也。

〈81〉大跂坐，（上身前俯），以两手捉两足五趾，自极，低头，不息九通(息间抬头还起)。治颈、脊、腰、脚痛,劳疾。

〈84〉胡跪,身向下,头去地五寸,始举头,面向上。将两手一时抽出,先左手向身前长舒,一手向身后长舒,前后极势,二七。左右亦然。去臂、骨脊、筋阴阳不和,疼闷疼痛。

〈85-2〉双足互跪,安稳,始抽一足向前,极势,头面过前两足趾,上下来去三七。左右换足亦然。去臂、腰、背、髀、膝内疼闷不和,五脏六腑气津调适。

〈89〉一足跪,坐上,一足屈如。两手反向拓席,仰面,看气道众处散适,极势,振之四七。左右亦然。始两足向前双踏,极势二七。去胸腹病,膝冷脐闷。

〈90〉互跪,调和心气,向下至足,意想气索索然流布得所,始渐渐平身。舒手旁肋,如似手掌内气出气不止,面觉热闷,即(弓)起背(低头下叩),至地,来去二七。微减去膝头冷,膀胱宿病,腰脊强,脐下冷闷。

〈99〉互跪,两手向后,手掌合地,出气向下,始(上身)渐渐(后仰)向下,觉腰脊大闷,还上,来去二七。身正,左右散气,转腰三七。去脐下冷闷,膝头冷,解溪内疼痛。

〈95〉(踞),两足趾向下柱席,两涌泉相托,坐两足跟头;两膝头外扒,手身前(俯)向下,尽势,(又复放松还起,上下来去)七通。去劳损阴疼,膝冷,脾瘦肾干。

〈110〉(平坐),伸两脚,(上身前倾),两手指着足五趾上(意念守住,搦紧,又放松仰起)。愈腰折不能低着,唾血久疼愈。长伸两脚,以两手捉足五趾,七通。愈折腰不能低仰也。

〈106〉平跪,长伸两手,拓席向前(俯),待腰脊须转,遍身骨解气散;长引腰,极势。然始却跪,使急,(上半身竖直),如似脊内冷气出许,令臂膊痛,痛欲似闷痛,(最后)还坐。来去二七。去五脏不和,背痛闷。

〈128〉(踞坐)两手却据,仰头向日,以口内气(吸日精光),因而咽之,数十。除热、身中伤,死肌。

〈189〉病心下若积聚,端坐,伸腰,向日仰头,徐以口内气(吸日精光),因而咽之,三十过而止。开目。

〈130〉(踞坐,两膝放下),两足相合,两手仰捉两脚,向上急挽,头(身)向后振,(来去),极势,三七。欲得努足,手两向舒张,身手足极势,二七。去窍中生百病,下部虚冷。

〈167〉平坐于地,伸腰,两臂覆手据地(上身略向后倾,挺胸仰头)。口内气,鼻出之。去胸中、肺中病也。

〈169〉两足交坐,两手捉两足解溪,挽之极势,(顺势将上身略向后倾,又放松还原),仰头,来去七。去肾气壅塞。

〈201〉举两膝,夹两颊边,两手据地,服,疗宿壅。蹲坐,故久行之,愈伏梁。伏梁者,宿食不消成癖,腹中如杯如盘。宿壅者,宿水宿气,癖数生痛。久行,肠化为筋,骨变为实。

〈202〉正坐努腰,胸仰头举(抬臂),将两手指相对,向前捺席使急,身如共头胸向下,欲至席还起,上下来去二七。去胸肋痃,脏冷,臑疼闷,腰脊闷也。

〈206〉坐地,直舒两脚,(上身前倾),以两手叉挽两足,自极,(放松还起),十二通,愈肠胃不能受食,吐逆。以两手直叉两脚底,两脚痛,舒。(再改换一式),以头抵膝上,(下俯)自极,(又复仰起),十二通。愈肠胃不能受食,吐逆。

〈240〉坐地,直两脚,以两手指脚胫,以头至地。调脊诸椎,利发根,令长美。坐,舒两脚,相去一尺,以(两手)扼脚两胫,以顶至地,(又复放松仰起,俯仰)十二通。调身脊,无患害,致精气润泽。发根长美者,令青黑柔濡滑泽,发恒不白。

〈242〉蹲踞,以两手举足五趾,低头自极,则五脏气遍至。治耳不闻,目不明。久为之,则令发白复黑。

导引多式

〈5〉(立,提起两手),手前后递互托,极势,三七。(回复原位)。手掌向下,头低面心,气向下,至涌泉,仓门。却努,一时取势,(行气)散气,放纵,身气平。头动,(两)肩前后欹侧,柔转二七。去肩井冷血,筋急,渐渐如消。

〈20〉向阳明仰卧,以手摩腹,从足至头。正卧,卷臂导引;以手持引足,住。任臂(放松),闭气不息,十二通。以治湿痹不可任,腰脊痛。

〈79〉正偃卧,以口徐徐纳气,以鼻出之。除里急饱食,后小咽气数十,令温中。若气寒者,使人干呕,腹痛,从口纳气七十所,咽,即大填腹内,除邪气,补正气也。后小咽气数十,两手相摩,令极热,以摩腹,令气下。

〈98〉立,两手搦腰遍,使身正,放纵,气下使得所。前后振摇,七七;足并头两向振摇,二七;头上下摇之七。缩咽举两肩,仰柔脊。冷气散,令脏腑气向涌泉通彻。

〈103—1〉(立),抑头却背,一时极势;手向下至膝头,直腰面身正,还上,来去三七。始正身纵手向下,左右动腰,二七。上下挽背脊七。渐去背脊、臂肩、腰冷不和。

仿生导引行气

〈74〉蛇行气,曲卧已,正身,复起,踞,闭目,随(王)气所在(向之),不息(十二通)。少食才通肠,服气为食(粮),以舐为浆,春出冬藏,不财不养。以治五劳、七伤。

〈75〉虾蟇行气,正坐,自动摇两臂,不息十二通。以治五劳、七伤,水肿之病也。

〈160〉龟行气,伏衣被中,覆口鼻头面,正卧,不息九通,微微鼻出内气。治(大便)闭塞不通。

〈200〉鹜行气,(蹲踞),低头倚壁,不息十二通,以意排之,痰饮宿食从下部出,自愈。鹜行气者,身直颈曲,排气下行,十二通,愈宿食。久行自然能出,不须孔塞也。

〈212〉雁行气,低头抱膝,踞,以绳自缚拘左,低头,不息十二通。消食轻身,益精神,恶气不入,去万邪。

〈279〉龙行气,低头下视,不息十二通。愈风疥、恶疮,热不能入。